鹿鸣心理

［美］杰弗瑞·P·卡恩
（Jeffrey P.Kahn）

——著

马驭骅 王雯秋

——译

焦虑和抑郁的起源

U0281675

Angst

Origins of Anxiety and Depression

重庆大学出版社

译者序

让我们一起战胜"黑狗"！

历时三年，本书终于要与读者见面了。三年不长不短，翻译这本书的过程，于我而言，好比一个自我治愈的过程。因为着手翻译这本书时，刚从美国回到中国，巨大的反文化冲击，让我无所适从。焦虑、失眠、痛苦、无助……，书中案例主人公经历的种种，都无一例外地在我身上上演。书中的理论知识和实例指导犹如一座暗夜的灯塔，照着我寻找到焦虑的源头，帮助我剖析症状，对症疗伤，一步一步走出心理的黑暗。

本书的作者杰弗瑞.P.卡恩博士毕业于文理学院三巨头之一的斯沃斯莫尔学院和常春藤大学哥伦比亚大学医学院，是曼哈顿威尔-康奈尔医学院精神病学教授。连续十年被美国医疗评鉴机构卡思克鲁力评为"顶级医生"和"最佳医师"。他有着丰富的临床实践经验，同时也从事心理治疗和药物方面的培训、研究、写作、教学等工作。他擅长心理治疗和精神病药理学，通过自己的精湛的专业知识，从进化论的角度，有效地帮助患者处理在人际关系、婚姻、工作、职业和学校等方面出现的精神问题。

在本书中，卡恩博士开创性地从进化论的角度追根溯源，认为我们现代的焦虑和抑郁是由原始本能演化而来，是原始祖先在进化中，形成的带有社会目的的一些本能综合征。例如，日常问题引发日常情绪，每一种情绪很有可能都是一种进化适应，以保护人类DNA的延续。从研究对象上，作者聚焦于现代焦虑的五种基本类型，即惊恐症、社交焦虑症、强迫症、非典型抑郁症和抑郁症——并展示了每种焦虑是如何从曾经帮助我们祖先生存的原始社会本能发展而来的。例如，青少年不敢离家上大学，可能源于原始社会婴儿与父母的分离焦虑，缺乏安全感，不敢离开家人、家庭和安全地带，因为在原始社会，恐慌是一种报警机制。它警告人们不要远离自己的父母、部落，不要被困在山洞里，不要不知趣地惹怒权威或者集体，否则会掉队、迷路或者成为捕食者嘴里的"大餐"。同样，对于大家熟悉的强迫症（喜欢清洁、整齐、囤积、举止得当的冲动），在原始社会，症状轻微的有以下几方面好处：保持卫生清洁，搭建房屋，开源节流以备不时之需，减少突然性的性行为以及攻击行为的风险。我们独特的人类文明和理性意识让我们无视这些社会本能，但这些被否认的本能可能会重新浮出水面，成为压力情绪障碍。卡恩指出，我们中的一些人可以以提高智力、创造力、社会表现力和生产力的方式，痛苦地正面应对这种困境。他还描述了本能与文明进步的相互作用，以及进化视角如何解释为什么现代治疗有效。从写作手法上，卡恩博士知识渊博，从达尔文、弗洛伊德谈到最前沿的医学成果，书中大量运用名人名言、寓言故事、现代幽默和流行歌曲，以及一些有趣的漫画，大大提高了此书的阅读性和趣味性。

英国首相丘吉尔曾说："心中的抑郁就像只黑狗，一有机会就咬住我不放。"自此以后，"黑狗"成了抑郁症的代名词。据世界卫生组织数据显示，全球抑郁症患者高达3.22亿人。据最新的流行病学调查数据估算，我国抑郁症患者有将近5 000万人，新冠肺炎疫情后，抑郁症的患病人数更是大幅增加。《2022年国民抑郁症蓝皮书》发布：5成抑郁症患者为学生，女性患病率为男性的2倍。2019—2022年，新冠肺炎疫情除了给人们身体健康上带来威胁，还产生了次生灾害尤其是对普通大众心理健康的影响。本书中译本的出版，正是应运而生，而这本书能为你做什么呢？首先，本书从新的视角对人们生活中常见的惊恐症、社交焦虑症、强迫症、非典型抑郁和抑郁症进行了阐述——
与生俱来，从远古祖先的基因而来，从原始社会进化而来。在某种意
义上，人人皆有患病的可能性，本书能打消人们对这些心理疾病的误
解和偏见。其次，本书提供了大量典型的案例，让读者意识到自己忽
视或者一直无法察觉的某些模式，并介绍了一些分析情绪和掌控情绪
的实用方法，这些有助于读者提早自我干预，以防病情加重。最后，
告诫大家不要讳疾忌医，在现代社会，心理疾病就像患一场感冒一样
普遍。书中案例的主人公，学会积极面对自己的心理疾病，接受药物
治疗，减轻抑郁症的折磨，前后判若两人，一言概之，就是摆正心态，
积极面对，科学就医。

最后，感谢重庆大学出版社的信任，给我再次合作的机会。重庆
大学出版社 2006 年创立了心理学图书品牌"鹿鸣心理"，致力于完
善国内心理治疗理论发展体系，普及心理学知识，提高国民心理健康
水平。近几年来，重庆大学出版社在心理学图书出版方面硕果累累，
惠及百万读者，是国内心理学图书出版行业的翘楚。也特别感谢我在
四川外国语大学翻译学院指导的研究生们，尤其是我指导的第一届研
究生——周元媛、胡小秋和罗海燕，她们对本书初译做出了贡献。她
们参与部分初译工作，既锻炼和提升了翻译实践能力，也助力了此书
的出版，为驱逐"黑狗"做了一件很有意义的事情。

正如我开篇所言，本书治愈了我，我也希望它能对亲爱的读者——
你，同样有所帮助，能把"黑狗"逐出我们的心域！

王雯秋

壬寅年秋月于歌乐山麓

前　言

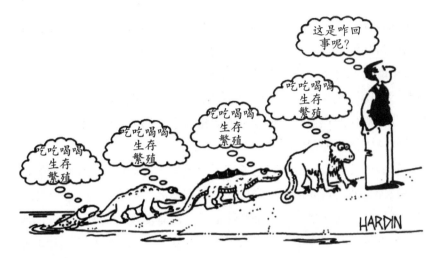

我们所能经历的最美好的事情是神秘。它是一切真艺术和科学的源头。那些失去了这种情感，已不再驻足思索、敬畏伫立的人，近乎已死：他们的眼睛已经闭上了。

——阿尔伯特·爱因斯坦（美国和瑞士物理学家，1979—1955）

过去的 30 年间，我有幸了解了心理疾病诊断、心理治疗、心理学药物和心理学研究等方法。广泛的学习使我了解到心脏病、焦虑症、抑郁症、精神分裂症以及工作场所的精神卫生统统与心理学有关。这些经验来自我作为学生、临床医师、教育者、研究人员、作者以及咨询师等的多重身份，还来自我向老师、同事、学生、患者、好友、期刊以及众多书籍的学习。

2008 年的某天，我意识到自己已经诊断过 2 500 名患者，于是开始思考是否有可能退一步，以更广阔的视角来看待他们共同的焦虑。紧随着这个思想实验的进展，我口头介绍了社会心理学，还阅读了关于啤酒的书籍。在乘飞机回家的途中，我了解到一个理论：在文明来临之际，人类为了制作啤酒而种植小麦，面包则是之后才有的。半醉半醒中，我还在想人类为什么要费尽心机地酿造啤酒。

清醒后，我突然意识到我们祖先也许利用酒精消除我们今天感同身受的焦虑与抑郁。在我的临床患者中，大部分病人都患有五种诊断亚型综合征，每一种综合征都有一定的社会影响力。我们的原始祖先大概是进化形成这些带有社会目的的本能综合征的，之后，在一些冷漠人士的帮助之下（更大的可能是热心人士，不管是冷漠还是热心，对此，我们没必要吹毛求疵），他们超越了社会本能，走向文明。因此，假设我们现代的焦虑和抑郁是本能演化而来，那么现代的医学研究体系就应该支持这种理论。

过去的几年里，虽然我也遇到了少数关于进化精神病学的研究，但是我惊奇地发现此话题由来已久，负有盛名。最近，关于该话题的出版刊物以及理论呈小规模爆炸性增长。现有的理论借鉴了前人的成果，为五种核心本能综合征提供了新颖的视角，同时，在第六种本能的帮助之下，表明它是一种首要的社会本能综合体，许多被引用支持该理论综述的学术研究大多发布于 2008 年之后。

1936 年，西格蒙德·弗洛伊德 80 大寿那天，我伟大的叔叔卡尔·兰道尔说我们最终必须找到精神病的进化线索，这完全出乎我的意料。他还说："我们必须追随达尔文"——再次将情绪视为本能，不再将其看作仅仅服务于最初目的的反应。随着诊断、药物、心理治疗以及生物研究不断取得进展，实现他的梦想，大有可能。

与此同时，我们还有许多工作需要做，随着对遗传学、精神药理学、生理学、社会心理学、神经科学、行为学、精神分析理论和临床观察的理解的不断深化，进化精神病学得以发展。虽然该理论有助于了解当前诊断的合理性以及现有治疗手段效果的有效性，但是它对当前的最佳治疗却只提供了适度的改进。如果大多数患者得到正确的诊断和治疗，他们可以迅速可靠地康复，我们已经能做到这一步。即便对于精神障碍，使用现有药物和心理治疗的新方法也能提供实质性的、有时戏剧化的改善。

写这本书可谓是科学文献综述的一次冒险，它是与同事、亲朋好友谈论，是工作中观察和临床实践思考的结晶。有了现代科技，就可以快速、有效地搜索大量的研究成果。公共医学网隶属于美国国立医学图书馆，是非常宝贵的工具；威尔·康奈尔医学院图书馆允许我随时访问全世界的医学文献；只需要点一点鼠标，互联网就能提供相关书籍、漫画和引用文献。多年的研究不到一年就写完了，这种投机性的成功对于多数人而言是合理的，但是一旦有错，错就在我。

杰弗瑞·P. 卡恩，医学博士

目 录

第一部分 六种社会本能和五种常见类型

第二部分　文明：理智的崛起和焦虑的上升

第一章

豺狼虎豹不是害怕的起因：
焦虑只是进化后的社会本能

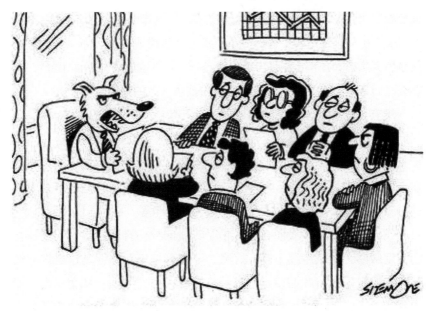

"雪莉，我们员工会议没完没了，是因为我很享受团队工作。"

正如我所说，民主人士很难把自己看成一个自由的个体；他一定属于某个团体，否则会因为恐惧和孤独而颤抖。

——亨利·路易斯·门肯（美国作者，1880—1956）

没有一个社会能够消除人类的悲伤，没有一个政治制度能够把我们从生活的痛苦、对死亡的恐惧和对绝对的渴望中解救出来。是人类的状况决定了社会的状况，二者不能颠倒。

——欧仁·尤内斯库（法国戏剧作家，1909—1994）

感受痛苦

如今，似乎每个人都会感到焦虑或者抑郁。不开心的原因有许多，但是心理学家知道一旦不开心持续存在且变得强烈，那么通常就有潜在的焦虑症或抑郁症。即使当时的环境非常恶劣，剧烈的痛苦或者持续的不开心依然意味着不能仅仅将原因归结给糟糕的环境。一般的焦虑或者抑郁确实司空见惯，它们通常都是慢性病，一度影响至少20%的美国人，约6 000万人。为什么会这样？没有人喜欢焦虑或抑郁，但是我们终究还是患有焦虑和抑郁，并且可能一直这样。如果说焦虑和抑郁十分常见，那么它们肯定在人类过去的进化史中扮演了一定的角色。

极有可能，这些常见的问题不是一开始就是一种"病症"。相反，它们为了适应古代部落社会变化而产生了生物演变。那现在这些问题又怎么样呢？这里有几个例子："惊恐症"引起的严重焦虑或恐惧，在今天可能表现为阻止人们乘坐飞机或开车。在远古时期，这种本能就会阻止我们部落的祖先去危险之地，远离部落、家人、住所或母亲。对于我们之中的许多人而言，哪怕是轻微的社会排斥，我们的情绪都会极度敏感，造成持续不断的轻微"非典型抑郁"，但是这也许有助于我们的祖先维持和谐稳定。虽然许多现代西方人因"社交焦虑"而感到害羞，但是这种生物本能却能让我们的祖先作为部落的追随者而非傲视群雄的部落领袖感到更加自在。因为太多厨师会坏了一锅汤，弱者的一生也不坏。为了让你看得更仔细，我们将介绍六种让我们和谐相处的本能。其中五种有对应的临床综合征。

显然，这种对远古社会的生物适应在现代人类中仍然存在，有时还是有益的。令人惊讶的是，那些告诉我们远古祖先应当如何在社会举止得体的生物感觉，在当下，会变成有意识的痛苦感觉。所以，当你因焦虑痛苦不已时，实际上你感受到的是远古社会本能未知的召唤。如今，我们并不总是盲目顺从这些痛苦的本能。但是，当它们与我们的理性选择相冲撞时——换而言之，当我们感到焦虑和抑郁时，它们变得让人格外难受。在我们的现代环境中，这些社会本能会变得非常

强烈以至于事与愿违，不能产生我们想象中进化带来的适应社会的好
处。也许我们今天的生活比很久以前的祖先更好，但对我们中的一些
人来说，生活依旧一团糟。

这些痛苦来源于哪里？

当我们试图理解这个进化理论时，了解一些核心的进化概念就很
有必要。首先，进化的"思维"不是一个刻意或有意识的过程。其次，
进化适应的结果确实反映了在亿万年前，我们祖先所遇到和克服的各
种问题。查尔斯·达尔文（英国博物学家，1809—1882）被奉为现代
进化理论之父。他提出，自然选择能够增加更适应的变异物种的繁殖
优势。最重要的是，达尔文向我们展示一些生理特征由生物决定并随
着时间不断进化。每个物种的遗传基因千差万别，每个物种为了更好
地生存和繁衍下去，都有自己的生存之路和繁殖成功之道。因此，在
加拉帕戈斯群岛各个地方，各种雀类有不同的喙叼各式各样的食物喂
养自己的下一代。然而，进化并不偏爱快乐、肥胖的鸟儿；相反，它
更青睐营养充足的鸟，它能够通过繁殖，更好地传递基因。多亏了詹
姆斯·沃森和弗朗西斯·克里克，我们现在知道了为我们的生物蓝图
编码的 DNA 的化学组成。

达尔文也指出进化会回报社会中的利他主义。换句话说，一只自
带强壮和勇敢基因的老鼠为保护家人，无私地奉献自己的生命，后继
无人。但是它的强壮和勇敢的基因会通过其他带有同样基因的家庭成
员传承下去。一只没有后代的鸟，在为大家庭寻找食物方面表现出色，
它的基因会通过侄女、侄子和其他旁系后代传递。现代进化理论家聚
焦进化利他主义，表面上，它似乎是一个非常新奇的概念，然而达尔
文（如果前无古人）才是该理论的开山鼻祖。

达尔文同样还是进化心理学理论的先驱者（这可能是他与自身焦
虑斗争的结果）。达尔文于 1871 年发表了《人类的由来》，[1] 他在该
书中强调有一些继承的社会本能对于社会群体而言，无论是在实践还

是进化成功方面，都非常重要。在六种本能中有三种是我们目前进化精神病理学理论的核心：第一，"所有的动物生活在同一个圈子，……在某种程度上就必须彼此信任。"第二，"那些跟随首领的动物在某种程度上必须服从。"第三，"大家必须团结一致。"正如狮子总是在寻找落单的个体。进化会惩罚那些忽视这三种本能的物种的基因，因为"……那些不关心同伴，离群索居的动物，其数量会大量锐减"。

受社会群体中情感交流重要性的启发，或是由于他自己早期自认为的缺乏专业知识的影响，达尔文写出了《人和动物的感情表达》（1872）[2]。他提出，表达情绪的面部表情是一种用于交流社会本能和行为的进化机制。此外，这在所有物种中都一样，人类和所有其他动物一样，有着基于生物学的行为，比如吃饭、呼吸和走路，但也有微笑、浪漫、想象和说教。达尔文知道社会交流的重要性足以引起进化关注（当然是通过自然选择的方式），而且也存在一些潜在的生物本能。达尔文还知道这些本能与有意识的思想之间有潜在的冲突。他说："本能的本质在于它是独立于理性而起作用的。"达尔文是一位杰出的科学家，也是一位了不起的自学成才者，但他不是一个精神病学家，在他那个时代，关于精神病学的知识甚少。

一些人担心承认进化就意味着承认我们是猿的后人。并非如此。如果硬要追溯到很久以前，我们和猿（以及所有其他生物）实际上皆起源于细菌。然而，现代猿是我们的近亲，相比于现代细菌、蕨类植物、蚯蚓、鼺蜥或老鼠，我们确实与猿猴的亲缘关系更近。还有一些人担心承认进化就意味着否认更高一级的力量，但是自然法则似乎已经巧妙地设计了进化，从不起眼的细菌进化出了智人。这一幸运的事情巧合地发生了，重新定义了阿尔伯特·爱因斯坦（美国和瑞士物理学家，1879—1955）所说的一句话"上帝不与世界掷骰子。"

焦虑也是遗传的吗

如果这种焦虑是通过自然选择进化而来的，那么其中一定有遗传的因素。人们对不同情绪状况的基因进行了大量的研究。我们目前所知道的很多综合征都是家族遗传的，而且确实至少有一部分是通过基因遗传的。然而，与此同时，在识别各种情绪状态的特定基因（或基因组）方面，进展有限。这是因为这些条件不是简单的基因"缺陷"，而是复杂处理后的结果，这种处理自原始时代开始就在不停地演变。所以，那些引发焦虑和抑郁的社会本能可能受到不同基因影响。如果你能想到这一点，那么也会怀疑打喷嚏、打哈欠、微笑和大笑等生理能力是否也是由单一基因或者简单的遗传机制决定的。

基因是否严格地写在 DNA 里

最近的研究关注的都是这些遗传因素怎样与环境相互作用，尤其是在童年时期，问题尚未露出端倪时（这种相互作用叫作"基因 - 环境"相互作用或者"G×E"）。例如，好斗的恒河猴母亲会引起幼猴调节5- 羟色胺活性的基因发生变化（稍后会谈到 5- 羟色胺是大脑中化学物质的"社会主管"）。如果 5- 羟色胺活性水平下降，年幼的猴子会变得更加冲动，它们更有可能把新出现的白色圆柱体到处推。[3] 当然，这项研究是在纽约进行的，在那里，有些人就是喜欢互相推推搡搡。

但是，DNA 不是在受孕时就决定了我们的基因吗？的确，但又不完全是。基因可以通过化学方式进行修改（通过"表观遗传学"，更加专业的说法就是，一个被称为甲基化的化学过程可以封闭某些基因）。如果你曾经想过这个问题，那么就一定会很好奇为什么拥有相同 DNA 的雌性蜜蜂，有的会变为小小的压力重重的工蜂，有的却会成为蜂巢高贵的蜂后。一支研究小组的说法就是蜂王有一套不同的功能基因，[4] 因为蜜蜂早期进食的时候，其基因被一种含有甲基的蜂王浆所修改。很明显，蜜蜂吃什么就是什么。顺便说一句，老鼠 DNA 的表观遗传甲基化，成年以后甚至会受社会压力的影响。为了应对社交失败，这些老鼠只好避免社交，对它们而言，一种特定基因（是与压力相关的"皮质醇"系统的一部分）的甲基会逐渐消失。[5] 其他物种的甲基有没有更高的呢？

有人曾经这样想过人类的痛苦吗

关于进化和精神综合征的研究由来已久。有的会追溯到很久以前，更多的还是近现代的一些著作，但是进步空间还很大。西格蒙德·弗洛伊德（奥地利精神病学家，1856—1939）自称是无意识科学探求的奠基者，最好从他开始着手。虽然弗洛伊德开创了现代心理治疗的先路，但是请记住，他的研究结果远非最后的定论。现代理论和实践已经远超弗洛伊德的成就，他自己也意识到有一些生物因素是他那个时代的科学所不知道的。正如他所说："我们在心理学上灵机一动的想法，终有一天，可以在有机基质的基础上得到解释。"[6]

早在 1915 年，他就起草了一份手稿（《系统发生学幻想》，1987 年才首次出版）[7]，在那份手稿里，他假设人类进化的目的就是满足冰川时代的激进好斗人性的需要。（弗洛伊德对侵略性和性有这种成见。）他试图运用后来的一些理念比如"重演论"对人类侵略性及性进行解释。[1]人们过去认为如果从解剖的角度观察胎儿的身体发育阶段，就会知道这些发育过程反映了物种的进化史。所以，如果胎儿的一些东西像鳃，那我们以前可能是鱼。的确有一些证据表明我们是一些电感应鱼的后裔，虽然说这些鱼祖先可能生活在远古时代。[8]弗洛伊德并没有在将"重演论"应用于人类情感问题上取得很大进展，但他确实从这个角度认真地研究了进化精神病学。

文明及其不满

关于进化对人类焦虑的影响，弗洛伊德也提出了一些想法并写进了他的另一本著作《文明及其不满》。[9]这部经典作品并没有过多关注当今广泛讨论的有争议的"弗洛伊德理论"。相反，弗洛伊德的

---

[1]个体发育的历史是系统发育历史的简单而迅速的重演。——译者注

主要观点是关于人类的本性与他那个时代的文明之间的冲突。其实，他的德文书名 Das Unbehagen in der Kultur 更精确的翻译应该是"文明上的不安"。正如他所看到的，文明让人不幸福，因为文明要求人类克制自己原始的性冲动和侵略冲动，并让我们独立的本性噤声，以维持一个文明社会。用他自己的话说："文明建立在对本能的放弃之上的，我们不可能忽视这一点。"他甚至为此写了一篇文章《文明及其变迁》。[10]

如果你仔细阅读，就会发现弗洛伊德与之前的达尔文一样，都对本能相关的症状有所涉猎，我们把这几种症状总结为：恐慌型焦虑（比如青少年与家人分离）、社交型焦虑（比如害怕权威）、非典型抑郁（比如恐惧良知的内疚——弗洛伊德称之为"超我"）、强迫症（比如喜欢干净、整洁、节俭，通过达到完美来控制自己的侵略性本能——与如今的强迫症亚型有异曲同工之处）。除此之外，他还谈及意识（弗洛伊德的"自我"理论）。他认为这些主要是由文化和发育决定的个体特征，通过控制我们的侵略性和性本能来使我们社会化，虽然我们现代的理论刚好与此相反。这些特质是与生俱来的社会本能，现代社会的不满其实是源于理性的独立需求，压倒了那些在早期人类社会更能适应社会需要的痛苦的社会本能。

卡尔·荣格

卡尔·荣格（瑞士精神病学专家，1875—1961）是弗洛伊德的一个弟子，由于他独特的性格，最终与老师弗洛伊德决裂。荣格认为人类的情感是由集体无意识来引导的——集体无意识是从人类漫长的历史中遗传的一系列经验和相关的情感结构。换句话说，我们有一套进化的本能（"原型"），有时会因为与现代社会不兼容而痛苦地被激发出来，荣格说："如果一个人生病了，那就是大自然在试图治愈他。"[11]对我们中的一些人来说，一个典型的原型可能是阿尼玛——每个男人心中都有的女人形象，是男人心中的女性成分。

虽然荣格的原型理论与我们讨论的核心社会本能有很大的不同，但他的研究的确关注了社会依恋和社会等级等核心问题。[12] 显然，荣格的集体无意识的概念与我们计划探索的无意识生物社会本能产生了共鸣。个人经历产生的个体无意识理论极大地补充了荣格的原型及集体无意识理论：每个人都有一套使进化本能适应现代社会的方法。同样，每个人都通过个人经历和有意识的修改重塑了自己的社会本能。荣格指出：

> 在研究人类心智的历史时，人们一次又一次地被这样一个事实打动：心灵的成长是意识范围的扩大，向前迈出的每一步成就都无比挣扎、费力。一个人几乎可以这样说，没有什么比放弃哪怕一点点的无意识更可恨的了。问问那些试图引入新想法的人！[13]

所以通过意识和理性来适应我们的本能并不是那么轻而易举，我们隐藏的本能不会妥协。

超越弗洛伊德和荣格

值得注意的是，人们对进化精神病学越来越感兴趣，包括在过去15年里不断涌现的假说、书籍和教科书（其中一些在本书章节中被引用或在参考文献中被注明）。目前，许多关于进化精神病学的研究集中在一些复杂且戏剧性的问题上，比如精神分裂症（发生在大约 0.5% 的人中），尽管人们普遍认为按生物学可划分为好几种不同的精神分裂症亚型。有些理论着眼于症状，例如用认知疗法治疗偏执狂；有些理论着眼于复杂的行为，例如用精神分析治疗"恋母情结"。更重要的是，大部分理论关注的是患病个体从患病中得到的好处，而不是作为社会团体成员的个体，以这样的方式与人互动会给自己带来什么好处。

有许多进化观点都与抑郁有关。[14] 例如，来自澳大利亚的一个研究团队认为临床抑郁就表示人们刻意避开社会排斥。[15] 这与我们所要讨论的不谋而合。另一篇论文也指出抑郁能让人们以某种方式"反复思考"，这有助于找到解决问题的更好办法。但是，抑郁人群通常找不到更好的办法为这种"反复思考"埋单或者完成工作。[16] 即使这样，对社会问题的反复思考对于一些抑郁症患者，至少对于那些有意识地反思自己社交障碍的人而言，还是非常有益的。[17]

或许在面对挫折时，抑郁可能导致不积极，这是帮助他们康复的方法之一。然而，抑郁症患者并不会真正想要重回与人争辩的局面，即使他们这样做也只是试探性的。当然还有更多影响，但是针对非典型抑郁亚型和忧郁型抑郁亚型的研究还很少。

关于焦虑症的理论不计其数，包括进化精神病学家丹·斯坦（南非精神病学家，1962—）的研究理论，他的工作对象也是社交焦虑症患者，这与接下来要讨论的内容非常接近了。关于恐慌型焦虑和强迫症的研究十分有限，从进化观点看焦虑症和抑郁症起源的理论更是少之又少。总而言之，有许多研究理论，但得到业内人士共同认可的理论却很少，在将临床经验和科学研究有机结合起来方面，还大有空间。

日常情感的心理常态

一般性的焦虑症与抑郁症，从实质上来说，和日常的、普遍的情感体验，如紧张、悲伤、欢乐和喜悦，有天壤之别。这种普通的情感是我们对环境做出的反应，对于这种反应我们总结出了不同的词汇。比如说，我们所说的日常性焦虑包括恐惧、担心、受伤、战斗或逃跑反应、最后期限压力、财务困境或者只是单纯的焦虑。查尔斯·达尔文认为它们都是进化后的本能，其作用至关重要，尤其是在特定的社交以及环境互动中。它们可以随着情绪变得强烈，但如果它们只是单纯地存在，就不能算作情绪障碍。

日常焦虑和抑郁可以通过寻找更有效的解决办法、更好的环境或者更有同理心的伙伴，把不开心或者危险抛之于脑后。然而，具体的焦虑症和抑郁症与日常焦虑和抑郁大相径庭。一般性的焦虑症和抑郁症是本能的原始"解决方案"，它们利用情绪烦恼，促使自己待在进化固定的社会角色中。它们带来社会本能焦虑，让我们清楚自己在社会中的定位，人类还具备其他本能，无论是社会本能也好，还是其他本能也罢，现在看来，这些本能对于常见的情绪问题都无关痛痒。日常问题引发日常情绪，每一种情绪很有可能都是一种进化适应，以保护人类 DNA 的延续。[18] 正是有了情绪，人类和动物才能合作、生存、繁荣以及繁殖。

食欲旺盛是另一种问题

此外，能给我们带来积极情绪的本能行为通常不成问题。多数人都喜欢吃喝玩乐，与人交谈，享受爱与被爱，有性生活，有信仰，对世界充满好奇。一旦人们的欲望被剥夺或者得不到满足，或者他们因过度或不恰当的方式沉迷于这些事情之中，或者这些食欲本能因为疾病或者痛苦而减弱时，问题才会随之出现。

为了与文化和宗教要求保持一致，抑制食欲，就可能人为地制造不愉快，宗教斋戒的强行执行是出于神学和伦理的目的。因为缺吃的或者不让吃往往会让挨饿人失去道德安慰，焦虑症和抑郁症也会降低或增加这些欲望本能。有时候对食欲满足的担忧，只不过是关心他人的幌子罢了。兄弟姐妹之间争夺玩具不过是为了得到父母的关爱与关注。成年人对豪车、珠宝的嫉妒可能是后来社会的关注焦点被更昂贵的欲望取代的一种表现。一些迫切渴望克服社交焦虑的人，会尽可能多地找乐子来平息痛苦。对于那些对老歌还有印象的人而言，在很久以前，科迪中校和他的迷途星球飞行员就在歌曲《太有趣了》中提到了这一点。

在这些欲望中，有一种是我们的基因通过愉悦的强化来促进的社会本能。例如，情感、关系、玩耍、性——当我们的大脑释放内啡肽（类似吗啡的物质）和催产素（一种"信任激素"）时，我们就会有意识地思考和冥想，于是这些物质就能得到正面的强化和巩固。母婴之间的联系依靠内啡肽和鸦片类的化学物质维持，这些化学物质是人类母乳蛋白质的消化产物。母乳喂养让宝宝觉得有妈妈在身边会很安心，也让妈妈感觉愉快。为什么有些人喜欢吃辣椒？因为辣椒会触发饮食者体内内啡肽的释放。但是，这并非一种社会本能。

我们当前理论的原始社会本能不是寻找食物、性和正面情感的欲望本能。这些社会本能包括不愉快的负面情绪，这些情绪塑造了我们的社会行为，而这些行为可能与我们的理性愿望和现代社会存在根本冲突。尽管如此，为了服务于最新的目的，我们的社会本能有时会被重新调整。不管怎样，我们中的一些人太焦虑，所以总想为自己寻找某种解脱。

它需要一个社区

罗伯特·本奇利（美国幽默作家，1889—1945）有句名言："世界上有两种人：把世界分成两类的人和不把世界分成两类的人。"并不是说人们要么基本上都是好的，要么基本上都是坏的。在内心深处，我们基本上是群居动物。对我们来说，自尊远不如来自他人的社会尊重重要。我们很少有人能真正像隐士一般独自生活。即使是亨利·大卫·梭罗（美国作家，1817—1862），他在《瓦尔登湖》中记录的自给自足的生活，实际上，离文明社会并不遥远。经常有人给他送饭。当面临技术和知识匮乏、资源稀缺、天敌较多和险恶的环境时，任何一个独自生活的原始人都将接受巨大的挑战。脱离群体的年轻人或动物比那些待在群体里的更容易丧命。如今，荒野求生的挑战引起了我们的共鸣——看看那些美化人们在荒野中生存的电视节目或电影就知道（在那里，陪伴着大多数人的是尼龙帐篷而不是让人胆战心惊的狮子）。即使现在，最可怕的惩罚莫过于禁足（"立刻去房间待着"）。

细菌的时代已经过去很久，我们原始祖先的社会本能都进化了，所以他们在自己古代群体里的生活更加高效，能成功地传递他们的DNA。那时候，大家为了共同生活和基本的生存和谐共处、相互协作。

社会本能与美国礼仪之母艾米莉·波斯特所推崇的办公室礼仪、居家办公、鸡尾酒会闲聊、个人主义甚至急于融入都统统无关。事实上，一份关于灵长类动物行为的数据分析出乎了人们预料，我们的祖先在大约 5200 万年前从独居进化到群居，然后在大约 1600 万年前进化到成双成对生活（或男性主导的群居）。即使在今天，许多灵长类动物的习性依旧没变。但是现代人类社会群体行为却因意识和文明的发展而有所提升。[19]

团体凝聚力、团体合作、黄金法则、利他主义等，过去和现在对我们的生存都至关重要。事实上，已经有一系列关于进化利他主义的文章。既然家庭和部落共享一个基因库，那么利他行为会保护你共享的家族基因，即使你自己不繁殖。毋庸置疑，利他主义也受到理性思维和外部环境的影响。利他主义形式不一，包括为了维持蜂巢的运转兢兢业业而不能生育的工蜂，为国家殊死一搏的伟大的战士，像特蕾莎修女这样自我牺牲的人道主义者，那些与他人分享食物和财富的人，以及为共同利益默默付出的人。

他人的尊重

只看到社会本能给个体带来的进化好处是错误的。乔治·贝克莱（爱尔兰哲学家 / 新教徒哲学家，1685—1753），曾提出过著名的森林理论[1]，原句改编成："森林里有个人在哭泣，如果没人听见他在哭泣，那么他是否还会感到悲伤？"从他人那儿寻找尊重和关注对于人类而言十分重要，甚至比自尊还要重要。关于自尊介入的研究硕果累累，[20] 比如，如果告诉学生他们很聪明，反而会阻碍他们未来的表现。但是如果告诉他们努力学习，也不表扬他们，会使他们在未来的表现更加优秀。[21] 因此，如果试图让人们感觉自我良好反而对他们不利，那么这样的结果也是情理之中。[22] 说服人们依赖自己的自尊就是在告诉他们其他人不可靠，这是一种让人极度不适的想法。还有更

---

[1] 即"森林里一颗树倒下，如果没有被听见，它是否依旧发出声音？"——译者注

糟糕的，一些人一旦听到自己的所思所为要比他人的更好、更重要，他们就会认为一般性法则并不适合他们。真正的自尊其实来源于他人的尊重，如果没人听见，你何必对自己的成就夸夸其谈呢？

近几十年来，关于客体关系的精神分析越来越多，这值得一提。（在精神分析过程中，时间似乎流动得更加缓慢。假设人的一年相当于狗的七年，那么精神分析的一年相当于人类的五年，或者与正统精神分析的时长一致。）"客体"指他人，即我们付出情感的对象。奥托·科恩伯格（美国精神病学家，1928—）参照早期的一些研究人员和理论家的研究成果发展和拓展这一领域，大量地记录了边缘型和自恋型人格障碍患者的病情。客体关系方法比弗洛伊德本人的研究更加关注有问题的社会互动，甚至对那些问题不太严重的患者也是如此。

通过上述方法，我们可以真正发现人们在工作中对社交的关注（更不用说在家里的时候）。精神病学家在工作场所的"实地考察"有助于我们了解现代综合征的来源。有时候，这种感觉就像是科学家观察荒野的灵长类动物。尽管每个人的工作风格各异，但是那些有某种焦虑和抑郁症的人，他们有自己独特的社交方式。所以，如果我们仔细观察工作场合人们的行为，就会从中发现进化过后的本能。

从诊断的角度说得更详细一些

为了形成理解进化的模型，我们需要弄清楚我们试图解释的实体是什么？这就引出了一些基本的精神病学概念：体征、症状和综合征。体征是医生观察到的东西——比如说跛行或紧张的脸。症状是患者描述的东西——痛苦地行走或突然爆发的焦虑。综合征则是一系列体征和症状的综合——还是用这两个例子，那么综合征就是脚踝骨折或者恐慌型焦虑。当这些综合征引起问题时，它们被称为紊乱（或疾病）。

从治疗的角度来看，诊断出是什么综合征比观察体征和听取症状更加重要。因为脚踝受伤的你需要的不只是止疼药（虽然说这种事常有发生）。医生会参考患者的病史、体检和实验室检查所提供的体征、症状和数据，综合诊断患者的病情。精神科医生也是如此，他们也会参考患者的病史、心理测试、实验室测试，综合诊断出是哪一种精神障碍（或者相关疾病）。优秀的心理医生能诊断的不只是简单的悲伤或紧张，还有一些非常具体的抑郁或者焦虑综合征。尽管从表面上看，悲伤与抑郁相似，紧张与焦虑相似，但是引起不愉快的想法是不同的，表现行为也有差异，因此相应的治疗手段和生理状况也有所不同。当你惊恐发作时想要的肯定不是止痛药（虽然这也时常发生）。

这些综合征亚型对于理解进化观点至关重要。《精神障碍诊断与统计手册》（或多或少）对精神病学综合征给出定义。[23]该书详尽地分析了一些体征和症状怎样组合在一起就成了可识别、问题导向的综合征。采用这些症状分析就能让治疗手段更加具体、有效。所以，有一些悲伤和紧张因为误诊或者诊断得不够详细，治疗也就没有什么起色。同样，在不知道基本诊断的情况下"头痛医头，脚痛医脚"也是一个坏主意。

哪些才是焦虑症

《精神障碍诊断与统计手册》第四版罗列了林林总总的综合征（有些人认为太多了）。这都是后话了，其重点还是在于五种常见的焦虑和抑郁亚型即恐慌型焦虑、社交型焦虑、强迫症、非典型抑郁和抑郁症。后面我们将逐个讲述。为什么只关注这五种综合征？首先，这五种是普通人群中最常见的。其次，那些最终走进精神科医生办公室的人遇到的常常也是这些问题。

然而，这种诊断还原论的观察取决于细致入微的问诊过程，于是这就把我们带向了第二个答案：更广泛的综合征。虽然这种方法已经得到了广泛认可和使用，但却具有很强的包容性。例如，诊断上常用的重度抑郁症（MDD）、广泛性焦虑障碍（GAD）以及表面上看似温和的双相感情障碍（双相情感障碍二型）。然而，如果仔细观察就会发现更为具体的亚型或者替换诊断方法，这种替换诊断方法还不止一个。有一些还没公布的诊断数据（关于公司职员的数据）表明几乎所有患有重度抑郁障碍的人都有恐慌型焦虑、非典型抑郁、抑郁或社交焦虑的病史。所以，如果仔细观察抑郁症，这些想法与具体的综合征通常是吻合的。[24-26]

在一些创伤后应激障碍的案例中，童年不幸或者5–羟色胺基因标记致使人们很容易就患上焦虑和抑郁障碍，也会在应对成年创伤事件的时候造成创伤后应激障碍。[27] 所以，童年记忆以及已有的焦虑和抑郁障碍可能强化创伤事件的记忆。惊恐发作肯定会让大脑的关注点集中在一些不好的记忆上。[28] 一些研究表明创伤后应激障碍在很大程度上属于恐慌型焦虑。[29-31] 增加对痛苦事件关注的药物也能引起类似的事后记忆强化。[32-34]

关注这五种综合征的第三个原因是，它们也解释了许多其他亚型。恐慌型焦虑可能隐藏在暴怒发作（"间歇性爆发障碍"）之下，社交焦虑可能表现为看到自己丑陋得令人尴尬（"身体变形障碍"）。因此，如果仅仅凭这五种综合征就能解决大多数人的问题，那么这个方案可谓非常划算。这与奥卡姆剃刀原理相符，最简单的解释通常是最好的解释（尽管有人在借用奥卡姆·威廉爵士的名字时，并没有运用奥卡姆剃刀原理）。

其他人也是这样想的吗？

许多精神病学家也呼吁将重度抑郁症划分为更具体的综合征。虽然我们选择的五种常见和公认的主要症状远非普遍标准，但这与一些研究基本一致。当研究人员观察大量重度抑郁患者时，发现多数人至少有五种症状中的一种。最近的研究未能证明这五种综合征可以取代重度抑郁症成为解释大多数受折磨人群痛苦原因的理论框架。这其实是个遗憾，因为越具体的综合征越能让治疗变得简洁、有效，也能让研究更加精确、集中。虽然进化心理学已不再是新鲜话题，但连贯的理论只能从一系列正确的诊断中得出。否则就像是在闭着眼睛打靶。

　　让我们来看几个例子。一份来自波士顿的研究表明，患有重度抑郁症的人中，至少有一半患有焦虑症，[35] 至少一些精神病学家认为伴有惊恐症的"抑郁"实际上只是惊恐症的一种表现；[36] 慕尼黑地区的一项研究表明社交焦虑预示着之后更大可能患上重度抑郁症，而 [37] 患有重度抑郁症的人群中，至少有 39% 的人患有非典型抑郁亚型；[38] 忧郁抑郁症是一种独特的重度抑郁症。[39] 所以，我们可以由此及彼。重度抑郁症主要由其他原因引起，这不难想象。同理可得，广泛性焦虑、双相情感障碍以及创伤后应激障碍也由这些原因引起。

　　弄清此概念还有另一种方法。例如，惊恐发作可以预示多种后期综合征。[40][41] 也就是说：惊恐发作能够触发其他综合征，或者它们就是综合征的一部分，或者就是它们与其他综合征同时出现，再或者就是它们与其他综合征相混淆。所以，虽然诊断还原论还不是主流的诊断理论，但并非牵强附会。此外，诊断还原论还有改进治疗方法的潜力——并能准确瞄准那些最需要从进化的角度探索的特征。

　　当然，也有人持反对意见，认为重度抑郁症、广泛性焦虑障碍、双相情感障碍和创伤应激障碍这一类更广泛的综合征于临床而言比更具体的亚型更有意义。这种观点认为即使有人患有明显的惊恐症或者社交焦虑，广泛性焦虑障碍的性质依旧不会变。为了治疗更具普遍性的广泛性焦虑综合征，更加具体的综合征即使被注意到，也应该被忽略。这种方法不适合认认真真的临床视角，也不会使疗效充分展现。为此，奥卡姆估计会死不瞑目。

　　这也引发了一个疑问：为什么这些亚型通常不会被诊断出来？大家都知道亚型，官方也认可，你所要做的就是找到它们。问题之一就在于一些临床医生认为这些亚型无关紧要，所以就不会例行询问患者。然而，还有一部分的原因在于：患者遵循了这些社会本能，没有意识到医生问诊的目的——患者只意识到由于焦虑和抑郁或者生活遭遇的问题感觉糟糕透顶。临床医生（即使是训练有素、知识渊博的人）本能地也不愿意深究，尤其是一些关乎神圣核心的本能，他们更不愿意深究，因为这些本能是将社会紧密联系在一起的黏合剂。尽管深挖可能会改善治疗，但是患者和临床医生都会本能地感到害怕，害怕把社会联系在一起的这种黏合剂一旦暴露在理性之下，那无异于打开潘多拉盒子。

内在和外在的本能

不能因为许多人有相同的情绪综合征（我们一直在讨论的夸大的社会本能），就认为他们的行为表现会一致。许多因素塑造了该综合征的外观：文化、家庭、宗教、性别、社会地位、社会角色、受教育程度、经济地位、治疗史、自我完善史、其他本能影响、自我表现和其他因素，它们都影响任何一种综合征的呈现。我们讨论的另一个主要焦点是反本能行为（精神分析术语中的"反向作用"），即与人的本能背道而驰的倾向。诸多因素都能影响本能的外在表现，我们很容易忽略本能的森林，因为在更大的世界里，我们的行为更加复杂。我们主要的关注焦点就是那些定义我们实质的群体本能。

人们去咨询精神科医生不就是为了解决生活、爱情和工作难题吗

在精神诊断的实践中，许多患者是社会积极、活跃的一分子。因为严重焦虑和抑郁，他们不得不咨询精神科医生，但是，他们多数不开心的原因都是受环境、关系、事业和情绪等困扰。他们可能面临着财务问题、事多的上司、难缠的另一半。他们对这些现实问题的担忧却会因为潜在的同样存在的焦虑和抑郁综合征而加剧。导致不开心的情况各不相同，但是这些令人不太愉悦的症状却非常相似。没有患上这些综合征的人不大可能在不太愉悦的情况下寻求帮助。

在初步评估后，药物治疗以及诊断疾病其实都只占了医生治疗时

长的一小部分。目前为止，在医生办公室最费时间的治疗方法还是心理治疗。家庭、事业、财务、环境等方面都能引发情绪问题。借助心理治疗，患者能够全面了解自己的心理疾病在使用药物治疗之后的结果：明显的症状可能会消失，但是思维模式会久久难以消除，有时产生相反的效果。

　　或许这不是偶然，我们的五种本能综合征与进化的观点契合。因为这五种综合征屡见不鲜，它们满足一些必要的进化目的，促进社会和谐，毕竟集体生活是主流生活方式。我们会了解到虽然焦虑和抑郁只是本能在提示我们原始祖先在一个成功的部落社会里应该扮演何种角色，但是今天这些提示可能会导致人们不开心和带来负面影响。但是与此同时，它们也能变为进化的社会优势甚至成为现代自相矛盾的优势。

除了五种典型综合征，还有其他综合征吗？

　　当然。虽然有的综合征不太普遍、鲜为人知，但是还是非常重要，比如精神分裂症、双相情感障碍（传统说法是"躁郁症"）、人格障碍和药物滥用等。例如，长期以来人们认为精神分裂症是不同综合征的集合且这些综合征的临床表现有相似之处。

　　虽然在过去的几十年里，精神分裂症里的一些综合征被单独列了出来（精神病性抑郁症、精神障碍性躁狂症、神经梅毒）。也有人提出了其他亚型，关于这些亚型的文献记录也逐渐增多。最近提出的几种亚型包括了恐慌型焦虑、社交焦虑以及强迫症等各种精神障碍形式。所以，终极拷问就是：进化怎么会导致焦虑或者抑郁的各种精神障碍形式。可能这六种核心的社会本能是精神分裂症亚型发病的原因（其中人类意识本能也是原因之一）。我们会在后文详谈。

　　同样，对于人格障碍而言，有一些明显与我们的社会本能相关，许多与情感亲密能力的丧失有关（受损的客体关系），还有一些与精神疾病倾向有关。现在人们对大五人格模型（也叫作 OCEAN、

CANOE、NEO 与 Big Five）的兴趣越发高涨。正如我们将在第八章讨论的，如果我们把各种各样的人格测试放在一起，然后用计算机把测试混合在一起，那么就只能得到关于人格的五种主要组成部分。该模型的五种因素与六种社会本能中的五种本能相呼应，并且还提供了另一种方式来了解人格，即对已知的、经过充分验证的标准人格障碍的另一种理解。此外，这六种社会本能还与道德品质、接受的基础教育、其他物种的社会本能等有关。当我们把人类群体作为一个整体看待时，我们会讲到这些。我们还会谈到药物滥用的问题，因为它针对有问题的社会本能进行自我治疗，所起的作用其实是反作用。

这六种社会本能究竟是哪些?

以下简要地讲述了本能如何服务于原始社会的人类和部落。

惊恐
目的：与家和群体保持密切联系，这样才能找到回家的路。
格言：如果你认不得回家的路，灾难就会乘虚而入。

社交焦虑
目的：让我们遵守社会等级制度，保持家庭和谐。
格言：若不知社会等级，羞耻尴尬的人就是你自己。

强迫
目的：时刻都要保持有条不紊，从而让大家安全地生活在一起。
格言：打扫、整理和持家才有安全整洁的小家。

非典型抑郁

目的：在合作性社会始终保持良好状态。

格言：若是不想被排斥、懊悔，就得做好你自己。

抑郁

目的：防止我们使用对群体有用的稀缺资源。

格言：老弱病残为其他人让道。

意识

目的：对同伴和环境做出反应。

格言：沉思总能带来更好的解决方法。

为了方便查找，这六个章节的标题与本能和综合征息息相关。请记住，即使我们的祖先更加遵从本能（就像多数其他现代物种做的那样），这也并不意味着现代人会被以前的那些条条框框所束缚。

我思故本能在

这六种本能的最后一种值得特别一提。勒内·笛卡尔（法国哲学家；1596—1650）回答了关于存在的一个经典哲学问题和意识问题："我思故我在。"（"Je pense donc je suis"）柏拉图（希腊哲学家，公元前424—前348）以及亚里士多德（希腊哲学家，公元前384—前322）首先（理所当然）提出了这种观念。希波谦逊的奥古斯丁（阿尔及利亚神学家，354—430）思考说："我错，故我存在。"

人类比其他物种更加了解自己、他人以及周边的世界。这种对意识的意识使我们能够理解自然、人类，并驱使我们理解世间一切的运作过程。其中的两件事（或许是同样一件事）就是生物本能，以及让我们如此不开心的、不愉快的情绪。尽管我们意识到焦虑和抑郁促使我们服从社会本能，但是我们还是有能力按自己的意愿行事，以此，把人类与其他物种区别开来，与我们理论中的其他本能不同，意识本身并不对应于某种精神病理学，但是却能凌驾于社会本能之上，然后无意中导致焦虑，然而如果意识不足也可能导致其他问题（更多信息参考第七章）。

我们以前听说过这些主要的本能吗？

如果说这些综合征如此常见并与本能息息相关，那为何我们之前从未听说过？或许我们听说过。查尔斯·达尔文和西格蒙德·弗洛伊德都曾提示过：本能体现在文化的方方面面（此书中每章开篇的漫画和名人名言即一小部分的体现）。阿尔伯特·爱因斯坦指出："科学就是对日常思考的提炼。"无论从哪个角度出发，你总能在莎士比亚的著作中，其他经典文学作品和神话、心理学理论、宗教书籍以及音乐中找到这样的主题／思想。

音乐是一种独特的文化。歌词、韵律、节奏和音调的结合是传达情感、思想的理想方式，音乐承载着人类情感的信息已经有几千年了。音乐能够拨动心弦，很难想象音乐一直没有发挥核心的社会功能。美国布鲁斯音乐最能淋漓尽致地表现这几种重要的综合征，从音乐风格就能一眼知晓。布鲁斯歌词最初常常是在悲惨和贫困的环境下创作的，它关注的是一些基本的人类主题，如离家出走和失去母亲，处于社会底层的痛苦，面对逆境时坚持下去的愿望，被拒绝的痛苦以及不可避免的死亡。正如我们所知，这五种主题与本能驱使下的五种综合征密切相关，一些家喻户晓的歌曲对这些常见的焦虑和抑郁的描述拿捏得恰到好处。所以说，做好布鲁斯音乐实属不易。

难道不是生物学原因吗？

如今，许多人对 5- 羟色胺（一种化学"神经递质"，它可以把信息从一个神经细胞传递到另一个神经细胞）都略有耳闻。5- 羟色胺也是这五种本能症状的核心科学主题，一些常见药物，比如氟西汀（彼得·克拉玛在《神奇百忧解》一书中描述到）[42] 就是选择性 5- 羟色胺再摄取抑制剂（SSRIs），这种抑制剂可以间接增加 5- 羟色胺的活性，对于这五种生物综合征而言都有或多或少的好处。这可能是因为在调节社会行为的时候，5- 羟色胺扮演着重要的监测作用，尽管事实上，每种诊断都有不同的生物学原因。我们可以把 5- 羟色胺看作大脑中的社交主管。（在后面的一章中，我们还会谈到神经递质多巴胺是"食欲总监"的观点。）

当蝗虫聚集在一起时，它们体内的 5- 羟色胺含量会飙升，所以它们会变得非常合群[43]，它们可以成群结队，而不是独自觅食。从这个角度看，5- 羟色胺含量降低，促使这些孤独者拥有自己独立的地盘，并且还会扩张部落范围。如果 5- 羟色胺增加则会增加群体凝聚力，那么是什么东西让单独行动的蝗虫加入团体的？是其他蝗虫。结果证明加入团体的原因除了看到附近的蝗虫或嗅到它们的气味以外，还有生理上感觉到后面簇拥着其他蝗虫。研究人员通过扔谷物来模仿这一感觉——5- 羟色胺会流动。当其他蝗虫都簇拥在一只蝗虫身后，那么这只蝗虫最好和它们打交道，一起寻找新机会。[44]5- 羟色胺水平提高在某种程度上可以促进群体行为，这样就能一起寻找绿色牧场。另外，蝗虫对农民而言可不是益虫。观察蝗虫的照片，那种单独行动的蝗虫其表面肤色是绿色的（以融入大自然），但是如果是群居一起，那它们的肤色就是黄色或红色（这样才能在群体中脱颖而出）。

哺乳动物也有相似的情感。本杰明·富兰克林（美国政治学家兼博学家，1706—1790）在《独立宣言》的签字仪式上使用了一句双关语建议谨慎的大众："我们必须团结在一起，否则肯定会被分别绞死。"当然，富兰克林对于团结一致的激情凸显了他高涨的 5- 羟色胺水平，这与他对英国人的反应的恐惧程度不相上下。[45] 不知何故，千百年来，古老的 5- 羟色胺机制经过不断演化，现在可以影响各种类型和水平的社会行为。正如我们所看到的那样，5- 羟色胺依旧容易受到进化演变的影响，甚至在人类短暂的一生中。

西伯利亚银狐

既然谈到哺乳动物，那就来谈一谈狐狸。在俄罗斯一项著名的、正在进行的研究中，银狐被驯养了 50 多年。挑选用于驯养的银狐只有一个标准，那就是这些银狐必须像宠物狗一般待人友好、温顺。然而，这还不是全部：被驯养的银狐其毛发有所改变，虽然不太明显：皮毛上产生了白色斑点和棕色斑点甚至还有栗色斑点。如此一来，就形成了更具社会性的外表——或许是"群体毛发"（遗传相关的特征被称为"多效性"）。除此以外，它们大脑中 5- 羟色胺的含量更高——也形成了一定的模式。[46-48]

一些野生动物在过去的 1 500 年左右自然而然地就已被驯化。驯养的动物更愿意相信人类。与它们的更警觉、让人生畏的野生近亲相比，这些动物的耳朵更耷拉。达尔文也发现了家畜的外观有所改变，其中就包括了耷拉的耳朵。这就表明，耳朵耷拉的程度与动物恐惧感存在着一种生物学上的联系。值得一提的是，野生大象的耳朵也耷拉，或许是因为它们在进化过程中，没有什么东西能令它们害怕。人类的耳朵不耷拉，这就提出了一个问题：人类被驯化到了哪种程度？

奇怪的是，有的人患有罕见的基因疾病：威廉姆斯 - 伯伦综合征。这些患者就像精灵一样身材矮小，所以即使他们已经成年但身体还是保持孩提时的模样（"幼态"）。我们的宠物狗、宠物狐狸也是如此（眼睛很大，友好，爱嬉戏）。它们可能很有音乐感，耳垂通常很大。此外，它们的性格独特：异乎寻常地友好，善于社交。它们很有可能就是精灵形象的灵感来源。虽然知道威廉斯氏综合征的遗传基础，但是还没人去探索其 5- 羟色胺系统。或许终有一人会做这件事。[49]

简化 5- 羟色胺

我们的思考实验非常简单：5- 羟色胺越活跃，人们的亲密感越强，至少会让他们觉得亲近，让他们感到舒适。[50] 如果给恋爱中的情侣注射 SSRIs 类抗抑郁药物，而不是安慰剂，那么情侣双方（以自己独特的方式）感觉在这段恋情中关系也非常亲密，安全感十足（女性会觉得自己不再那么为情所困）。[51] 因此，两人的相处更加融洽。越感觉亲近，那么就越不在乎社交本能产生的好处和繁文缛节。这合乎情理，一旦人们陷入热恋，他们的 5-羟色胺活性就会上升——这甚至可能是一种相互依赖的进化适应。[52]

另外，5-羟色胺的缺乏会让人易怒。有一组研究对象，研究人员给了他们一些不含 5-羟色胺的食物（一种不含氨基酸色氨酸的蛋白质饮料——"色氨酸缺乏测试"），这些研究对象变得非常冲动，也更容易因自己的过错拒绝他人。[53] 这些人随后参与一项游戏，其中一人提议如何分一笔钱，其他人决定是否接受分配方案。那些没有摄取 5-羟色胺的人更容易拒绝不公正的分钱方式，即使这场游戏中他们实际上分不到一分钱。牛津大学也采取了相似的实验方法。他们让男士和女士给照片中的情侣评分。没有摄取 5-羟色胺的研究对象最大的改变就是他们认为照片中的情侣没有那么亲密。[54] 所以，千万小心你的蛋白奶昔。

5-羟色胺水平也有可能随着生活压力增加而降低，还能以非特异性的方式增加精神病理学的表现（如焦虑和抑郁障碍）。[54] 该结论可以在实验室中得到印证，色氨酸缺乏可能会导致一些普通精神症状的非特异性增加。[55] 5-羟色胺能够在促进社交舒适度方面发挥普遍作用，这一观点由此得到强化。

事实上，研究人员最近对一种改变人类、猴子和老鼠神经细胞中 5-羟色胺行为的基因变体很感兴趣。拥有基因变体的这些人（我们讨论的是 5-羟色胺转运体基因的短等位基因版本）在童年、青少年或者成年经历了一些压力巨大的事件以后，他们更容易表现出各种各样的精神病症状。这种基因在我们的一些社会本能中扮演着重要的角色，通过基因-经验的相互作用来改变。[56] 因为这是一种常见的潜在因素，所以就能解释为什么那些容易焦虑的人的诊断结果会是这五种综合征同时出现（"共病"）。同理，环境也是因素之一。比如父母一方早逝，加重了多种遗传因素。[57]自此，我们就把这种基因变体叫作"基因因素导致的 5- 羟色胺活性降低"。在日常语言中保留这些东西感觉更文明，更不用说社交效果了。

5- 羟色胺非常复杂，其伴随物质也很复杂

准确地说，大脑中关于社会的生物因素并不完全取决于 5- 羟色胺，还有其他的化合物对社交行为也有所影响，比如催产素（一种能增加信任感的激素）、内啡肽（吗啡样化学物质，它可以增加幸福感减少痛苦）、抗利尿激素、多巴胺等。然而，我们最了解的就是 5-羟色胺，该物质对我们的社交起着关键作用。我们也应该补充一点，我们有不同的 5- 羟色胺系统，它们的目的和效果可能不同，尤其是 5-羟色胺受体（神经细胞壁上接收 5- 羟色胺"信息"的蛋白质）至少有 15 种，不同的大脑区域其 5- 羟色胺活性有所不同，现在已有一些研究开始着手阐明这些细节。

现在，我们将聚焦 5- 羟色胺，希望更精确的解释很快就会出现。奥卡姆剃刀原理也适用于事实不完全已知的情况。事实上，正如哲学家伯特兰·罗素（威尔士哲学家，1872—1970）指出的："只要有可能，就用已知实体的构造来代替对未知实体的推理。"詹姆斯·塔兰托（美国记者，1966—）阐释得更加详细："如果你全身上下只有一把锤子，那么就很难运用奥卡姆剃刀。"简化的 5- 羟色胺就好比我们的锤子，如果你愿意的话，这是一个起点，未来的科学可能会详细阐述 5- 羟色胺子系统和其他化合物。尽管未来的研究可能会认可更加详细和精确的简单理论，但我们现在还算是个不错的开端。

文明带来了什么

文明的起源又是另一个话题。人类的发展史已有 10 000~100 000年，当时的人们对原始部落基本的本能社交作用依赖不强，人们有更

多的机会和需求进行独立思考和行动。文明给每个人带来了更多的社会机会。部落的一个成员可以决定自己是否要成为更突出的或更成功的人士——前提是他愿意忍受一点焦虑。真正的文明需要的不仅仅是一个村庄，而且是能够自由思考的个人。正如大家所知道那样，最自由的思考常常会受到焦虑和抑郁的干扰。

文明带来了什么改变

文明也有不满。或许是因为我们内在的社会本能依然存在。因此，文明不断完善，就有了政府、法律、民主、宗教、啤酒和治疗师来帮助我们。后文还会详谈啤酒。即便如此，违背我们的本能仍然会让我们更加焦虑和悲伤。然而在另一种层面上，当以另一种方式使用时，本能所带来的痛苦可能有真正的自相矛盾的优势。古老的警告暗示可能成为现代社会提升自我的一种提示。例如，优秀的销售人员和演员通常十分外向，但是如果你认真倾听，并提出直击灵魂的拷问，那么就会发现他们的内心实际上对于社交非常焦虑。他们对于出糗十分敏感，因此他们十分擅长处理复杂的互动，比如销售谈判或者吸引观众。你可以把这种行为称为反本能行为。

我们应该做些什么吗？

现代社会的一些治疗手段可以改变这些综合征以及本能的影响，所以，我们将从进化的角度观察这些治疗手段。现代药物可以缓解这些综合征，但是对患者的社交以及患者的职业有影响吗？这些影响是好，是坏，还是二者兼有？进化的观点并没有提出任何新奇的心理治疗手段，但是也能解释（或许还能完善）这些已有治疗方法有效的原因。啤酒也算是一种治疗手段，但是现在已被那些更加安全、有效但味道却不怎样的替代品所取代。

关于理论的理论

本书中基于常见焦虑和抑郁症的理论起源于古代的社会本能，该理论展示了常见综合征的全貌，同时还结合了一些已有建树的精神疾病知识。奥卡姆剃刀原理指出：根据现有数据，我们力求给出最简单的解释。我猜想你们之中有些人或许在想：此书缺乏细节，假设没有支撑，忽视研究，有些概念偏离正轨且还不是最终定论。此外，你们还会指出，一些提及的研究都是最近做的还没有被其他科学家重复。科学事实依赖于对所有细节进行必要的和有逻辑的关注。但是，归根结底，还需要大量的细节来提出和支持社会本能进化的科学模型，还有许多引人入胜的新问题需要解决。

科学理论利用已知的事实来获得更广阔的视角和更强有力的解释。阿尔伯特·爱因斯坦说："逻辑引领你从 A 到 B，想象能带你去到任何地方。"虽然一切成为定论，想象的理论必须要有事实做支撑。正如理查德·费曼（美国物理学家，1918—1988）所说："无论你的理论多么美好，无论你多么睿智，如果与实验结果相悖，那么你的理论就是错。"费曼还指出对理论准确性的检验应该是简明易懂的，语言精练。（或许这是"费曼版剃刀理论"。）我们会遵循他的建议。

那我们该如何检验有关焦虑、抑郁和社会本能的理论呢？首先，从已知的入手。该理论的一部分已有阐述，还有相关研究的支持。为了检验该理论，我们不禁要问：这个理论能否很好地解释我们已知的知识？该理论是否能够提供更好的方法将这些看似风马牛不相及的事实串联起来？第一组问题其实是关于合理性和"表面效度"的问题。在此，我们会追问："该理论是否能带来更多研究问题或者带来更好的治疗方法？如果进行新的研究，那么其结果还能支撑该理论吗？"新的理论会提供新的回答，也会提出新的问题。所以，请谨慎衡量这个理论观点的整体合理性。

那么，我们应该关注综合征、社会本能，还是其他

随着智人和人类文明的发展，每种本能综合征是如何进化的？它们与其他物种的行为有何相似之处？它们与五种临床综合征如何呼应？我们对它们的生物学、遗传学和表观遗传学了解多少？让我们从六种社会本能开始。每一种都可以追溯到我们遥远的过去，每一种都能与焦虑或抑郁的亚型对应，令人不快甚至更加糟糕。

可以开始了吗？

第一部分
六种社会本能和五种常见类型

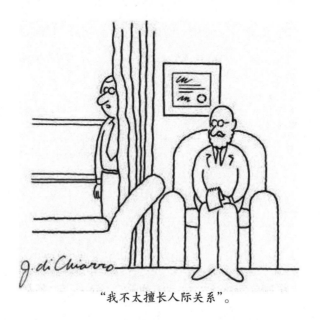

"我不太擅长人际关系"。

　　虽然我们的行为与其他高等动物迥然不同，但是我们的原始（社会）本能如出一辙。最明显的就在于一个重要部分，那就是人类拥有相对强大的想象力以及思考力……（作为）原始社会本能的仆人。

——阿尔伯特·爱因斯坦（美国和瑞士物理学家，1897—1955）

斯沃斯莫尔学院毕业典礼演讲，1938 年

第二章

不敢离开家人、家庭和安全地带：
惊恐症

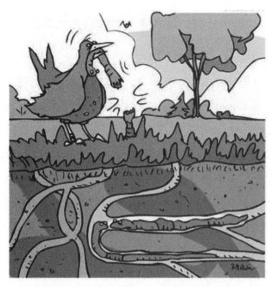

"他不想去，或许是受不了分离焦虑。"

我们经历了完全无忧无虑的时刻，这些短暂的喘息叫作恐慌。

——卡伦·海沃特（美国作家，1923—2008）

满足他们隐藏的欲望，保证立马让他们惊慌失措。

——杰克·凯鲁亚克（美国小说家，1922—1969）

社会本能

如果我们不能紧密团结，那么周围就没有什么人可以交往了。因此，也许我们应该从群居动物最基本、最迫切的需求开始，保持足够亲密的关系，成为社会性动物。别忘了，人多才安全，在家才舒适。

当我们远离群体时，最好有某种直觉告诉我们。碰巧的是，原始的分离警报可能会以惊恐症的形式困扰今天的我们。

追溯过去：原始人类社会的惊恐症

案例分析：这在很久以前有多大帮助

很久很久以前，有一位小男孩生活在非洲大草原的一个部落里。他与其他人并无两样。当他还是一个婴儿时，他一直与母亲待在一起。每当母亲出去寻找食物或者放松休息之时，他就会立即有所察觉。实际上，他非常警觉。如果没有母亲的喂养和庇护，那么他该何去何从？由于神经系统活动愈发激烈，他的心跳加速，呼吸急促，对于周遭的环境格外警觉。身体警觉其实是一件好事，因为与母亲分开就意味着小男孩的确身处险境（母亲更多的是在家附近采集，有经济头脑的父亲则时常外出打猎）。小男孩不可能意识到自己处于恐慌之中，但是照看他的旁人却看得十分清楚。

更重要的是，他竭尽全力大声呼喊自己的母亲，声嘶力竭。小男孩可能并不明白自己为何会哭，但他每哭一次，母亲就回应他一次，周而复始。有时母亲会比往常回应迟一点，但是她知道小男孩需要自己（对此，她心知肚明）。安抚小男孩的人并不总是母亲，有时是父亲或者其他亲戚。每当有人因被分开而感到恐慌，部落的人就会团结一心。大家彼此守护，尤其是在保护孩子时。如果部落不这样做，那么孩子就会落入狮子、土狼之口，或许受伤，或许还有一些无法预料的结局。协助大家凝聚在一起是重中之重。

时间流逝，小男孩对于母亲不在身边更加宽容。他能自己玩耍，与人适度交往甚至还能独处一会。他不像以前那么害怕了，如果母亲去别的地方他也不会惊慌。母亲早晚会回来，只要小男孩需要，母亲就会陪在他身边。与此同时，关于与人相处、狩猎、采集、使用工具以及其他种种，小男孩还需要不断学习。

可是，十几年以后又出现了新的问题。现在，男孩想要离开父母，离开家园。或许不是太远，或许不是地理概念的远离，但是男孩的确应该开始考虑组建自己的家庭，开始经营自己的小家，为衣食承担起责任。他渴望成为一名男子汉，拥有自己的家庭，但是这的确是个让人忧心忡忡的问题。他是否已经学会带头捕捉斑马或者其他野兽？没有父母或者其他人在身边，他能从容应对吗？如果他离开，父母会不会生气？他们还会允许他回家吗？这些恐惧是他认真想过的，还有一些有时只在他脑海中一闪而过的。想到这些，惊慌、恐惧感又会再次上演。他的心跳、呼吸加速，所以他会思考再三是否要离开那个安全的巢。

但是当露西出现时，他们两个从一开始就形影不离。有了露西的支持以及陪伴，他慢慢地积累了知识、获得了信心，变得更加沉着镇静，于是他决定组建家庭。他想象他们在小河边用猴面包树搭了一座茅草屋，日子过得甜如蜜。露西和他变得更加坚强。恐慌？不存在！

基本原则：家在哪儿，群体就在哪儿

无论如何，惊恐症关乎的就是不愿意离开家庭和家人的情况。在原始社会，恐慌是一种报警机制。它警告人们不要远离自己的父母、部落，不要被困在山洞里，不要不知趣地惹怒权威或者集体（现代人类和古希腊人将其称为狂妄自大）。部落成员谁修建了更大的洞穴就可能招来他人的嫉妒与愤怒，因此，只要有一两个恐慌的念头就会告诫他放弃自己的伟大计划。要是当初伊卡洛斯也感到恐慌，而不是不可一世，那么他可能就不会飞近太阳导致自己双翼上的蜡熔化。

在动物界

现在，如果存在进化的社会本能，那么人类的近亲动物也应该有类似的经历，事实也的确如此。[1] 比如说，人类的好朋友，脾气暴躁的狒狒可能对恐慌也有一定了解，至少它们了解分离焦虑。年轻的狒狒与母亲分开，或者说年老的狒狒与集体分开，它们就会发出非常准确的"联络信号"，似乎是在要求重新团聚。[2] 在人类眼中，当这些失散的狒狒（以及它们的母亲）不能快速回到集体中来，它们看起来相当恐慌甚至愤怒。要想知道狒狒到底在想些什么十分困难，但是它们似乎的确有与其家人团聚的本能。

狗比一般的狒狒更加友好，也与人类更加亲近。当邦尼还是一个幼崽时，它就希望一直有人陪在身边。假设视线范围内不见一个人，它就会一直发出小声嗷嗷叫——一种联络信号，直到有人发现了它。刚开始，与人形影不离对它而言非常重要，只有被抱在怀里，它才肯进食。

有一种狗叫哈巴狗，这是因为它们喜欢趴在主人的脚边默默地陪伴主人。不止一位狗狗专家指出博美犬（与哈巴狗不相上下）也很容易产生分离焦虑。或许它们喜欢和人黏在一起，或许它们正是以这样的方式防止分离焦虑。[3] 有分离焦虑的狗狗如果和自己的主人待在同一房间就会变得平和、放松。但是一旦主人离开，那么它们会立马站起来并拍打门。[4] 当然，群居动物和群体待在一起还有另一个原因。如果你曾经看过有关猎食动物的电影，你会发现无论是狮子、土狼、普通的狼还是其他试图捕食的动物都专挑远离群体的猎物下手。与群体分离的动物很容易被捕获——如果它们经验不足，年幼，或者上了年纪，身患疾病，行动缓慢，那么它们就更容易被追捕，它们的同伴也不愿意伸出援手。狮子家族对此了如指掌。它们携手合作将猎物从群体中引诱出来然后再乘虚而入。这也是人类从群体中脱离出来会本能地感到恐慌的另一个原因。

时过境迁

目前为止，一切尚好——分离焦虑、恐慌以及联络信号让家庭保持完整，让狮子无机可乘。那进化的本能怎么会成为问题？答案是境遇不同。我们与远古祖先的生活环境大相径庭。今天的小孩子从小要上幼儿园，长大还会上大学。如今，我们不再像以前那样与人群居在一起。现在一家人也不必在运动、职业、教育、收入以及其他领域等的成就均达到相同的高度，所以对一些人而言，离开家庭可能不会触发恐慌造成各种焦虑。

本能如何在现代社会中演变成惊恐症？

本能和世界观

恐慌的念头究竟揭示了多少关于本能的秘密？第一，告诉我们乖乖待在家里。人们真正感到恐慌时会想要逃离当前环境，逃到一个更安全的地方，通常是家或者有值得依赖的人陪伴的地方。然而，他们也会杞人忧天。人类远古的祖先如果离开自己地盘太远，他们就会担心掉入陷阱，被捕食者逼入绝境，迷路甚至孤独死去。这种想法与现代的惊恐症患者相似，他们担心自己困在飞机或者电梯里面，在户外或者商场迷路或者死于非命。第二，惊恐症患者却很少担心当今社会才会有的危险，比如电击、迎面而来的卡车或者辐射危害。这是因为这些恐惧在远古社会并不存在，也不会因为待在家里就能免于遭难。这些都是一些只有我们从他人那里了解到或者自身经历过这些苦难才会产生的新担忧。

除此之外，如今我们遇到了远古祖先无法想象的更多样的情形。迪尔德雷·巴雷特（美国心理学家）将其称为"超常刺激"[5]——一种真实的具有象征意义的分离（如离家上大学，乘坐飞机、火车和汽车）以及掉进陷阱等。对于那些本能地害怕离家太远的人而言，一千英里的旅行对他们而言就已经非常夸张了。对于那些本能地害怕掉进陷阱里（或者害怕被捕食者逼得走投无路）的人，需要在一千英里的旅程中待在飞机这样的金属容器里实属惊悚。

案例分析：现代社会的本能综合征

不久前，在圣保罗的市区公寓里有另一位小男孩和他的家人住在一起。当他还是一名婴儿时，他有一点暴躁、易怒，又有一点黏人，到了上学的年纪，这个问题就变得更加明显。他并不想上学。父母把他送到幼儿园时，他就会拼命地抓住父母的大腿，哭得稀里哗啦。这种情绪来得非常快，伴随心跳加速，产生巨大恐惧。可能在他看来，他被父母抛弃了（没人知道小男孩担心的即将到来的大灾难是啥样的），父母因此也感觉他们在做一件可怕的事情（发现自己确实也这样认为）。他们知道去上学是正确的，但就是有点痛苦。母亲或父亲会站在教室外面，这样可以让小男孩内心好受一些。渐渐地，小男孩内心的绝望感逐渐削弱，父母也能安心离开，把他留在学校。即使如此，小男孩内心始终有点孤单，感觉自己被遗弃，感到十分焦虑甚至愤怒。一天结束回到家中对于小男孩而言是巨大的解脱。

往后的十几年里，小男孩的生活变得更加平静。他学会了与人相处之道，学会了阅读、写作、计算，以及摆弄他所喜爱的电子产品。高中毕业后，他和同学去往了离家数英里外的大学读书。他非常期待这个成年阶段，期待独立、接受新挑战、有所成就和结识新朋友。刚开始他激动无比，然而几个月后，他过得一团糟。他开始旷课，待在宿舍里。实际上，就连出宿舍门他都十分害怕。每次尝试，他的身体系统都会触发他的恐慌。至少在他逼迫自己参加聚会时，他会寄希望于用大量酒精来缓解心中的恐惧。上课和去图书馆也不能带来任何缓解。渐渐地他只能在宿舍里吃饭。虽然他不断地打电话回家，让父母知道了他的忧郁，但是他却闭口不提自己的问题。

由于学期表现不尽如人意，挂了好几科的他不得不辍学搬回家与父母同住。在家里，他不再那么恐慌，但在这些事情出现转机前，依旧萎靡不振。他的父母十分担心，但是考虑到他可以安全地待在家中，也就比较放心了。经过几个月的恢复以及父母的督促，他找到了一份工作。但是几个月后，倍感压力的他最终辞职。后来，他在工作岗位上持续得一个比一个久，其中一份工作还升职了。几年后，他遇见了一位能稳定交往的女朋友，搬进离家不远的公寓。搬进新家，他买的第一件东西就是卡莎萨酒（巴西朗姆酒）。那晚，原本他想喝酒庆祝乔迁之喜，但是卡莎萨酒却又引发了他的恐慌。他再一次想起了独立、成就和成年这些事情。他是否能独自应对这些？如果他做到了，其他人也不会有意见吗？

这份工作是他从业以来得到的最好的一份工作，可是他却造成了许多失误，原来担心自己做事达不到标准的焦虑感又重新袭上心头。女朋友让他在辞职之前先寻求帮助。维生素不管用，他就开始尝试卡波耶拉（一种巴西武术）以及在酒吧买醉。就在这期间，他还结识了一些酒友。然而，即使这样，依然没有任何效果。他有时会酣睡不醒，有时又会借助酒精帮助自己工作。最终，他还是失去了这份工作以及他的皮卡车还有心爱的女朋友。他坐在酒吧里开玩笑地说，他的人生完全是美国乡村音乐里描述的故事的翻版，他至今也没想明白到底哪里出了问题。

假如一切重来，故事或许是……

当维生素与锻炼没有任何帮助时（而且好的卡莎萨酒的花费也不少），他的女朋友让他去看心理医生，这个医生曾经治好了她的表亲。有了正确的药物治疗（丙咪嗪和三环类抗抑郁药物），他不再感到恐慌，焦虑也减轻了，毕竟他没有辞职。在大家的劝说之下，他不再喝酒，参加了戒酒者互助协会。通过分享自己的经历，他终于意识到原来自己做得不够好，不是因为别的什么而是因为恐慌和焦虑。后来，他开始理解让他却步的其实是自己的雄心壮志，以及自以为是地认为作为男子汉就应该远离家庭，还有就是因为害怕他人的嫉妒。

再后来，他的工资上涨，随后又结婚成家。几年后，他的工作依旧没换，恐慌以及原来的习惯又开始浮现。这次，他知道自己为何会恐慌，妻子把他送回医院。于是，这一次问题很快迎刃而解。他一直没有彻底搞清楚药物和治疗对自己病因到底有何作用，但是，生活的确越过越好。

有何感受？

惊恐症让人感觉不好，它是你本能的原始感受，痛苦地提醒你你正危险地远离巢穴，你觉得一些灾难即将发生，即使现在没发生也迟早会发生。这种压倒一切的感受即恐慌，演变到现代，其好处就是你知道有些事情需要紧急处理。我们的祖先可不想自己与部落分开，如果分开，他们可能就会独自一人面对各种危险。这种突如其来且强烈的症状传达了这一信号，然而，当我们的惊恐症不断发作时，我们也会逐步适应了。虽然焦虑依旧影响着我们，但是却更加温和、更加普遍也没有那么急促，甚至有时候人们根本没有注意到。

作为人类，我们试图忽略本能恐慌传递的信号。不要坐飞机？多么愚蠢的想法，毕竟飞机失事的概率非常小。然而，我们的本能可不懂这些个理由——其实，它们对外出离家或者困在小巧的金属箱子里的担忧更加敏感。因此，一旦我们登机，人类的理性会让我们产生更持久、更频繁、更强烈的恐慌。恐慌还会引起另一种焦虑即"预期焦虑"，此种焦虑表现为过度担心下次惊恐症发作的时间，只需一次恐慌就可触发预期焦虑。它提醒我们不要理会那些可能触发恐慌的想法和情境，因为一般而言，过度担心只会让我们更加在意危险，以及将注意力转移到错的方向。这样一来，我们就只会闭门不出，无心飞向阳光明媚的沙滩度假村。

惊恐症是什么

我们对惊恐症的认识有多久了？实际上，《旧约》中有两卷书都提到了这种突然的恐惧。《箴言》3：25–26（钦定版本）写道："忽然来的惊恐，不要害怕。恶人遭毁灭，也不要恐惧。因为耶和华是你所倚靠的。他必保守你的脚不陷入网罗。"《约伯记》22：10 也写道："因此，有网罗环绕你，有恐惧忽然使你惊惶。"这两个都提到了突然的惊恐可能让人陷入困境。这与困在飞机、电梯和密闭的 CAT 扫描机内并无太大差别。的确，惊恐也在《圣经》篇幅中占有一定的比例。

惊恐症的近代史一般追溯到 1871 年雅各布·门德斯·达科斯塔的一篇《士兵的心》的文章，文章描述了一群在美国南北战争中身心倍受折磨的士兵。1894 年，弗洛伊德把这种相似的症状命名为"焦虑神经官能症"。虽然关于这个话题的兴趣只增不减，但是直到 1964 年才有了新的重大进展，当时是由唐纳德·克莱因（美国心理学家，1928—）出版了一份研究报告，报告显示惊恐症患者比其他焦虑症患者能够对更多的药物有反应（三环类抗抑郁药物），因此必须单列为一种疾病实体。[6]这种研究逻辑就是现在熟知的"药理学解剖"。1980 年，官方《精神障碍诊断与统计手册》第三版正式制定了惊恐症的诊断标准。即使在那时，即惊恐症还未被广泛诊断、治疗时，其诊断标准就早已被制定好。

惊恐症或许是最常见的，但是临床症状通常与其他症状一起出现，往往难以识别。惊恐发作并不只是普通焦虑的极端形式，它是一种特殊的焦虑症，即使身体健康的人也会出现症状。除了生理表征（心跳加速、呼吸急促、胸痛以及眩晕等一些例子）外，惊恐突然发作通常与灾难有关（症状细节详见附录）。因此，患有惊恐症的人本能上都会避开那些与灾难有关的场景——因为古老的报警机制会预防那些看起来非常危险的情景发生。

害怕坐飞机、开车、离开家或者待在密闭的空间内都是少数现代例子。这些恐惧大多与离家近、回家途中或者至少没察觉被困在哪里有关。有的人害怕困在狭小的空间里，有的人害怕在空旷的地方迷路。回到过去，这些都会有远离家园的风险，面临照料自己的艰巨任务，可能还会成为附近猎食动物的意外收获。无论怎样，恐慌提醒我们回到安全的家中或部落。

惊恐发作通常是突如其来的，没有任何原因。如果仔细观察，你会发现一些环境因素或者那些一闪而过的想法就能触发惊恐症。一项研究表明在心率和呼吸轻微改变 10~60 分钟以后，惊恐就会突然发作。[7]

　　某些一闪而过的想法可能与对情感亲密和社会进步的担忧密切相关。即使是一些很受欢迎的目标也很有可能让一些人局促不安，认为自己暴露在危险之下或者是与群体分离。多年前，任职于一家研究生院的心理健康服务中心的主任指出，来咨询的学生多数都会向他们寻求帮助，以应对他们即将在研究生院遭遇的彻头彻尾的失败的恐惧。不仅如此，他们还想成为专业的佼佼者，想要取得更高的成就。这种情况几乎每个人都有过，多数人的惊恐症通常都是渴望成功所致。那么该如何克服这种恐惧呢？把自己想成一个失败者就会更有安全感。因为他们都待在学校里面，所以很容易被发现和治疗，有的已经取得较大成就甚至还成为新闻人物。

　　恐慌能够提醒各种风险的安全底线在哪里，告诉我们在职业和感情生活上会有多成功。提醒我们能够走多远，最多能与爱的人分离多长时间。要记住并不是每一个人都会患上惊恐症，这一点至关重要。这要取决于你读的是哪一项研究报告，完全惊恐症患者占全球人口的1%~5%。[8] 如果你考虑曾经有过一次惊恐发作的患者的大致范畴，那么其人数占到了22%（在我们自己的就业人员中，数据占到了15%[9]）。考虑到焦虑和惊恐发作，已经进化的本能怎么还是让许多人倍受煎熬？少数人患上惊恐症可能是因为生物原因。多数成年人在乘飞机或者坐电梯又或者身处拥挤的店里也不会感到惊慌。恐慌会导致恐惧症，古希腊语 agoraphobia 被译为"广场恐惧症"。后来，我们也会观察成年人恐慌感增强是否对个体或者社会有所好处。所以，如果考虑到恐慌的实质的优点，为什么它不能更常见呢？

　　多数患有惊恐症的人最初都不会意识到他们在受到惊恐影响。相反，他们只是觉得自己陷入困境和危险之中，抑或是因某种非特定的方式令自己痛苦不堪。当然，这是非常自然的事情。虽然本能的生物信息会给人类提示，然而人类却不能自发地意识到信息所传达的内容。本能就是这样的。一旦人类理解了惊恐症的症状，他们也就知道了什么是惊恐症。人们通常是在病情诊断过后，或者通过书本和电视了解过后就能知晓这一病症。

　　早期的时候，我们的祖先天生就害怕蜘蛛和蛇，恐高，所以就自动远离这些恐惧。如今，一些人就连看到一些令他们感到危险的照片也会心生恐惧。我们称之为简单的恐惧症。其实这是有因可循的，我们的祖先不想被蜘蛛或者蛇咬，也不想从高处摔下。再以猴子和乌鸦为例，它们对一些特定的危险也会做出相应反应而且向对方发出明确的求救声。比如说当猴子遇到蛇、老鹰和狮子，它对这三种动物的反应模式都会不同而且有特定的反应模式。遇到蛇它就爬树，遇到老鹰它就抬头定位老鹰。猴子这些根深蒂固的恐惧是否与自我保护的行为有关？到现在我们也不知道，但是却不禁思考这个问题。有一些即将到来的灾难最能触发人类的恐慌感，可是这些并非具体的危险——而是关于真正的或象征性的分离或被抛弃又或是迷路，这些才会让人们暴露在其他危险之中。

　　我们的贝塔狗卡西迪如果被单独留在家里，然后又听到暴风雨和闪电的声音就会变得非常暴躁、惊恐。（它并没有亲口告诉我们，但是我们一到家，它的情绪全都写在了脸上。）经过几次暴雨过后，它试图通过一扇有洞的门钻入一个封闭的房间以找到解决办法，虽然这并不能让它躲得太远。后来安装上一扇坚固的新门，这只狗狗还是学会了转圆圆的门把手。尽管它的大拇指没有对生，但是无论如何卡西迪都会逃到一个更大的空间。不知你们是否曾经看着别人从餐厅、教室以及电影院里绝望地跑出来？

　　一旦人们患上惊恐症（或许就是在发作一次之后），他们绝大多数时间就会变得十分神经质。这种"预期焦虑"过去被称为"广泛性焦虑障碍"，实际上这就是一种为下次惊恐发作做好准备的状态。对于一些人而言，持续不断的焦虑比恐慌本身更令人沮丧。奇怪的是，这种预期焦虑在其他方面也会产生反作用。在来自澳大利亚的一项研究中，研究人员想弄清楚如何防止老年人跌倒。事实证明，与标准的身体限制评估相比，害怕摔倒或焦虑的存在更能预测实际摔倒。害怕摔倒会导致更严重的焦虑以及摔更多的跤，即使这个人没有任何健康问题。事实上，由于恐慌与平衡真实变化有关，焦虑的老年人也可能有其他由于身体原因而摔倒的风险，但这一点未在标准筛查方法中显示。[10]

最坏的情况

在临床极端情况下，惊恐症会导致广场恐惧症——人们根本不想走出家门。在家里，人们的恐慌之感减小但是需付出相应的代价。这并不总是意味着他们有更频繁或更严重的恐慌，但这确实意味着他们有更明显的自我保护反应。没有恐慌感的广场恐惧症一般少之又少。大多数人一般不会注意到有人惊恐发作（除了在电影里）。不过，亲密的人有时确实还是能感觉到这种强烈的困扰，也尝试回应恐慌的人，保证他是安全的，并不是孤身一人。如果他们的本能被那个"恐惧症伴侣"平息的话，即使广场恐惧症患者也可以和亲密的伴侣一起离开家。我们都知道夫妻、亲戚和友好的伙伴似乎"形影不离"，对他们中的一些人来说，对惊恐症的恐惧是将他们联系在一起的黏合剂。这又让我们想起了哈巴狗，那些和我们特别亲近的狗伙伴。

也许有史以来，在精神病院出现的最严重的两个惊恐症病例是成功的男性，他们是在公司裁员期间新晋升的，这给他们留下了许多新失业的朋友。有一份更好的工作和加薪是件好事，但是可怕的是，他们看到了朋友们的痛苦，害怕朋友们的嫉妒和愤怒。灾难性的嫉妒和遗弃可能就在前方。

或许还有另一种严重的惊恐症，躁郁性抑郁，听起来就是严重不快乐、焦虑、踱步和坐立不安的综合征。通常有惊恐症的病史，这些发作是长时间的惊恐发作，一次持续几天或几周，而不是仅仅几分钟。[11]

微妙而隐蔽的惊恐症

虽然一些人的惊恐症很轻微又不经常发作，但是影响是一样的：

预期焦虑，工作受到阻碍，关系破裂。[12]惊恐有多种表现方式，现代医学实践称之为"伟大的冒牌货"（这个名字在很久以前用来代指梅毒）。胸痛、头晕、癫痫、哮喘、焦虑、躁狂症和抑郁症在医学上常被误诊为惊恐症，尽管所有这些都可能与惊恐症一起发生。[13]关于惊恐症亚类型的研究很少，而且它们又是另一种表征。有一种非恐惧型的惊恐症，它与心脏病胸痛症状相似。[14]意大利精神病学家毛里齐奥·法瓦描述了看起来像是恐慌的愤怒发作，但带有一种内心愤怒的附加感觉。这是怎么回事？对于一些人而言，他们本来可以适应那些带有正面袭击的危险。要么杀出一条血路回到部落，要么准备好击退外面的掠食者。因为恐慌是我们处理社交的一部分，所以有些人在梦中恐慌并不奇怪。这些夜间的恐慌将他们从睡眠中唤醒，让他们感到震惊、恐惧或出汗。

创伤后应激障碍（PTSD）通常是惊恐症的一种形式。[15]如果惊恐发作发生在创伤事件期间或不久之后，它会强化对环境的记忆。当你找不到回家的路时，或者当你感到恐惧时，你会感到恐慌，你也学会了不要再次陷入那种境地。当这些强化的记忆因持续不断的恐慌而不受控制之时就会出现创伤后应激障碍。这可以通过在实验室记忆形成后观察诱发恐慌的影响来研究（与新记忆转化为生物形式的过程相一致），然后在诱发恐慌期间和未发病期间测试回忆。

哪些算不上惊恐症

要记住害怕、焦虑和恐慌有所不同，这非常重要（后面我们会引入一些生物学方面的不同）。无论过去还是现在，正是害怕（急性应激反应）保护了那些与狮子和其他掠食者面对面的人。假设今天有一辆公交车压倒了一个人（患有或者没患有惊恐症），那这个人肯定会非常害怕（这或许还是件好事）。或许以后他遇见向他驶来的公交车就会感到非常紧张。然而，对于那些患有惊恐症的人而言，当真正危险的公交车离他越来越近时，惊恐发作反倒不会发生了。相反，当他们非常安全和舒适地坐在公交车里，坐在飞机里去远行时，惊恐症可能会从天而降。

　　人们可能会有强烈的恐惧或焦虑感，而这与惊恐症并无联系，每个人都会时不时地感到害怕或焦虑。战斗或逃跑反应就是其中一个例子。它发生在每个人身上，与分离或者惊恐症毫无关系。它关乎的是：如果你遇到了一头饥肠辘辘的山间狮子正在寻觅它的午餐（实际上，如果你俩四目相对，尽你所能让自己看起来很强大、很有杀气然后缓慢向后退），如果你遇到了山中土匪——熊（你需要眼睛往下看，让自己看起来弱小一些然后缓慢向后退），如果遇到的是一只愤怒的仓鼠（你只需轻柔反击）。

惊恐症史

　　乍一看，小孩子的分离焦虑似乎很合理，为什么把父母留在对幼儿园的不确定性和危险中？但是为什么只有一些孩子有呢？它部分是遗传的，部分是受环境因素影响的。然而，不仅是有妈妈（或爸爸）在身边可以减轻早期分离的焦虑，还有妈妈母乳中的那些酪啡肽（天然鸦片剂）。我们从对小鸡的实验中得出了该结论。少许的酪啡肽就可以缓解痛苦，小鸡也不会因分离而产生不满。[16]相反，它们感觉良好，亲密无间，恐惧也少了许多。

　　早期的分离焦虑能够预测以后的惊恐症及其他问题。恐慌经常会在青少年时期复发，导火索通常是离家去读大学，还有就是成为（或尝试成为）成年人之后的情感分离。在两个不同的人生舞台，相同的生物社会本能就会以痛苦的形式提醒我们。对于一些人而言，这是个持续不断的问题。或许我们人类的演化就是成年时期还保留着孩童时的分离焦虑（行为新生），或许这是因为焦虑有其自身优势。

　　至少在某个特殊时期，我们的恐慌感会加剧。新手妈妈需要特别呵护新生儿。如果孩子爬远了，那么各种糟糕的事情就会纷至沓来。当然，妇女生完孩子以后其惊恐症就会恶化，因为她们不得不时刻紧盯着孩子[17]。如今的产妇对惊恐症有一种夸张的恐慌反应，这对孩子而言喜忧参半，一方面孩子不会丢失，另一方面母亲因恐慌和焦虑而心思不定。有时，产后恐慌会严重到我们如今所称的产后抑郁症的程度。[18-20] 所以，兜兜转转我们又回到原点，认识到婴儿时期的另一面以及母亲与新生婴儿保持亲近的重要性。[21] 患有产后恐慌症的母亲可能会时刻待在婴儿身边保护他们。

拖后腿

哎！患有惊恐症的人在社会上不会有太高成就。[22] 一方面，许多人会不自觉地避免从事那些可能会触发惊恐症的职业，因为他们的本能告诉他们不要继续。如果你的本能告诉你不要去学校，那么你很可能不会去；如果学校很远，那么你就更不会去；如果你的本能告诉你要与家庭的社会经济保持一致，那么你就不太可能会追求更多金钱收益。一个患者在中年时期第一次惊恐发作，导火索是他从蓝领晋升到白领。他恐慌并不是因为自己无法胜任，也不是因为工资不够高，倘若真是这样他还能接受。他只是不自觉地想到家里只期盼他干一份蓝领工作，如果他接受了去办公室工作的职位，那么他就打破了常规。我们对公司员工进行了研究调查，发现患有惊恐症的人群中有 50%来自公司底层。随着职位等级不断攀升，患有惊恐症的人数逐步递减，最高层员工中惊恐症患者几乎为零。

缺乏自信是惊恐症易患者的一个共同特征，[23] 他们可能会因为惊恐症状的非特定情绪干扰而退缩。惊恐发作是痛苦的，但"预期焦虑"也可能是致命的，有时比惊恐发作本身更强烈。患有"神经衰弱"的人通常兼有恐慌和预期焦虑。情况变得更糟了。恐慌也让人们更容易患上严重的抑郁症和许多其他情绪问题。随着生活问题和情感症状的堆积，人们很难取得进展。从好的方面来看，创造力强的人普遍患有恐慌，同时，恐慌又能催生创造力（见第九章）。查尔斯·达尔文和西格蒙德·弗洛伊德都写过他们自己的焦虑症状，或许两位都患有惊恐症。

本能仍然伴随着我们

那么，这种特殊的社会本能在今天还能达到它最初的目的吗？我们所有人至少都觉得有必要亲近家庭，遵守社会规则。我们所有人都会意识到远离家庭、被困和孤身一人时会有危险，有些危险是字面意义的，有些则是象征意义的。没有一个男人（或女人）是一座孤岛。我们中的许多人在去上大学、结婚或者被困在电梯里时都会有点紧张。然而，只有一些人有真正的恐慌。从某种程度上说，这些人遵循本能的恐慌信息，恐慌可能会帮助他们待在离家更近的地方，帮助保持家庭成员的团结，但在爱情和工作中保持低调（弗洛伊德的两个生活要素）。然而，对不同的人来说结果是不同的。

爱情

如果恐慌是为了把部落团结在一起，那么它怎么会干扰爱情和性这类基本事物？有一些人避免性（深层次的浪漫关系）是因为他们会因此感到恐慌。[24] 还记得人们离开家庭时有多恐慌吗？想要真正地或象征性地成为一名成年人就需要寻找一名恋爱对象。当然，性也是成为成年人的象征，至少理论上是。在惊恐症患者当中，结婚并不常见。[25]

无论如何，患有惊恐症的人也会结婚，虽然说他们可能要花好几年时间才能鼓起勇气忍受恐慌。大多数人不会把对亲密关系的恐惧想成恐慌焦虑症。他们纯粹以为找到一位合适的伴侣需要花费很长时间或者实际上并不存在完美伴侣。当他们成家以后，恐慌还是持续存在，这可能会恶化彼此的关系。实际上，伴侣越焦虑，亲密度也就越低。[26]

这是一种两难的困境。（结婚后）稳定的关系令人安心，但缺乏亲密度的稳定关系也令人头疼。哎！许多惊恐症患者最终都陷入了一段令人窒息的感情。他们这样想是出于两点原因：一是两人关系真的出了问题，二是的确缺乏亲密度。他们也寻找一些行之有效的办法（更多夜间约会、更多鲜花、更多言语交流），但是他们就是不能轻易发觉恐慌、恐惧和感情疏离所产生的作用。

　　另一方面，有一些夫妇感到关系十分亲密，亲密到就像在原生家庭一样。这些患惊恐症的伴侣对彼此都有一种安抚的效果，从而能把恐慌感降到最低，另外还会让他们想要尽可能地多待在一起。不知何故，他们找到了感觉不太亲密，或者感觉不太成熟的关系。

工作

　　恐慌在工作中也不是一件容易的事。[27]高度焦虑的人群（多数都与惊恐症有关）工作表现平平，晋升的机会也很渺茫。[28]这在意料之中，因为焦虑会干扰我们的精力，打击积极性等。然而，还有一些关于焦虑进化的观点。在工作中，惊恐发作会增强我们亲密家庭的本能，这种本能会影响工作表现，以及晋升机会。如果工作表现太好又会再次冒着远离家庭的风险，以及增强他们对灾难的恐惧感。还记得伊卡洛斯当时飞了多高吗？有的人对所有的工作都感到恐慌，所以干脆待在家里。[29]职场只会让他们想要回家找妈妈。好吧，或许我们每个人都有那么一点点，但是肯定都会在工作时产生焦虑，焦虑惊恐症患者的平均收入明显较低。

惊恐症和社会耻辱感

　　一旦某个人感到恐慌，其他人通常不会察觉，至少他们不认为此人是恐慌。相反，他们会认为这些极度焦虑的人麻烦而产生反感。当他们有意识地考虑那些人生道路因恐慌而变窄的人时，他们会对失败和挣扎做出反抗。一方面，这些人被看作没有动力、困惑或成绩不佳；另一方面，他们也被视为需要帮助和关心的迷途的灵魂。无论如何，他们的事业、社会地位、感情状态是人们看待他们的主要方面，经常伴随着对他们的前景和性格的悲观和担心。

　　这就是我们所说的耻辱感。耻辱感也可能源于一种直觉，即其他人的成年恐慌是一种自然的社会本能，不能被干扰。他们自己的直觉悄悄告诉他们："嗯，如果人们有这种感觉，也许他们应该回家。"

文化中的本能和惊恐症

那么惊恐症在人类文化中是如何表现的呢？一方面，当某人非常焦虑时，人们马上就会意识到，即使他们不了解它的深层含义。多数时候，大多数人都会把焦虑看作对亲朋好友的一种求助。他们会主动安慰惊恐症患者，也会试图告诉他们真正的危险不存在。另外，他们还会鼓励那些深受惊恐症困扰的人在做决定时应当忽略那些"非理性"的焦虑，"硬扛过去"。主动意识到焦虑（恐慌）的存在确实有所帮助，但是这也不能解决所有的问题。

由此就产生了自我治疗。过量饮酒是一种方法。如今，一些人在街上购买非法的氯硝西泮（一种安定类苯二氮卓类药物），因为它能缓解惊恐症（尽管它不会引起很大的兴奋）。然而，如果没有正确的心理治疗、指导和用量，这些药品就无法发挥疗效，并可能导致一些现实问题。

其实还有更多切实可行的方法。航空公司人员都要接受克服飞行恐惧的培训；一些人在密闭的磁共振成像（MRI）扫描仪内感到恐惧，所以现在有了开放式的磁共振成像机器，让人们感觉更舒适，对那些害怕离开家的患广场恐惧症的人来说，现在几乎买所有的东西都可以送货上门，甚至还有可能在家通过网络或手机办公。

惊恐症的主要忧虑在社会问题上也有所体现。如果你离家出走，灾难就等着你，因此惊恐症很有可能激发这些人对潜在灾难的关注，对那些十分警惕灾难的人而言，其社会作用至关重要。赖斯特·沃尔特（美国银行家与花旗银行董事长，1919—2005）指出："末日预言者总是有他们的用处，因为他们触发了一种应对机制，这种机制常常阻止他们预言的事件发生。"要是美国经济大萧条开始之前这些放贷的银行家听了这些毁灭者的话，那就再好不过了。

然而，有时候，末日预言者夸大了他们对那些实际风险很小或者潜在影响很小的问题的担忧，分散了我们对更严重或更紧迫问题的注意力，但哪些灾难真的会降临到我们头上，哪些不会，我们难以预测。最有可能的就是世界末日并非近在咫尺。一个名为 R.E.M 的乐队将这些担忧写成了一首歌，揶揄此事。歌词列出了一批令人印象深刻的关于世界末日理论的清单，但是歌名却相当讽刺："这就是我们所谓的世界末日"，副歌里插了一句"实际上一切都不错"。

远离家庭和爱人肯定会带给你巨大的忧伤。史蒂夫·雷·沃恩（美国布鲁斯音乐家，1954—1990）有一首经典曲目叫作《得克萨斯洪水》，里面谈到了当他与爱人和家分离之时，乌云密布，洪水泛滥。没有问题，只要"回家吧，这儿没有洪水或龙卷风。宝贝，太阳每天还是会照样升起"，顾虑全消。

人们也鼓励这些惊恐症患者走出家门去读大学，收获爱情、事业，甚至做得比自己的父母更出色。这是不错的建议，但是这也有可能加重惊恐症患者的病情。让他们沮丧的是只有家才是他们的舒适区。有一种电影风格最能抓住人们的注意力，因为它们很好地刻画了这种冲突。惊悚片里那些恐怖的画面还未出现之前，我们已预感不安。在一些杀害青少年的电影里，当电影进入高潮时，大坏蛋就总是会跳起来扑向观众。太可怕了！这些画面可能会在青少年观众中引发可怕的恐慌反应。

大反转：反本能行为的优势

案例分析：反本能行为

不久前，有一个小女孩和她的家人住在苏格兰乡村的一座小镇里。到了该上学的年纪，小女孩就去了幼儿园，非常勇敢，一切都很好。后来，她到了大学读书就很少给家里打电话。远离家乡的她必须得咬紧牙关克服孤独。她对焦虑和恐慌的坚忍反应既是福也是祸。无论她感觉有多糟糕，她都会咬紧牙关，埋头苦干。众所周知，在她的小社交圈里，她是一个吃苦耐劳的人，她确实每个科目都表现优异，尤其是她的经济学课程最为出色。一些最严重的恐慌发生在公开表演时，所以她辅修了戏剧，并全身心投入其中。很少有人怀疑她内心的感受，她努力不去想它，不把自己的窘境展现在所有人面前。

自然，毕业后，她习惯性地克服长期困扰她的表演恐慌。表演学校、试镜以及其他小角色给她带来了更大的角色和更高的收入。她一直都不理解为什么她在台上所表现出来的恐慌没有一个人发现，为什么她经历了这么多恐慌却一直发作。实际上，她经历得越多，越发成功，她在舞台上的惊恐就会越加持久。在读大学的时候，每次惊恐发作的时长或许是1~2分钟，现在是10或15分钟。然而，她挣的钱已经足够多，好评不断，她还辞了服务员的工作。她最大的担忧就是惊恐发作之时，她会忘记所有台词。

在爱丁堡国际艺术节的一天，剧院的灯光突然熄灭，起初，她像别人一样呆若木鸡。但很快，她一个人镇定自若地跑下舞台，检查主断路器，并把灯重新打开。她跑回舞台，拿起台词，甚至插上一句关于短暂停电的俏皮话。后来，她惊讶地意识到自己并没有惊慌失措。她最担心的事情（忘记台词）发生了，但是她却完全不紧张。

安格斯是她正式交往的第一任男朋友，她现在很有可能成为一部电影的主角，所以感到非常恐慌。"该死的鱼雷，全速前进。"她提醒自己要勇敢，但还是无法坚持下去。她就待在公寓里，一边卷弄自己的头发，一边来回踱步，几个小时下来，她一直都在担忧大祸临头。电影角色竞选最终失败了，因为争吵，她的男朋友安格斯心力交瘁，她花了好几个月才从打击中恢复过来。最终，她重新站起来，在舞台上重新获得成功。

恐慌在有创造力的人身上比较普遍，上面谈到的女主角便是一个很好的例证。

　　假如一切重来，故事或许是……

　　当她在公寓里来回踱步之时，她突然想起剧院断电一事，当时她并没有恐慌。所以，或许还有另一种解释。好消息就是她拥有了一份报酬颇丰又极具创造力的事业，坏消息就是情感上的痛苦只会加剧。她向心理医生求助，每隔 12 小时她就会服用一次氯硝西泮，这可以缓解她的恐慌与焦虑。看完心理医生以后她才意识到长期以来自己深受恐慌与焦虑的折磨，过去一直专注于克服恐慌和焦虑。她一直都在接受心理治疗，慢慢地，恐慌就消失不见了，也开始了一段新的恋情。她说服自己回归电影圈，这给她带来了越来越多的机会。即使在阴雨绵绵的苏格兰，她每天的生活也充满阳光。

社会警报促使自我提升

　　我们人类比其他动物有优势，我们更能利用理性和意识做出与我们本能相冲突的决定。假设一座大楼熊熊燃烧，其他物种若是想从二楼窗户跳下来，就必须要有足够的认知来克服自己的恐惧，但是事实上，它们中没有多少会真正通过增加分离来应对分离焦虑的警告。但是人就可以做到，为什么？第一，我们的理智告诉我们无论是工作还是拥有亲密关系都是非常美好的事情，所以我们会试着忽略那些恐慌和恐惧感。虽然这会延长我们的失望之感，甚至还会加重，但是我们会更努力地克服。

　　第二，一些人会更进一步。如果他们感觉到了恐慌，他们会将其看成一次自我挑战、自我提升的机会。正如一位患者说道："我非常害怕滑雪，所以我每次都会去最陡峭的地方滑，如此一来就可以克服我的恐惧。"另外一位妇女最终也向我袒露心声："我选你给我治疗是因为我一想到男人就非常恐慌，而你恰好是男性。"刚才的两位患者都是成功人士，他们在职场上利用了同一类型的"反本能"手段。其中一位患者通过安慰许多感到恐惧又贫穷的客户克服了自身的恐慌。环顾四周，极限运动迷对恐慌的反本能反应相当普遍。尽管缺乏充分的研究，例如，关于潜水的文献表明，恐慌是一个主要问题。有些人一潜水就陷入幽闭恐惧症。

这种反本能反应非常有用。它使惊恐症患者成了受人欢迎的演员、聚精会神的机长、熟练的滑雪者以及一些富有创造力的人。恐怖电影制作人阿尔弗雷德·希区柯克（英国导演和制作人，1899—1980）曾说过："我摆脱恐惧的唯一方式就是把它们拍成电影。"

意料之外的结果

当然，反本能行为也有许多缺点，最基本的就是持续性焦虑、紧张和不尽如人意的关系。此外，这种方法驱使人们做出他们最害怕的选择。或许那名滑雪者更想躺在沙滩上，也许那位女演员成为她最初想成为的经济学家更出色，或许它还不利于我们的身心健康，后文会谈到。

从何而来？

所有本能的遗传根源

如果恐慌是一种进化适应，它是遗传的吗？或许是吧。惊恐症显然存在于家庭中，研究确实表明这是一种遗传倾向。然而，多年的研究还没有找到一种"吸烟基因"来解释导致吸烟的具体原因。相反，惊恐症背后可能有一个复杂的相互作用的基因网络，就像微笑或打喷嚏等其他复杂的本能行为一样。[30]

基因/环境的相互作用

无论潜在的机制是什么，并不是每个有遗传倾向的人（技术上的

"基因型"）都会患上惊恐症（即"表现型"）。环境和早期发育在决定谁会患上惊恐症中起了重要的作用。实际上，来自意大利、挪威和美国的研究都表明父母早逝等因素是日后患上惊恐症的决定因素，但其影响只有遗传因素的 10% 左右。[31][32][33][34]童年遭受虐待也是增加患上惊恐症风险的另一原因。[35]

环境因素是怎样发挥其魔力的？其中一个方式就是它们可能通过转换影响恐慌的生物系统来增加或减少基因的作用。比如说，一些实验室的技术会利用一些化学物质触发惊恐症患者的惊恐发作。然而，如果你尝试以化学的方式触发那些自身并没有患惊恐症的个体，那么什么也不会发生。他们并不会惊恐。但是，如果你首先给这些并没有患惊恐症的人注入一些药物，这种药物可以阻止麻醉剂的作用（包括天然的吗啡、合成可待因、内啡肽、体内自带的乳源酪啡肽），然后，这些人的呼吸就会发生改变，看起来像是恐慌。[36][37]因此，或许那些在童年失去父母的人，其体内自然产生的麻醉（后来人们把它变成了内啡肽）总量会减少。因此，如果这些人本身就患有惊恐症，那么他们患惊恐症的风险就会增加。这也可能是"表观遗传学"的问题。一般而言，DNA 里的一些基因其活跃程度取决于甲基与 DNA 的缠绕程度。除了惊恐基因的存在与否，也有可能是因为自幼丧母或丧父触发了基因打开或关闭的开关，只要我们查出关闭恐慌开关或者防止它被打开的方式就好了。

本能的原始起源

唐纳德·克莱因表示恐慌源于"假窒息警报"，这种警报会提醒我们氧气呼入不足、二氧化碳呼出过多。[38]我们知道呼出高浓度的二氧化碳是释放敏感人士体内恐慌的一种方式。这种警报在狭小拥挤的山洞里也非常有用（尤其是在有篝火的山洞里）。这种警报也适用于小而拥挤的洞穴（尤其是有营火的洞穴），还有就是在水下，或者发生森林火灾抑或是母亲不小心压在了自己孩子身上，在这些情况下，不可或缺的氧气越来越少，二氧化碳越来越多，这就会变得非常危险。从这种原始的生物警报机制来看，恐慌的不断进化就会预警其他灾难。毋庸置疑，这些机制在不确定我们祖先是不是哺乳动物之前就早已存在。当然，即使还是原始生物，与母亲亲近的原始本能也可能有助于我们嗅到危险的存在。

内部运作

许多大众所知的化学物质都能触发恐慌，包括（我们制造的和呼出的）二氧化碳、乳酸钠（随着运动含量增加），还有一些叫作促胰酶素（胆囊收缩素可助消化）的物质。其中任何一种物质都可以引起化学反应，触发恐慌——在对患惊恐症志愿者进行研究时，有 2/3 的时间都会出现这种状况。然而，如果你将同样的测试方法运用到正常的对照组，事实上没有一个人感到恐慌。这一切远没有听起来那么恐怖。这些测试在许多方面很有用。它们让科学家从心理学和生物学角度研究恐慌，暗示一些潜在的机制，展示抗恐慌药物的益处，为惊恐症（包括那些轻微的症状）提供更精确的诊断研究等。

挑战测试也可能有助于探索人类症状和动物本能之间的共同生物学基础。已有研究表明乳酸测试可以用来触发菲多的分离焦虑症。[39]同样的结果也适用于实验室的小白鼠。如果这些小白鼠在亲生母亲生下它们的第一天就被带走交给养母照顾，那么这些小白鼠对于增加的二氧化碳就更加敏感。[40]或许有一天，这些测试可是有助于人类临床诊断。

如何解决：用进化论观解释现代治疗手段

应对和自我改善

如果有人陷入了惊恐症，那么他们应该如何应对？许多人选择隐忍。时间一久，他们就习惯了恐慌，虽然直接的痛苦和间接影响一直都在：重度抑郁、自杀与患心脏病的风险也会大大增加。与此同时，他们在个人生活与工作中也饱受折磨。有一些人，比如之前谈到的那位女演员则会采取更加主动的方式，主动学习克服恐慌与焦虑；有一些人与信任的人交谈，从家庭、社会和宗教中获取支持，他们的引导也能有效应对恐慌；还有一些人选择借酒浇愁，[41] 但是酒精带来的危害远大于其益处，直到最近情况依旧如此。

进化治疗

现代治疗通常包括抗惊恐药物。经常使用的有选择性 5- 羟色胺再摄取抑制剂，通过非特定地强化亲密感与幸福感就可以使药物发挥作用。你的社会亲密感越强，那么原始本能需求就越少，也就不会对长大成人，或去附近商店感到恐慌，家庭和部落还是想要你陪在身边。事实上，那些基因里 5- 羟色胺含量高的人会有更强的亲密感，而且不太可能对恐慌挑战有所反应。[42]

5- 羟色胺带来的亲密感的确很有帮助，但是选择性 5- 羟色胺再摄取抑制剂对于恐慌并不完全有效。一些恐慌会持续，虽然强度和频率有所降低。选择性 5- 羟色胺再摄取抑制剂治疗只能减轻由恐慌挑战测试引发的恐慌，而不能完全阻止，这一点毫不稀奇。[43][44] 除此之外，随着时间的推移，对选择性 5- 羟色胺再摄取抑制剂产生耐药性。[45] 在摄入选择性 5- 羟色胺再摄取抑制剂 6~12 周以后，恐慌可能变得更加严重。你们是否听过抑郁治疗最终如何沦为了"百忧解失效"？这是一开始诊断不当造成的恐慌复发。

三环类抗抑郁药对惊恐症完全有效，虽然可能会引起令人不适的副作用。我们能够想到这些治疗药物可以阻止由测试引发的惊恐症。[46] 一般而言，焦虑是由一种叫作 γ- 氨基丁酸（GABA）的神经递质控制。苯二氮卓类药物（比如地西泮，商标名为安定）通过增加 γ- 氨基丁酸活性可以减轻一般性焦虑。虽然多数的苯二氮卓类药物都能治疗一般性焦虑，但却不能治愈惊恐症。比如说，在进行挑战测试之前，你服用了地西泮，但是恐慌还是会发作。[47] 然而，有两种苯二氮卓类药物（氯硝西泮和阿普唑仑片；商标名分别为克诺平和赞安诺）对惊恐症完全有效。或许这两种药物对 γ-氨基丁酸的子系统作用更明显（正如 5-羟色胺神经递质一样，我们现在还处于了解 γ-氨基丁酸的复杂性阶段。）当然，如果在挑战测试之前服用氯硝西泮或阿普唑仑片，那么引发的惊恐症状就会明显下降，即使服用的剂量很小。[48] 惊恐症的生物学进化史有其独特之处，这两种药物似乎发现了这一特别之处。有一些研究表明相比于治疗恐慌的其他药物，阿普唑仑效果更明显，副作用也更小。[49]

药物在预防恐慌发生方面功效最好。一旦惊恐发作，惊恐症不仅令人沮丧，而且会让一般性焦虑一直持续，让人很难克服各种类型的恐惧。在惊恐发作以后才服用必要的苯二氮卓类药物并不算是一个好主意。其中一个原因就是，在药物起效之前，恐慌之感就已结束。

所有的药物只有在与心理治疗相结合时，才能发挥更好的功效。真正的心理治疗是一个深思熟虑的系统化、结构化的过程，并不是牵手陪伴或者友情陪伴。治疗的重点是缓解恐惧，解决关系中真实和象征性的分离焦虑问题，以及一些没有必要的担忧，比如成功会带来负面影响。无论你脑子里是放松的本能，还是后天的恐惧，或是自我保护（防御），这些都是现代"精神分析"过程的一个变体。对照组的研究表明单独使用这种类型的治疗手段，在许多方面都对患者有所帮助。可以说没有药物，恐慌就不能完全消失，这种情况不足为奇。[50] 了解了恐慌的进化过程就可以指导心理治疗，因为这样，我们就知道一些灾难性的想法其实源自古代的一些危险。它还可以提醒患者，在现代社会，离家通常也不会有太大的人身危险，因此通过表现得像成年人那样象征性地离家，情感上的恐惧就是一个可以解决的问题。

认知行为疗法（CBT）在治疗惊恐症方面越来越受欢迎。虽然有许多研究显示认知疗法很有效，但是其作用却大相径庭。认知行为疗法可以帮助患者调节自己的想法（认知）和行为（比如恐惧）。关于惊恐症，患者了解到一些灾难性的事故一般不会发生在他们身边；没有恐慌的理由；一些身体症状没有什么大碍；公交车也非常安全（虽然有时候会晚点到站）。换句话说，他们知道如何更好地处理惊恐症。然而，这并不代表惊恐症就此痊愈。

　　再看一看挑战测试，我们发现虽然 CBT 降低了人们在遇到惊恐挑战时产生恐慌的概率，但是该治疗手法对生物原因引起的恐慌却没有什么明显的效果。[51] 所以说，CBT 只是告诉人们相信自己并没有恐慌，虽然他们确实很恐慌。这与那些采取反本能行为的人相似，这些人有一套自己的认知疗法来过好生活。在没有任何针对惊恐症的治疗手段之前，人们就只能尽自己所能克服恐慌（或者提心吊胆地待在家里）。积极克服总比无动于衷要好，最好不要患上任何一种不值得一提的惊恐症。除此以外，那些持续不断的恐慌还会带来一些情感、关系和身体健康一类的问题。当与正确的药物治疗结合时，认知行为疗法和关系心理疗法效果最佳。

第三章

随大流:
社交焦虑症

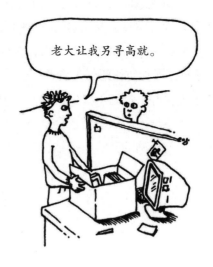

太多厨师会坏了一锅汤。

——英国谚语

如果百姓中一个人不服从指挥,那是一件卑鄙的事。如果恐惧不坚定,那么一个国家的法律就永远得不到很好的执行。

——索福克勒斯(希腊哲学家,公元前 497– 前 406)

社会本能

如果把一群人聚在一起,很快,他们就会因为大大小小的事情争吵起来,有人会因此受到伤害,分歧也使事情更难完成。因为混乱无序总能让普通百姓感到难受,所以我们通常会想办法建立等级制度。只要尊卑有序,我们就不愿挑起祸端并且更愿意协同合作。工作中,老板总由上级选出，在私人团体里，领导一般由民众选定。有时候我们会期望没有领导，但是无论如何最终都会有一个人被当作领导对待，毕竟无休止地争吵和领地争端并不是什么好事。

　　动物和我们的远古祖先很少接触到专制的或民主的等级制度，或理性的行为准则。他们没有《罗伯特议事规则》（议会程序标准指南），他们默认的等级制度由生物因素决定。今天的社交焦虑也反映了社会等级低的生物学特征。事实上，患有社交焦虑症的人无论是在思想上还是行为上，都表现出处于社会等级的更底层，更不要说在同龄人朋友和伴侣面前，他们一般表现得非常顺从，与同事、朋友或恋人的关系也不那么亲密。[1]

追溯过去：原始人类社会的社交焦虑症

案例分析：这在很久以前有多大帮助

　　很久以前，在法国南部的一处洞穴里，一个部落里有个小男孩，他腼腆害羞，几乎只与自己的父母讲话。别人试图与他聊天，他就躲在父母身后。少年时期，他结识了一位同龄女孩。随着时间的推移，他觉得有女孩陪在身边非常惬意。他是一位乖孩子，一个有责任心的男友，部落里尽职的一员。事实上，他就像典型的工蜂。他社交圈小，从不挑衅部落领导，总是做好自己的分内之事。在部落中，大多数人与他都有点类似，随着时间的推移，大家的地位有升有降。对等级制度，大家都了然于心，它可以让事情保持有条不紊。

　　在男孩心中，他非常担心如果试图晋升，是否会陷于尴尬之中。他为人低调，在部落里处于一个安全的等级地位，竭力避开会引发焦虑的情境。部落的领导总是最先享用狩猎时得来的肉，男孩总是轮到后面，而且分得的数量很少，但是他总能指望得到一些东西。当他觉得受到不公正对待时，他总会想起还有一群地位比他更低的人，想到这一点他有些许安慰。他所在的部落并不完全民主，但有时还是会就何时转移营地或何时提前收割庄稼达成共识。于是男孩也随波逐流，这样他既不会成为任何人的威胁，也不会成为任何人攻击的目标，所以他对自己所处的地位感到非常满意。

基本原则：随大流

假设生物因素决定了社会地位，让每个人各安其位，并减少部落内部的敌对竞争。进化的本能也会鼓励社会低层的人放弃自己在优先享受分配食物或者优先享受配偶权方面的领导优势，转而接受更次要角色所带来的小而安全的好处。除了接受比实际更低微的身份地位外，该行为还安抚了部落的"当权者"。[2]值得注意的是，吃得少的猴子（或许人类也是）实则寿命更长，在爱情方面也毫不逊色。因此，如果"谦卑的人必继承土地"（《马太福音》）这句话是对的，那么谦卑肯定有其优势。

在动物界

接下来让我们再次谈论狒狒。对野生狒狒社交行为的观察，现已有一些出色的研究成果。似乎社交地位对于狒狒而言举足轻重。它们密切关注自己在等级中的位置、其他伙伴的位置，以及 7 号相对于 8 号的位置。狒狒们能根据声音了解彼此，所以科学家们利用篡改过的录音迷惑它们。当录音带愚弄狒狒，让它们认为 8 号比 7 号表现更佳时，狒狒明显感到心烦意乱！[3]原本这种谨慎排序机制的目的是减少部落内部敌对性的竞争，狒狒们却过多地关注等级排名信息，可能这就是它们的脑袋随着进化越变越大的主要原因。

狗对于这种社会等级排名也十分敏感，否则它们不会无缘无故被称为阿尔法狗[1]。西泽·米兰[2]强调对你的宠物狗而言，成为狗群里的老大至关重要。如此一来，你的狗就懂得服从并且乐此不疲，这种方法对我家的贝塔狗（狗老二）卡西迪也非常奏效，它能很快并欣然接受自己是老二的事实。而当阿尔法狗（狗老大）邦尼到的时候，卡西迪另有企图。人类试图强化它们对自己低等级的印象，它们就会顺从地躺下来摇尾乞怜，但是又会很快跳起来开始嬉闹。犬类生物特性竟然战胜了人类的主导地位吗？在家中也能产生社会后果，目前，所有可咀嚼的东西似乎都是可作弄的对象。西萨，你听见了吗？

时过境迁

生物因素决定了社会等级，这也同样适用于猿和原始人类，但是却不总是在当今人类社会行得通。人们能够理智地决定自己处在社会等级的哪一个位置。如果理智选择与生物本能无意之间发生了冲突，那么我们就会鼓励他们遵循自己的意愿。然而，他们可能会比自己预想的还要焦虑，这种焦虑可能会阻碍他们实现目标。

社会等级在现代社会也带来另外一些问题。害怕尴尬？你失礼的消息通过电话、互联网或博客传开——这是一种超正常的潜在尴尬，远远超出了我们过去进化所知道的正常情况。这只是一些不好的东西。同样地，这些科技也能提供新的交流途径来获取更高的地位和显著的成就，这也会让一些人陷于被暴露和尴尬之中。

与此同时，相比于我们的祖先而言，今天，更多的人有机会获取更高的社会地位，有值得炫耀或隐藏的新权力、财富和电子产品。法拉利跑车、常春藤学位、出一本畅销书、整过形的身材、国外游、美味的食物和英雄般的竞技运动，给人们的刺激非同小可，引起许多人的艳羡。

---

[1]领头犬。——译者注

[2]美国电视台的《狗语者》主持人。——译者注

本能如何在现代社会中演变成社交焦虑症？

本能与世界观

大多数情况下，患社交焦虑症的人害怕出糗。当他们感觉受到审视的时候，比如，公开演讲、会见新朋友、表现评估或见老板，这种情况就会出现。设想一下，人们害怕出差错的场景有许多，但是这种恐惧最终都会让自己陷入尴尬之中。人们担心他们的外表、他们的知识、他们的表现，甚至他们的紧张本身，这些都可能会令人手脚无措。绝大多数人的生活都是经不起拿显微镜看的，因为很容易被发现德不配位，所以，保持低调更安全。做一只被社会接受的贝塔狗（狗老二）比担心当权者要好。事实上，一项研究表明，害羞的人被其他人认为更可爱、更值得信任——这正是我们的本能所期待的。[4]

案例分析：现代社会的本能综合征

不久前，在美国弗吉尼亚州郊区的死胡同尽头，住着一户人家，家中的小女孩常常独自一人。她会和自己的家人交谈，但却是尬聊和不情不愿。上学的时候，她待在教室后面，尽量不引起别人的注意。当老师在教室四周走动时，女孩逐渐变得焦虑。一旦老师叫她的名字，她的第一反应就是装作没听到。如果方法行不通，她只好鼓足勇气尽可能最简洁地回答问题。她的答案通常都是对的，但是内心还是非常害怕。当班上的同学靠近她时，这种感觉更加明显。多数时候都会害怕出糗，偶尔也会回答错误，偶尔也有人注意到她的紧张，或者看到她鼻子上讨厌的青春痘。这个女孩尤其讨厌那些打着"民主"旗号按名字字母顺序或者随机抽人回答问题的老师，这让她感到不怀好意。在女孩内心深处，她认为在班上的等级制度下，她非常有必要保持低调，不引人注目。她感到害羞是因为她私下渴望保持低调。

实际上，她的答案越准确就越容易引起他人的注意，她越优秀就会越焦虑。有一次，一个老师要求孩子在州地图上寻找一座新修的水

电站。一个接一个，那些自信的学生都指向了错误的位置。因此，老师感到很失望，几乎要放弃之时，这个小女孩走到了讲台前面指向了那个离她家只有几英里远的水电站。老师表扬道："真不错！"女孩匆忙跑回座位，藏起她那通红的脸。实际上，女孩成功找出水电站并没有让其他孩子感到开心。他们觉得这个无名小卒有点抢了他们的风头。虽然女孩考试成绩很不错，但是因为她不常参与课堂活动，所以学分不太高，没有给他人造成威胁。

到了大学，她依然害羞，不擅长交朋友。即使在派对中，她也孤独一人，总是避开那些想要结交她的男孩。她感觉自己被孤独困住了，但又找不到舒适的解决办法。对她来说，在社会地位低下的同时又活跃在社会上是一件不容易的事儿。最终，她爱上了与自己一样害羞，也喜欢独处的人。

毕业后，她在一家大公司谋到了一份基层工作。经理们注意到了她工作的质量，但是每当给她一个特殊的任务或晋升机会时，她都会找一个借口拒绝。每次和老板见面都让她如坐针毡。有几次，她在项目上拖拖拉拉，交得太晚，让她看起来很糟糕。她保持着低层次高产出的职位，她开始怀疑自己是否愿意晋升。

当这个女孩被分配到一个项目组处理公司的一个紧急问题时，危机就来了。数小时的工作、紧密的团队合作、团队支持，以及项目的紧迫性让她不得不克服焦虑，做出应有的贡献。为此，她自己、经理以及团队成员都为她感到骄傲。然而，一天，女孩感到前所未有的焦虑。她是否过于出风头了？她这样扪心自问。于是项目中的两份任务她都拖延了，其中一份作废了。女孩把这件事当作自己只是勉强胜任的证据，她认为自己不应该承受如此多的责任（或者潜在的信任）。在离开项目组团队几个月之后，她又回到了原来的岗位，一待就是好几年。

假如一切重来，故事或许是……

在后期项目失败以后，她就请了病假，并被要求寻求心理援助。

得到关于社交焦虑的药物治疗和心理治疗以后，她变得更加自信，做事更加稳健。她谈到自己的孤独、焦虑以及对尴尬的恐惧。突发奇想，她决定去参加假日派对，发现自己不再是一个无足轻重的人。实际上，有个男人靠近她，他们居然聊了一个半小时。她虽然能理解但还是十分惊讶自己找到了新的舒适状态。回归岗位时，同事们都说不上来她哪里改变了。当她主动请缨（主动！）新的任务时，老板却试图劝她退出项目。然而，在这次的项目中，她不再那么焦虑，再次获得成功，除了担心尴尬以及害怕自己能力不足的念头一闪而过。过了一段时间，最终，她升职了，还找到了一位相当腼腆的男友。

有何感受？

社交焦虑令人焦灼，因为本能的原始感觉以痛苦的方式告诉我们，我们正在超越自己的地位。于是，我们就会认为，如果我们有这样的企图，那么就会被识破，颜面扫地，，最终还是回归原位。这种进化的优势在于让我们知道不要挑战无情的等级制度。我们的祖先不想自己被打败或者被赶出部落——如果这样的话，他们就得自己靠自己，并暴露在各种危险中。慢性社交焦虑症状会不断提醒我们注意自己的社会地位，当我们感到自己越界之时，提醒就会越来越大声。虽然我们可以部分适应社交焦虑，但内心的恐惧与外部的焦躁可能永远不会完全烟消云散。

作为人类，我们试图忽略这种本能的社会等级制度。过于忸怩无法交新朋友？多么愚蠢的想法，人们都很友好（大多数人是如此）。然而，我们的本能不理解这种理性——它们对越界的担忧反应更大。因此，就像惊恐症一样，人类的理性将导致我们产生更持久、更频繁以及更严重的社交焦虑。因此，就算是在阳光明媚、热闹的海边度假村的酒吧里，我们还是会感到形单影只。

社交焦虑症是什么

社交焦虑症（其前身是"社交恐惧症"）是一种特殊焦虑症。极度害羞是其中一个表征，尽管我们无时无刻不感到非常害臊。认知的核心特征就在于害怕丢面子。因此，为了避免丢面子，患社交焦虑症的人就会避开一些在公众场合受人监督的活动，比如公众演讲、结识陌生人等。（该综合征的细节详见附录。）

约12.1%的美国人一生中都会出现可诊断的社交焦虑症，而在过去一年中，这一比例为7.1%，[5]不包括那些轻微羞涩的人。德国的一项研究结果表明这一年的患病率为2.0%，但当他们把那些可检测到的、更温和的症状包括进来时，总患病率就达到了12.5%。[6]请记住，即使是较温和的症状也会对幸福和社交成功产生重大影响。

社交焦虑症患者对自己可能会受到评估的情况十分警觉，并且也敏锐地意识到自己害怕表现欠佳。对他们而言不太明显的是，在内心深处，他们更担心自己表现过佳。[7]许多厨师（烹饪或者社交的"阿尔法狗"）会破坏部落等级制度的有效性。在原始社会，追随者缺乏挑战部落首领的信心，于是顺其自然成了有用的追随者。换句话说，社交焦虑造就了古代人类社会的追随者。

希波克拉底（希腊医生，公元前460—前377）对社交焦虑的描述是："他不敢与人交往，因为他害怕自己被误会，被扫面子，言谈举止过于张扬，或者生病。他认为每个人都在观察他。"然而，到了现代社会，伊萨克·马克斯（南非精神病学家，1935—）和其他观察人员的早期研究中才把它视作一种特殊的焦虑。所以《精神障碍诊断与统计手册》第三版修订版（1987）给出了一个更为现代化的定义，而不是2 400年前希波克拉底所描述的那样。随着定义不断更新，[8]更多的人呼吁对社交焦虑进行研究，于是，该研究又变得兴盛起来。

最坏的情况

有社交焦虑的人游走在社交活动的边缘，充当壁花。他们会旁观，但很少参与。当其他人邀请他们跳舞、聊天时，他们就会感到不安，或许还有几分手足无措。一些人非常害羞，所以几乎不参加任何社交活动。所谓的"回避社交"可能只是社交焦虑的一种严重表现形式。不参与可能会让他们略感悲伤，但是为了让自己更加舒适，一些人还是会尽可能地躲避人群。

一些人在舞台上症状最严重，这种众目睽睽下的表演尤其让人胆战心惊，偶尔，我们会读到关于演员和音乐家在公众场合谈论他们怯场的内容。摩托头[1]乐队的歌曲《怯场》就把类似的情况描述得丝丝入扣。这首歌能让你意识到被恐惧支配的那些人是多么不容易，我们应该为他们所做的努力感到欣慰。另外，虽然很多人都害怕表演，但如果硬着头皮上舞台，真正能突破自我、演唱出色的人也只是极少数。

值得注意的一点是，社交焦虑综合征可能成为最糟糕的情况。有些人把它错误地理解为只是害羞而已，或者被医药公司强加认为是一种病。要是他们的想法是正确的就好喽。[9]其实，他们应该深入了解。[10]隐藏在社交焦虑后的本能让人们像有很高的自杀风险的低级工蜂一样徘徊，[11]与患有其他焦虑症的人相比，他们的经济与社会限制都要更多。[12]如果还患有其他焦虑疾病，那么情况就会更糟糕。[13]

微妙而隐蔽的社交焦虑症

严格来说，当症状达到一定严重程度，出现问题行为，社交焦虑才会被诊断出来。在那个时候，才会被认为是医学意义上的"疾病"。然而，一些症状可能会达不到诊断临界值，羞怯有不同的程度：从无到稍许，到可诊断的社交焦虑，最后到严重的社交回避。[14]这一范围正

---

[1] the Band 是加拿大知名乐队。——译者注

好从逻辑上对应了今天支配我们原始祖先与其他物种的生物社会等级。即便如此，不要混淆了一般害羞和社交焦虑还是十分重要。尽管二者属于同一种谱系障碍，只是严重程度不同而已，但是只有症状达到一定的水平以后我们才会称之为疾病。否则，几乎每个人可能都会因为害羞突然生病。

有趣的是，当把 SSRIs 类抗抑郁药（它能有效增强 5- 羟色胺的活性）给一群未诊断出社交焦虑的对照组学生服用时，对于其他室友而言，他们的表现以及行为都更具主导性。[15] 当然，这些正常的孩子不需要任何心理治疗来消除那些由长期社交焦虑导致的心理问题。

社交焦虑症的表现形式不一。躯体变形就是指人们过度关注自己的外在形象。对他们而言，一些细微的身体瑕疵就好像毁容，也会夸大在别人眼里没有大碍的瑕疵。这些观念与害怕丢面子紧密相关，也与认为其他人以负面的方式看待他们（或者应该这样看待他们）息息相关。一些人认为躯体变形症经常与社交焦虑一起发生，对相同的药物都有反应，经过不同的文化过滤[1]以后就成了同一回事。[16-18]

当科学家在野外观察猿的时候，低等级的公猿会在没人注意的情况下快速来一轮性交。快速是关键，因为那些更有主导权的公猿也许很快会回来，所以它们最好速战速决，这与灵长类动物有关。实际上，谁人乐队（英国布鲁斯乐队）在 20 世纪 60 年代就唱了一首名叫《他不在时快刀斩乱麻》的歌。这首歌表明了在青少年和成年人（当然是男性）中，早泄极其普遍。仔细观察就会发现许多成年人都患有可诊断的社交焦虑症，更不要提那些有点害羞的人了。[19] 不足为奇的是，用于治疗社交焦虑的 SSRIs 类抗抑郁药也能治疗早泄。奇怪的是，有些男人宁愿从他们的泌尿科医生（他们的性医生）那里，也不愿从他们的精神科医生（他们的社交医生）那里拿到处方。

还有一种害羞膀胱综合征（"境遇性排尿障碍"）指的就是男

---

[1] 在跨文化文学交流中，由于文化传统、社会环境、审美习惯等不同，接受主体有意无意地对交流信息进行选择、变形、改造、渗透、创新，从而造成交流信息在内容和形式等方面发生的变异现象。——译者注

性或者一些女性不能在其他人面前小便。这群人也是因为害怕尴尬而有障碍，他们也会对 SSRIs 类抗抑郁药产生反应，一般都来自有社交焦虑症家族患病史的家庭。[20]狗与其他物种利用尿液独特的气味给自己的地盘打上标记，宣布自己的主权。在乌拉圭，一只贝塔狗等待路过的阿尔法狗走开，然后在附近的一棵树上重新标记它的地盘（杰里米·马克斯，美国电影制作人，1985—）。患有社交焦虑的人同样会努力避免当众小便带来的古老冲突（象征性的）。有一个古老的笑话，说有两个得克萨斯州的人站在一座大桥上小便。其中一个人说：“河水当然很冷。”另外一个又说道：“还很深。”当然，我们听说得克萨斯州没有“贝塔狗”。

在一些优秀的人面前，还可能出现更多综合征。用晦涩的医学术语来说即赤面恐惧症（害怕脸红）、多汗症（过度出汗）、颅面红斑（过度脸红）。一旦你确定不是其他身体原因导致的，那么这些症状通常就是社交焦虑的表现了。过度脸红可以通过外科手术进行治疗，这项手术在瑞典很先进。但是即使可以通过手术改善脸红，然而社交焦虑依旧存在。对于一些人而言，他们认为相比于服用 SSRIs 类抗抑郁药，做手术不丢脸。有一名女性做了该手术且十分成功，但现在她又因自己不会脸红而尴尬无比。[21]

哪些算不上社交焦虑症？

还有一些其他状况。严重的“害羞”有可能发生在精神障碍或者具有惊恐表现的患者身上。在“公共演讲社交恐惧症”方面，人们会因为某些表现场所而引发惊恐症（也叫“继发性社交恐惧症”），这与普通的社交焦虑截然不同。最后，文化差异也有可能曲解为“害羞”，比如在一些亚洲文化中，即使没有遵循某种生物本能，在社交方面有所克制也是一件习以为常的事情。

社交焦虑史

可诊断的社交焦虑倾向于发生在青春期早期，正好是生物进化期待我们开始承担成年人的社会角色之时。[22] 尽管如此，害羞和社交焦虑的一些症状还是可能开始于儿童时期。[23] 越早发生，症状就会越严重，人们的社交、职场生活表现就越糟糕。[24] 事实上，婴儿早在能够开口说话之前就已经有了社会等级的原始意识。在一项著名的研究中，婴儿观看了两个有眼睛和嘴巴的动画正方形的图像，它们相互对峙。等到他们 10 个月大时，婴儿可以准确地判断出如果大正方形让位给小正方形，就会发生一些奇怪的事情。这种社会等级制度并不符合他们的本能期待。

拖后腿

在西方社会里，社交焦虑症一般与朋友少和社会等级低下有一定的关系。今天，患有社交焦虑的人一般而言都是追随者，而不是领导者。因为非常害羞，所以他们不怎么咨询医生，包括精神科医生。[25] 他们的社交好奇心因害羞受到一定的约束（这并不奇怪）。[26] 根据以色列的一项研究，患有社交焦虑的人认为自己的社会地位更低，更顺从，社交圈子也更小。[27] 这并不是因为他们抑郁，相反，他们只是对一些积极的事情感到无所适从，即使他们想要参与其中。

事实上，当今社会大多数人都不愿处于等级底层。对理性的人而言，这似乎很不公平，一部分人会因此感到嫉妒和愤怒。[28] 无独有偶，此种情况也会发生在猩猩身上。等级低的猩猩有一个习惯，袭击（尾随）它们的上级然后逃跑。或许它们只是想借此表达自己的想法。[29]

社交焦虑，即使是轻微的，患者和社会所要付出的代价都非常大。社交和沟通的舒适及技巧是社交焦虑一系列问题的主要根源。正如《铁窗喋血》里的监狱看守戏谑囚犯保罗·纽曼："我们在这儿有的就是沟通无效。"社交焦虑患者最需要提高沟通技巧，但是教会他们却困难重重。想一想医生在与自己的患者沟通过程中要怎样做才能达到热情四射、开诚布公以及自信满满的境界？患有社交焦虑的医学院学生发现他们若是想要掌握这项技能难上加难。[30]生理上感到害羞、有"工蜂"倾向的人，其工作效率更低，医疗花费更高，受到的剥削和束缚也更多。[31 32]

本能仍然伴随着我们

其他人感觉到了社交焦虑的存在，对于那些自主的当权派而言，那些害怕丢面子的跟随者不太构成威胁。有一位医生对此深有感触。他身穿廉价的西装到医院去上班，看起来十分温顺，不具有威胁性，然而他每天都在办公室里换上昂贵的西装，让患者觉得自己很权威。

社交焦虑与重视他人情绪和准确识别他人面部表情相关——这是判断自己有无受到威胁的好方法。[33]尽管如此，社交焦虑更容易被积极的和消极的社会信号所触动。[34]直视是一种威胁信号，是否有人曾经直勾勾地盯着你？正如我们所料，害怕直接的眼神交流在社交焦虑患者中十分常见，[35]当不止一个人在视线范围内时，他们会拓宽视野范围。[36]在接受功能性磁共振成像（fMRI）扫描时，如果你直视他们，那么他们脑中的一些区域就会特别活跃从而点亮。[37]避免直接的眼神接触是生物表明诚服的一种办法。所以，如果你遇到了一只保护自己幼崽和地盘的熊时，那么一定要谦逊。正如达尔文所说，熊和人类之间也可以通过面部表情实现社会交流。

研究结果显示，社交焦虑与恭敬的身体姿势以及增高的音调有关，至少男人在有吸引力的女性面前是如此表现的。如果你体格娇小、声音柔弱，那你就不用太担心房间对面的大块头了。[38]乔治·小飞侠（电影《回到未来》中时间旅行者马蒂·小飞侠的父亲）以非凡的技巧捕捉到了这些身体行为：避免凝视、顺从的姿态、高音调的声音、对恶霸和其他危险人物的诚服，以及在女性面前极度害羞。

与美国相比，日本文化和其他一些国家的文化更加等级分明，不那么个人主义。原因繁多，日本的社交焦虑也极其普遍。一项研究显示，文化差异部分可以由 5- 羟色胺差异调解。[39] 如果每个人的生物本能都告诉他要尊重自己的社会等级，那么总体来说，文化就会反映并鼓励那种偏好。当然，社交焦虑也有可能是由文化影响引起的。[40] 相比于美国，临床的可诊断性社交焦虑在日本和其他国家更为普遍。日本人为此还专门将社交焦虑命名为 taijin kyofusho（人际关系恐惧症），身处等级社会并不意味着等级恐惧不会成为困扰你的问题。

爱情

那么，真正害羞的人如何找到真爱？这是一个亘古难题。最近一项研究表明社会地位较低的人可能为了避免争夺伴侣，因而采取不同的标准来评估未来。在寻找伴侣的时候，挑选更自信的人所忽视的伴侣，而不与那些本能更高等级的人竞争。在实验室中，社交焦虑患者不仅在选择伴侣的照片时会选择那些外表吸引力更小的人，而且他们还会说他们的选择与众不同。[41] 在现实生活中，这就意味着不是每个人都瞄准同一个女人或男人。由于对外貌特征以及性格各有所好，从而减少直接竞争。

一旦开始一段恋情，社交焦虑患者与另一半沟通失败的可能性更大。[42] 他们表现出更多消极而更少的积极行为。在患有社交焦虑的大学生中，性生活的体验并没有那么愉悦，在情感上的亲密程度也更低。女性（而非男性）的性生活往往更少。[43] 我们之前就已经谈论过关于早泄的问题，这对于爱情没有丝毫帮助。那些患社交焦虑的年轻人结婚的可能性更低，离婚的可能性更高。所以，你是否思考过，这样的结果只是因为缺乏经验或者相关知识吗？或者说，保持情感上的低调，限制社交成功的出现是否与某种古代内疚的情绪有关？好的一方面，一些人的婚姻反而更加长久。或许这是因为他们非常高兴找到了一位相处起来非常舒适的伴侣，又或许是因为他们过于害羞，而不再找他人或者换伴侣。[44]

工作

成功的前景可能令人惧怕（前面在提到恐慌时就已知道）。社交焦虑的本能表明，假如我们的等级上升得太高，那么我们就需要警惕，因为我们可能已经陷入了大麻烦。爬得越高，我们就越觉得应该为自己的地位做些什么，因此我们也会更加紧张。[45] 所以，面对太多的成功，一些人就会不经意地搬起石头砸自己的脚，破坏自己的成功。

其他人则会给自己象征性地降级。因为把升职看作一种形式或者让自己看起来没有能力胜任那个升迁的职位，所以升职机会自然变少。还有些人自动降级一档，认为自己在公众面前表现得像个"冒牌货"。真心的称赞反而令人畏惧，甚至还会导致一些人将其看作虚假的赞赏。[46] 不少人在他们的老板拒绝让他们辞职后出现在精神科——老板未能让他们相信自己实际上是非常优秀的员工，无奈至极，只好让这些下属寻求帮助。这种情况一般不会发生在那些技能有限的人之中，他们真的，真的超出了他们的能力。

即使毕业多年，我们依旧还会做一些大学考试挂科的梦。想到自己没有获得大学学位就会非常沮丧。这是在遇到新的令人担心的成功时，心理上挫挫我们的锐气。这些梦反映了一种企图，即我们自己的眼中看不起自己，证明自己是冒牌货，从而减轻我们的焦虑。

社交焦虑患者在自我批评的时候非常严格，尤其是在他们很难找到批评自己的点时。[47] 一些故意的社会越轨行为（比如吐出那些味道不好的食物），他们并不会放在心上，他们更担心那些无意的越轨行为，这可能会揭露自认的骗子行径（比如被食物噎着或者咳嗽出来）。[48]

所以，在工作日结束时，社交焦虑就会导致更低的职业成功水平。比如说，在加拿大军队中，8.2% 的人终身都伴随着社交焦虑。[49] 其中，70% 的士兵声称社交焦虑影响了他们的工作表现，他们成为官员的可能性更低，也不太可能寻求治疗方法。

社交焦虑症和社会耻辱感

人们也注意到了。相比于惊恐症，社交焦虑更容易被发觉。或许这是因为它进化成了对他人而言非常明显的社会线索。患有社交焦虑的人不总是看起来很焦虑，但是他们的确能够明白自己的社会地位较低，其他人也察觉到，甚至在没有意识到的情况下，就做出了反应。害羞、不爱交际、不对抗、不公开竞争——这些类型再熟悉不过了。所有人时不时都会这样。如果有人在过去从未有过一丁点社交焦虑，一旦他得知倘若他在一群可以决定他职业走向的权威人物面前脱颖而出，那么他就会非常害怕自己出丑。引人注目还是保持低调？这个决定甚是艰难。

社交焦虑也有一些生理迹象。人们会脸红，出汗（尤其是手掌心），心跳也会加速。敏锐的观察者知道这其实是社交焦虑以及害羞的迹象，会做出相应的反应。在权威人士面前脸红演化成尴尬服从的标志。脸红按照演化的意图起作用。我们之中的大多数人喜欢和脸红的人作伴，所以脸红可能是一种可爱的特征。脸红也可以帮助你逃避一些你不该做的事情。在一项研究中，玩家参与了电脑上的一项信任游戏（囚徒困境），并与他们自认为是其他玩家的人对抗。他们的竞争对手（虚拟的）背叛他们之后，向他们显示一张要么脸红要么不脸红的脸。脸红的人不战而胜。那些背叛以后感到尴尬的顺从者获得了更高的可靠度和信任度。[50]或许脸红可以帮助自己挽救颜面。然而，还记得深山里那头饥肠辘辘的狮子吗？这个东西，你可不想对它服服帖帖。心怀恶意的人也是如此。你表现出顺从、恐惧或者脸红就是在告知他们处于上风，因此他们可以肆无忌惮地惩罚他人。

对了，顺带提一句，恐惧也有气味，至少对当权者的恐惧是如此。如果你让人们闻一些汗水的样本，这些样本或者来自等待开考的学生，或者来自刚运动完的学生，闻样本的人分辨不出两者的区别。尽管如此，影响依旧存在。只有等待开考的学生的样本才能激活大脑中控制社交情绪的中枢，[51]增强对面部表情的识别，[52]增强对噪声的惊吓反应。[53]

正如我们所料，这种意识在社交焦虑中更为明显。视觉认知、语言、语调和气味——这些都是对上级保持警觉的方法。

文化中的本能和社交焦虑症

人类文明有消除社会等级的途径，虽然这很难消失。在民主社会里，最底层的人也拥有选举权，但是之前选举权一直掌握在地主以及上层阶级手中。当然，在某些情况下，每个人都希望参与投票，但是如果他们很害羞，那么这将非常痛苦。还记得前文中谈到的那个患社交焦虑从而惧怕轮到自己发言的那个小女孩吗？

日本文化告诉我们，有的东西比消除社会等级更加困难。不久以前，日本决定采用西方刑事陪审团制度时，其公民却不想参与其中。[54] 为了克服不愿站出来挑战权威的心理，不得不举行模拟审判以教育未来的陪审员。即使有直接提示，他们仍然很难在小组里发表自己的观点，更不要提法官在场的时候了，其实，他们一点也不享受整个过程。一部关于陪审团的经典电影《十二怒汉》向日本陪审员展示了怎样直言不讳，但这丝毫没有缓解他们的犹豫。

日本更容易接受的文化输入叫作 kaizen（变得更好）。这种从美国生产力模式演变而来的商业模式旨在掩盖一些等级问题。重点是对自己的工作和工作习惯进行持续批评。对社交焦虑患者而言，自我批评似乎是家常便饭，所以由大家统一做决定而非个人行为。在美国，社会等级并不严重（个人的机会之乡），另一方面，雇员们发现在同事面前自我批评很难。正如一位日本组长批评一个不情愿的美国雇员："没有问题报告就是问题"。

多数的人被教导要克服害羞。表演课、演讲指导以及一些找对象的建议构筑了我们的文化以及教育。我们大多数人都被教导克服害羞。我们对聚会、办公室行为、社交来往以及婚姻中所应该有的适宜礼节抱有一定的期待。意识到自己的害羞有助于我们遵守这些规则，变得更加外向，但对内在的本能生物性没有什么帮助。

戴尔·卡耐基（美国自我提升/成功学专家，1888—1955）这个名字，我们耳熟能详。在《如何赢得朋友及影响他人》这本著作中，他列出了一个针对社交焦虑的自助计划，不亚于当今的任何一部著作。一个基本的前提就是读者应该避免思考他们的地位、等级以及焦虑："你见过不开心的马吗？你见过忧郁的小鸟吗？鸟和马不会不开心的其中一个原因就是它们不会尝试给其他同伴留下深刻的印象。"患有社交焦虑的读者如果遵循卡耐基的指示，那么可能会成为出色的销售人员，还会为了做出改变采取反本能行为。卡耐基很有可能思考过自己的等级地位：他把自己的姓氏"卡耐吉"改为"卡耐基"，因为这样看起来与钢铁大亨以及慈善家安德鲁·卡耐基有些关系。

因此地位和等级依然存在。反本能者或许是最外向的，对于地位也是最在意的。托斯丹·邦德·凡勃仑（美国经济学家，1857—1929）受到达尔文的启发，在经济学领域也引入了进化视角。在《有闲阶级论》一书中，凡勃仑重点阐述了在这个国家中追逐地位的行为所扮演的角色，并提出了物质世界的"炫耀性消费"其实是一种经济资源浪费。除非你想自己看起来与阿尔法狗一样悠闲，尽管阿尔法狗是低等生物。

由此，我们就为那些通过提升等级地位，花钱买快乐的富人提供了法拉利、巨型游艇、别墅以及私人飞机。另外，我们也为所有想要在自己所处地位中更加快乐的人提供了名牌服装、二手豪车、旅行服务和新型电子产品。问题不在于这些东西的实际价值或者货币价值，而是人们认为自己需要它们的理由，因为奢侈品可以确保他们在别人眼里的地位更高，社交焦虑可能会导致自恋（第五章还会讲到更多）。一位社交焦虑患者不愿意承认自己经济上的成功。相反，他更专注于描绘如何让自己6位数的收入翻倍的计划，只有数字足够庞大他才能拥有更好的假期，才能在朋友面前说自己赌博亏了很多以此炫耀自己钱多。度假和赌博的损失不那么容易引起焦虑，因为它们转眼即逝，不能证明你超越了人生的自我定位。卡耐基也指出鸟和马的快乐与奢侈品无关（确实马儿时不时喜欢一些奇怪的胡萝卜）。金钱买不到快乐，但是如果你不快乐，你倒不如有一台平板电视和所有最好的玩具。

一旦我们越过自己的本能所处的地位，文化就会为我们提供多种方法来模仿社交焦虑引发的尴尬。我们被鼓励忏悔（法庭内外）、谦逊、保持低调。我们被期望"吃乌鸦"（这是一种令人厌恶的食物，《圣经》中禁止食用，吃它是一种耻辱标志）或者吃"卑微的馅饼"（这是英国下层阶级的肉饼，更不用说它是由喜鹊做的，喜鹊本身就是乌鸦的一种）。这些刻意的努力都只能让自己的地位看起来更低微。

还有些时候，人们会模仿进化的顺从信号。女性化妆的目的有很多，将胭脂抹在双颊就像是真的害羞脸红，对那些有威胁性的男性而言显得十分可爱。大学兄弟会的新成员必须经历一些受辱仪式，他们参与许多让自己出丑的行为，以此表示对老一辈成员的诚服。如果他们最终被兄弟会接纳，毋庸置疑，患有社交焦虑的人脸红得跟猴子屁股似的。

还有军队。军方（以及许多其他组织）利用有意识强化的等级制度来完成任务。等级是军队、企业和学术界等级地位的公开标志。这种听从领导的方法具有许多优势：减少争论，保持效率。另一方面，对于组织以及整个社会而言还是有一些缺点。听从领导者可能不利于做出最佳决策。阿尔弗雷德·丁尼生（英国诗人，1809—1892）勋爵在《轻骑兵的冲锋》中写道："六百名骑兵全部进入了死亡之谷！"虽然他们的确英勇善战，但他们知道自己是在为一个错误的命令而搭上自己的性命。

在第二次世界大战中，德国出人意料的反击让盟军措手不及，这场著名的战役被称为"坦克大决战"。盟军伤亡惨重（德军亦是如此）。与此同时，一位美国军队情报中士倍加郁闷，他精心整理的报告中预测了此次有计划的袭击，但是在递交指挥部以后就石沉大海。数据与将军的思想背道而驰，将军认为德国人太弱小不会发起袭击。虽然后来中士因此晋升并获得奖章，但是无论是在功劳方面还是在晋升方面，他都只字不提。

文明是如何真正消灭等级的？酒精，饮用适量，它就是一种"社会润滑剂"，可以消除生物的社会等级，让大家彼此更容易交流。例如，在日本，工作场所严格遵守等级制度。然而，更重要的社交活动发生在每天下班后，团队成员和他们的领导在回家前一起喝酒。在酒精的药理影响和象征性保护下，下属可以向老板敞开心扉（女性员工通常不允许参与这种活动）。

基本上，患社交焦虑的人避免风险，不交际，不喜欢冒险。[53] 想象一下早期的人类围坐在篝火前饮酒。喝了一点自家酿制的美酒后，更容易放松自己与首领打成一片。

还有一项研究甚至强迫（强迫！）大学生志愿者要么喝酒要么喝果汁，然后再给他们展示一些威胁性或者非威胁性面孔的图片。[55] 出人意料地是，清醒的志愿者能够敏锐地察觉到威胁性面孔所带来的威胁，如果被诊断为患有社交焦虑则更敏锐。然而，喝过酒后，因为社交焦虑所增强的专注度不仅消失了（或者我们可以认为这是一种短暂的治愈），而且社交焦虑患者对威胁的关注度比其他人的要低。所以如果酒吧有一些长相狰狞的人，那么你比平时喝得多究竟是好事还是坏事呢？

说到本能的文化反映，在音乐中，社交焦虑刷新其知名度莫过于选自摩托头乐队的《怯场》中的几句歌词：

在孤独小孩的内心深处啊
他为自己的所作所为饱受折磨，
他们给了这个农夫财富与名誉，
自此他不再是从前的自己。

瞧瞧这怯场的男人
站在那里使出所有力量。
聚光灯在他身上，
我们好不容易熬到最后

他却想再来一遍。

我喘不过气了
医生说我行将就木。
他说你可以假装岁月静好，
眼中千万不要流露你的恐惧。

如果他说害怕极了，
一定要相信他。
可怜男孩付了多大的代价，
他像一只小鸟吟唱啊！啊！啊！啊…

你的额头冒汗，嘴巴发干，
优秀的人已不再。
真理近在咫尺，
你至多只能忍受一场噩梦。

因文明恶化的本能与综合征

文明也可能加重社交焦虑，不仅仅是让惧怕成功的人变得成功。人类文明经常按社交焦虑的生物性价值进行判断。害羞的人或者故步自封，或者在比自己职位更高的同事面前不堪重负。最后入选棒球队的队员或许是最害羞的一个，但却不一定是最差的。把某人踢出团队可能是故意刁难他的方式。

蓄意霸凌的原因多种多样，其中一个原因就是这些霸凌者试图证明或者提升自己的等级地位。该找谁的茬呢？那种看起来非常柔弱、手无缚鸡之力，以及地位较低的人就容易成为被攻击的对象，并且很有可能不会反击。毕竟，为什么要自找没趣呢？即使是那些拥有崇高目标的人也更喜欢那些容易的目标。就像汽车保险杠上贴纸所言：

"人们对待那些穿皮草的人比对待那些穿皮衣的人更加暴力，因为欺负富婆比欺负摩托车混混更加容易。"（大卫·巴里，美国幽默作家，1947—）。不幸的是，还是有许多人感到不安，认为他们必须提高自己的社会地位，从而会注意到那些明显带有服从本能的人群。霸凌者和受害者都十分关注等级制度。

大反转：反本能行为的优势

案例分析：反本能行为

不久前，悉尼市郊区的一户人家的一位小女孩，非常害羞，没什么朋友，即便有机会与他人玩耍，她还是更想待在家中。直到高中时期她才意识到有朋友是件好事。于是她鼓足勇气与人交谈。为了缓解焦虑、减轻对尴尬的恐惧，她对他人的反应非常敏感。哪怕是不足一提的小错误以及他人反应的每一个细微差别，她都会认真分析。这丝毫没有减轻她心中的焦虑，但这确实提高了她与同学友好交谈的能力，她也意识到了这种进步。利用同样的方法，她开始在课堂上发言。虽然这并没有增进她与其他人的感情，但她还是结交了许多朋友。

每当欺负了那些不受欢迎的孩子时，她都会感觉特别棒。并吹嘘自己有时如何通过通风口把肥皂水倒进这些人的储物柜里。高四的时候，她甚至开始竞选班长，最终以第二名的成绩当选副班长。

毕业以后，她在一家百货商店做销售助理。多亏她之前用来分析朋友反应的技能，现在她又转而用来分析在面对不同的顾客时，作为销售的她应该如何表现。她身穿优雅的大牌衣服，昂贵的鞋子，不时拿出自己的奔驰车钥匙。不久之后，她就成为高级销售，顾客们喜欢她，同事们都想知道她是怎么做到的。当然，她的焦虑也随之增加，有时她会紧张到躲进员工休息室。这位身高1.8米的"虞美人"真是一个"高挑的虞美人"——她的出类拔萃可能招致他人的中伤（事实上，一位澳大利亚政治家曾要求"把高高的虞美人花的头砍下来")。然而，她非常享受自己的成就和荣誉，希望不久之后能够拥有一辆真正的奔驰车，她尤其感到骄傲的是顾客不停地求助于她，虽然在情感上他们不是亲密无间的朋友，但是顾客却是她源源不断的社会保障。

年纪轻轻，她就升职为当地销售培训师。虽然还是害怕自己会出糗，但她利用情感的力量了解如何培训销售和亲近销售，即使她强调上司用不着感谢下属。现在她遇到了一点危机，因为领导要求她在全国销售培训会议上发表主旨演讲。她当然知道该说些什么，但是她还没有完全准备好迎接这个让她声名鹊起的机会。她为这次演讲足足担心了好几周，准备了许多幻灯片，怀疑自己是否注定要失败。而且在演讲的时候，明显很紧张，她假装把它归咎于自己身体不适，并且决定下次再做类似演示之前必须按摩放松，然后提前喝一杯。

很不幸，高管记住了她的紧张，于是认定她不再是一名有潜力的全国销售培训师。于她而言，她很失望的同时又得到了解脱，在往后的许多年里，担任本地销售培训师的她还是会时不时地感到挫败。

假如一切重来，故事或许是……

这名高管也有过类似的经历，并且仍然认为她有潜力，要求她进行正式的高管技能评估，建议她进行保密的临床评估。她说："社交焦虑？没有谁比我更清楚。"这样，她懂得了自己内心感受和实际行动之间的差距。在演讲之前，她服用了一些心得安（一种 β－受体阻滞剂）减缓了些许紧张。每天服用的舍曲林（一种选择性 5－羟色胺再摄取抑制剂）效果更不错。也让她探索了她对尴尬的恐惧，那就是她潜意识害怕权威和让她销售成功的应对方式。事实上，一旦她状态良好，她很快在下次的演讲中证明了自己。在治疗过程中，她理清自己的内部心理活动，内心的怯场情绪烟消云散。她被调到总部办公室时，她对自己的职位心满意足，甚至可以明确表示要感谢团队里最底层的成员。

社交警报促进自我提升

戴尔·卡耐基可能并不知道《精神障碍诊断与统计手册》第四版评估社交焦虑的标准，但是很久以前他自有一套诊断方法。"与其担心别人对你说三道四，还不如花些时间成就让人敬佩的事情。"这也是卡耐基的一条忠告。许多人刻意，有时候也是不经意地遵从这条建议。因为害怕丢脸，唯恐别人认为自己已经超越了自己本能的地位，所以他们就会试图证明自己的价值。他们的恐惧变成手头任务的向导：他们越是害怕什么，就越要去做。

对于出糗的极度敏感使得他们对于自己的表现，以及别人反应的细枝末节都十分警惕。贝塔狗在安抚阿尔法狗方面更加得心应手，最终成就自己。这在一些外向的职业人员中尤为常见，比如演员、销售、音乐家、模特以及法庭律师。许多人会强调自己在摆脱自我限制之前极其害羞、容易尴尬、孤僻。英格丽·褒曼（瑞典女演员，1915—1982）说："我是世上最害羞的人，但是我心中有一头不肯闭嘴的狮子。"

像这样不断地自我提升，有助于人们在公开演讲、会见他人以及各种表现方面变得越来越好。轻微的羞辱，以及实在的批评都会苦不堪言，但是一旦我们消化这些苦楚，则大有裨益。无论是零售行业中的售卖商品还是投行中的企业兼并，最好的销售人员必定能够处理微妙的关系，达成交易。正如戴尔·卡耐基所说："只有一个办法能够……让任何人做成任何事，那就是让他真的想做那件事。"

除了对那些不经意克服恐惧的人以外，这种潜在的不安对于那些刻意克服恐惧的人而言受益匪浅。《华尔街日报》就提到了一位口齿伶俐的首席执行官：

伊恩·库克，高露洁棕榄公司总裁，自认为性格内向。自1976年他加入这家消费品生产商担任产品经理助理以来，其职位节节攀升，他认为自己强大的倾听能力功不可没。"我认真倾听。"他说，"我非常注意语言和肢体的一些暗示。"同样地，十多年前，这位英国的高管获得他的第一个高级管理职位时，他记得那时在众多员工面前演讲时自己惶恐不安。"整个过程中，他表现幽默但有时也很僵硬……他的目光没有吸引到不同的观众。……他总是往下看讲台。"库克先生说同事和顾问的指导提高了自己的演讲水平。"从讲台破茧而出是一个决定性时刻。"他承认，"我必须学会。"[56]

除此之外，如果你表现得和阿尔法狗别无二致，那么人们就会认为你是一只真正的阿尔法狗。如果你拿走他人的咖啡或者把脚跷在桌子上，那么人们就会认为你很强大。[57] 当然，如果你表现出好像这个地盘是你的，那么其他人只会认为你很粗鲁。

意料之外的结果

反本能行为也有缺点：持续的恐惧、较少的享受、亲密度较低、环境适应能力较弱。顺着恐惧的感觉就会出问题——反本能行为针对更多的是恐惧，而不是实际情况。反本能行为人士中，即那些表现唐突的命令者和不自信的决策者，不如那些掌控全场自信满满的阿尔法狗有效率。最重要的是，人们本能害怕的职业并不一定是他们最满意的。或许，女销售更乐意成为一名会计，演员也更乐意当一名教师。

如果克服害羞的行为，没有直接指向生产目的，那么它可能会呈现为对内心底层本能的蔑视，表现为愤怒的挑战行为、攻击行为或不计后果地寻求社会刺激，并产生反生产力的后果。[58] 还记得上文说到的一些位于群体底层的猩猩尾随上层猩猩的事吗？想象一下：如果它们跟踪得太困难或者太频繁会怎样？

社交焦虑症从何而来？

所有本能的遗传根源

社交焦虑往往有家庭遗传性。相比于异卵双胞胎而言，社交焦虑在同卵双胞胎身上更为普遍，在那些随着遗传 5- 羟色胺功能逐渐减弱的人身上也更为普遍。此种现象肯定包含了遗传因素，虽然说细节还不清楚，用遗传来解释的可能性极大。[59] 同样地，社交焦虑中环境对基因影响的研究还在继续。就所有的可能性而言，基因的影响在很大程度上受环境因素的修饰。[60] 不是每位拥有这个基因的人都会有这种症状，就算有，其程度或表现方式都大相径庭。[61] 实际上，那些 5- 羟色胺活性基因正常的人也可能有这种综合征，但是患上社交焦虑的这些人对选择性 5- 羟色胺再摄取抑制剂的反应却没那么强烈。[62]

内部运作

人类大脑中有一块感知尴尬的中心。研究人员通过记录一群患有大脑疾病的人歌唱诱惑乐队的歌曲《我的女孩》时发现了这个中心。随后，回放他们没有音乐伴奏的清唱，[63] 真臊皮啊！从神经化学角度来看，人类的社交焦虑受到 5- 羟色胺神经转换系统的影响。还记得关于蝗虫社会行为的研究吗？通常来说，那些孤独的蝗虫若是成群结队就会变得更喜欢社交，5- 羟色胺水平提高触发了这一行为。5- 羟色胺增加它们就不再那么害羞，即使有些蝗虫可能从未为丢脸而忧心忡忡。

恒河猴对猴群里的等级问题也十分敏感。5- 羟色胺功能遗传水平低的恒河猴不喜欢观看恒河猴面部的图片，尤其是眼睛。[64] 实际上，如果要正视等级高的同类的图片，需要用果汁贿赂他们。而 5- 羟色胺水平更高的同类为了不做相同的事情，宁肯放弃果汁。天地之大，无奇不有。在黑尾猴中，一点点 5- 羟色胺就会大有不同。给这种猴子服用弗西汀或者色氨酸（两种可以增加 5- 羟色胺活性的药品）后，这个群体很快就成了群龙无首部落。一旦药物停用，它们又变成老样子。[65] 患有社交焦虑的人中，他们的脸红程度与 5- 羟色胺功能下降有关。[66] 患者在服用选择性 5- 羟色胺再摄取抑制剂后感觉更加自信，尤其在治疗的辅助之下。所以，或许人类生物方面的社会等级（当然也有许多非生物的社会等级因素）与 5- 羟色胺的活性相关，虽然说人类研究还未达到猴子近亲的水平。

如何解决：用进化论观解释现代治疗手段

应对和自我改善

我们之前已有提及，戴尔·卡耐基关于自我提升的方法——克服恐惧，可以帮助克服一些恐惧。盖瑞森·凯勒（美国牧场之家好伙伴电台主持人，1942—）却有另一种治疗方案。他提出的奶粉饼干方案"能给害羞的人力量，让他们站起来，做一些非做不可之事。"因为我们对这种治疗方案起作用的原理不是很清楚，所以能帮助害羞人士晋升到社会顶层的饼干可能只是象征性地给予人们情感力量。同样地，《绿野仙踪》里那只胆小的狮子需要一块勇气勋章，这样它才觉得自己是别人心目之中的丛林之王。饼干、奖章、大学学历、豪宅以及其他权力的象征至少能略微提升自己在人们心目中的社会地位。

进化治疗

不出意外，社交焦虑患者不愿意接受治疗。毕竟，他们感觉医生更多的是仔细询问他们的精神病史而不是认真检查。患者走进医生办公室，通常是为了其他危机而来。[67] 现代最有效的药物治疗包括选择性 5- 羟色胺再摄取抑制剂抗抑郁药，其工作原理就是增加 5- 羟色胺的含量（大脑社交主管），这些药物对社交焦虑是否还存在一些其他更精确的化学作用现在还尚不清楚。我们谈到过表观遗传学，即在DNA 上附着甲基来降低基因功能，因此，选择性 5- 羟色胺再摄取抑制剂可能通过消除某些基因表观遗传的甲基化来使 5- 羟色胺功能恢复正常。[68] 不知何故，无论是从外表上，还是感觉上，选择性 5- 羟色胺再摄取抑制剂确实可以让人们不那么温顺服从。[69]

　　如果你也患有社交焦虑，而你恰好也在为演讲或表演做准备，那么对于威胁的认知就可能让你处于一种高度的生理兴奋状态（"压力"）。提前服用 β－受体阻断剂（比如心得安）就可以减轻敏感症状以及社交焦虑本身导致的其他身体症状，如出汗、心跳加快等。社交焦虑还会造成"常规焦虑"，尤其是在表演之前。提前服用诸如氯硝西泮和地西泮安定类苯二氮卓类药物可以减轻焦虑感，而对生理的影响较小。但是，从长远来看，服药并不是个好主意。β－受体阻断剂和苯二氮卓类药物对缓解害羞和社会地位的潜在担忧毫无作用。

　　精神疗法也很有帮助，结合药物治疗其效果更佳。传统的关系治疗[70]有助于理解和纠正害羞的模式，用药是远远不够的。人们成年累月地与社交焦虑打交道，它会变得根深蒂固，即使神经递质因素已经发生改变。精神疗法能够帮助人们辨别长时间以来隐藏的期待和恐惧，以及它们如何影响关系。如果再加上进化的观点，良好的传统精神疗法获益更多。人们需要重新学习他们在个人社交网络中感到舒适的方面，以及他们希望在未来应该有所改善的方面。精神治疗看似很简单，实则非常复杂，若想获得最好的结果，还需要花很长时间。

　　认知行为疗法提供了一个加强版的自助疗法。这些目标更多的是表面上的，包括避免公开演讲、与人交往以及处理工作中的等级制度。同时，要注意识别和纠正不必要的恐惧。你可能会说，熟能生巧。然而最终，尽管对地位低没有概念，但是这种方法的确能助人成功。这种想法以及令人不快的情绪挥之不去，所以，精神治疗结合药物治疗才有效。

第四章

整洁、干净的小窝（清洁、整齐、囤积、举止得当的冲动）：
强迫症

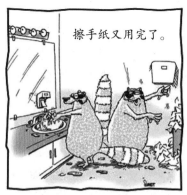

洗手，浣熊的强迫性本能。

当圣洁变得不太可能之时，清洁就变得举足轻重。

—— P.J.奥洛克（美国作家和幽默作家，1947—）

组织是你在做某件事之前所做的事情，所以当你做这件事情的时候，就知道组织与做事有所不同。

— A. A.米恩（英国幽默学家，1882—1956）

社会本能

作为群居动物的我们有许多工作需要做。我们做这些事情是为了自己、家人以及社区，我们就在自己的处所周围做事。有时候要想记住全部的事情很难，有时候，我们的祖先不明白为何这些事情如此重要。古代人类做些什么？人的本能行为对于我们把事情做好大有帮助。一些担忧自然而然就浮现在我们脑中，甚至成为极端想法。一些根深蒂固的观念迫使我们要做这些事情。这种综合征叫作强迫症，该综合征包含四个要素：清洁、整齐、囤积和举止得当的冲动。这并不局限于人类，那些意识较弱的动物朋友也有类似的适应本能。这四种行为，再加上现代文明进步、技术突破和学术提升，有助于人类充分利用这四种天生的强迫症要素群。在哪些地方这些行为最为重要？当然是在家中喽！

追溯过去：原始人类社会的强迫症

案例分析：这在很久以前有多大作用

原始社会时期，在东非大裂谷的河滨地带有一处斜檐式房屋，房子的主人是一位年轻女性。她做事有条不紊。每天早上，她会检查房檐上的木杆以及遮盖房屋的树枝。每件事情必须有条不紊，否则任何一场大暴雨都可能导致房子倒塌，淹没整个家，摧毁她精心储存的食物。除此之外，她还会检查泥土护堤，保护房子不受洪水侵害。但是用泥土做的护堤容易破裂、倒塌，所以就需要不断修复。即使对自己的所作所为很满意，但这位年轻女性还是会杞人忧天，担心房屋和护堤坍塌，于是她会再检查一遍。

她接下来要做的就是做早餐。她先在房屋附近的一条小溪里仔细清洗储存的食物。这些食物，尽管之前已经有人尝试过，但她还是很小心、谨慎地清洗。她就是要这样做，尽管她从未想过细菌是否存在，这些细菌是否携带疾病，是否可以通过人传人的方式传播。

虽然做所有的这一切费时费力，但是房子的确很坚固，房屋很少被水淹。因为住在干净、整洁的家中，所以部落成员都十分健康。其他人知道只要这位女性在身边，他们就能在小屋周围好好休息，就能专心打猎，时刻警惕草原上的肉食动物。

基本原则：自由自在的群体

在古代社会（更多的是在原始物种之间），轻微的强迫症对于以下几方面都大有好处：保持卫生清洁，搭建房屋，开源节流以备不时之需，减少突然性的性行为以及攻击行为的风险，这些好处我们不难理解。这些事情十分重要，尤其一家人或者一个部落住在一起时。人类做这些事情已有相当长的一段历史。我们祖先面对过怎样严重的风险？最大的风险当属传染病、掠食者(包括人类和动物)、供应短缺(尤其是食物和水)以及内讧。[1]如果他们养成一些预防疾病、确保安全、未雨绸缪以及行事完美的习惯就再好不过了。距今约750 000年，在以色列的一处考古遗址中，人们发现远古祖先（后细菌时代）很爱干净（当时流行的文章叫作《整洁的起源》）。[2]当时，虽然没有吸尘器和计算机程序提供帮助和建议，根据不同的工作种类以及废弃物，祖先们对自己的生活空间进行了区域划分。

在动物界

对我们而言，动物的一些行为看似愚蠢，但对它们而言却又十分自然、合理。所以说，我家的狗狗卡西迪，当它还是幼崽的时候就经常刨没有水的水坑，因为它的远古祖先狼，本能上知道一旦原先水坑里的水枯竭以后，就需要把这个坑刨得更深。即使是成年人，他也会用挖掘的动作拿着碗，表示他需要更多的水。人们知道如何打开水龙头取水（卡西迪从来没有弄明白这一点——虽然它知道人类确实拥有一些室内水坑，那里是不允许它喝水的）。相比于我们已知的，情绪和行为更多是发自本能的，由生物因素决定的。卡西迪躺下睡觉以前会刮擦地板，似乎是为了梳洗床上用品。它这样做是出于舒适和卫生考虑？没人知道。追着尾巴跑又是另外一项耐人寻味的犬类行为。这在猎犬中十分常见，它们对抗强迫症药物有反应。[3]或许追着尾巴跑是一种过度梳洗行为？毕竟，猎犬以它们的坚韧不拔而著称。

有的动物患有轻微的强迫症，这于它们而言，临床上诊断为有问题的强迫症，但也有裨益。大多数动物不会有意识地整理和囤积食物，几乎没有动物懂得疾病中的细菌原理（或许猫除外，因为它们会清洗自己的食物）。动物不会受到宗教或者知识道德的影响，所以它们不会约束自己的攻击行为。温和的强迫症对动物的生存十分重要，毫无疑问，温和的强迫症由生物本能引发。这些本能对个人和群体的帮助很大，与看守房子以及与家人一起出去也有很大的关系。

强迫症可以用于某些意想不到的特定的社会目的。还记得那些具有社交意识的狒狒吗？与各社会阶层频繁接触就需要大量的计算，大脑中的社交区域也需要不断进化才能完成复杂的任务。一项理论指出：更大、更复杂的大脑是为了社交而不是为了推理或记忆，[4] 推理和记忆更多的是事后的想法。

狗舔爪子，猫梳洗皮毛（当然都算作清洗），这种讲究卫生大概与生俱来。然而，这并不意味着它们不能学习新的清洁技能。在一项著名的研究中，研究人员发现被驯养过的日本猴子都知道如何清洗红薯。于是，他们指出非人类物种也有文化行为的存在与传播。[5] 这多么神奇啊！与此同时，研究人员还表明猴子们喜欢干净的红薯，并且愿意学习如何清理脏东西。除此之外，这种行为对社会整洁以及社会联系都有一定的好处，并且这种行为的学习需要放在社交的情境之下。一些动物在临床上被诊断出患有清洗习惯的强迫症，它们对药物的反应与人类相似：狗会舔舐脚趾上的灼伤部位，鹦鹉会梳理自己的羽毛。[6]

动物也喜欢对称排列的行为。小鸟会小心翼翼地把树枝堆放成一个形状均匀的巢，蜘蛛也会编织复杂对称的网（你也可以认为这网是为晚餐客人准备的）。这些行为都不是有意识做出的，但是本能的机制的确可以提高物种的存活率。

囤积是动物为冬天或歉收时期储备食物的一种方式。花栗鼠和鸟类都会储存坚果（大多数时候它们都能记得储存地点）。林鼠收集所有东西。家鼠也一样。一份阿拉斯加的研究指出，老鼠经过许多代的培育可以划分为两个不同的种类———一类修建大窝，另外一类修建小窝。正是普遍的不同的囤积行为才产生这两种类型。因为相比于建小窝的老鼠而言，建大窝的老鼠喜欢埋更多的石头（它们认为这些石头是种子或者坚果）。[7]当给建大窝的老鼠服用抗强迫症的药物后，它们筑的巢尺寸变小了，埋的石头也更少了。无论是哪种强迫症，驯养都可以让老鼠的强迫症加剧。

退一步而言，从大局上看，强迫症这种东西多数与安家有关（与清洁也有一点关系）。电视连续剧《蒙哥一家的故事》中有几只可爱的蒙哥，它们小心翼翼地保护自己的家。它们似乎知道关于安家的四条基本原则：选址、选址、选址以及社区。

那蚂蚁又是怎样的呢？[8][9]皮特·米勒对四组在早上相继离开家的蚂蚁进行了观察研究。首先，巡逻的蚂蚁会检查地形，其次，再决定是否与竞争巢穴的其他组蚂蚁抗衡。维护工蚂蚁将巢穴里的垃圾清理出来然后倒在外面。仆人蚂蚁把碎石整齐划一地排列好。最后，觅食蚂蚁找寻食物并将其带回巢穴储存（或许是为将来的需要做打算）。巡逻、清洁、排列以及储存，这就像人类的强迫症一样。记住，这些虽然不是蚂蚁有意识做出的决定，但也不是无意识的决定。它们就是会做这件事。基因决定了蚂蚁的行为，蚂蚁与其他成员发出的化学信息互动，这种互动也决定了蚂蚁的行为。

时过境迁

谈完了蚂蚁，那如今的人们又是怎样的呢？如今的我们是否还需要这些自然而然的想法和行为？我们还不能摆脱它们吗？没有这些本能我们是否还能守住家园？此外，有些人的强迫性想法和行为远远超出了对古代人类或现代猿类有用的范围。换句话说，强迫症患者可能错失探索更广阔世界的机会，因为它们沉溺于一些细节，这些细节对人类而言可有可无。正如老话所说，不要一叶障目。许多书名都用了这句短语，一些书籍还建议人们把眼光放开一点，不要纠结于细节（还有些人借鉴了林业书籍）。甚至还有一本为作者们量身定做的书叫作

《只见树木，不见森林》（贝特西·莱文），这本书为作者们提供了一些写作建议。建议大家都去找找这本书看。

本能如何在现代社会成为强迫症？

本能和世界观

根据自身的症状，强迫症患者认为他们必须勤打扫，不断计划，多囤积，控制自己的行为（或者至少为自己做些补偿）。这个世界对他们来说简直一团糟，所以一切需在掌控之中。实际上，世界呈现给世人以及社会的样子就是充斥着混乱和其他问题。清洁可以预防疾病，整理可以解决一些实际问题，囤积可以防止物资短缺，行为上的自律也可以避免分歧。当然，问题就在于临床上的强迫症已经超越了实际的需求和好处，这个世界充斥着一些无用以及自我伤害的想法。真正的强迫症患者只会觉得没有最多只有更多。

案例分析：现代社会的本能综合征

就在今年，纽约市河畔附近有一户人家，家中有一名年轻男子。为了让一切都保持干净整洁，他花了大量时间。一天当中许多时候，他都在思考如何清除污垢和细菌。他把大量的时间花在洗手间和厨房。至少这些地方是细菌的肆意之处。然而，无论他怎样清扫，他依旧确信到处都是危险和污垢。经过他的打扫，衣柜和过道一尘不染。他每天清洗床单和毛巾，从不允许自己的孩子在花园里玩耍，因为外面全是污垢。他当然也不会喝河水或者纽约市的自来水（号称有全美国最干净的自来水）。他只喝瓶装的山泉水。家人一直劝他减少打扫次数，也试图分散他的注意力，后来直接要求他去医院寻求帮助。家人们唯一劝成功的事就是在买了一块塑料板子后他没有清洗而是把它扔掉了。他止不住打扫，确保一切变得更加干净。孩子们长大成人后，妻

子也离他而去。

他爱打扫的习惯并未止步于工作场所。他做事慢吞吞，这事在公司尽人皆知。同事认为洗手间里，整齐摆放的纸巾与他有关。他对公司十分忠诚，做事有条不紊，所以老板不知如何是好。一次次的训练、建议、规劝、绩效考核最终都没有任何作用。他最终还是被解雇了。

假如一切重来，故事或许是……

在搬出去之前，妻子给他下最后通牒：要么他寻求帮助，要么她离开。他无法做到对细菌置之不理。然而，他还是在妻子的陪伴下去到了心理医生办公室，吃了药（大量的舍曲林，用于治疗强迫症的选择性 5- 羟色胺再摄取抑制剂）。服药之前，他会仔细检查每一片药，吞药的时候喝三下水，吞完以后还会喝三口。几周下来，他开始在治疗中侃侃而谈，在治疗的这段时间里，他不再每晚洗床单。这几个月，他一天只打扫一个小时。这对夫妇用地地道道、纯正的纽约市自来水庆祝。他接受临床治疗一事，老板毫不知情，但是看到自己的员工面貌一新、不断进步，老板终于放下心里的石头，甚至还很好奇自己的劝告为何突然之间起作用了。

有何感受？

强迫症不只有坏的一面，至少它让你对自己的每一个决定都小心翼翼。[10] 其实，这是本能的原始感觉在告诉你应该保持家庭干净卫生，将事情安排妥当，为绵绵不休的雨天储存食物，控制自己不好的冲动。如果你不跟着强迫症走，那么就会感觉灾难近在咫尺。这种感觉还会唤起你强烈的冲动，让你执着于做家务，强迫自己尝试解决办法。强迫症的进化优点是让人不忘记一些重要的事情和任务。我们祖先不愿意自己的生活环境脏乱差，不想无家可依，想要保护自己的家（由于他们不知道细菌，他们也算不上真正的洁癖）。然而，即使在没有食物或者工具的紧急情况下，他们也不会偷窃他人的食物或者掳掠他人的配偶。隐藏在强迫症背后的本能就可以防止这类问题的发生。这里的关键点就在于：许多心理学家认为强迫症实际上算不上焦虑症本能，它就是一种冲动紊乱，让人们感觉有必要服从这种冲动。

无法忍受公共厕所？别傻了，我们不太可能因厕所感染上疾病（现在很少发生）。然而，我们的本能却无法理解原因，而是对靠近他人，尤其是靠近他人排泄物的担忧更加敏感。所以，当理性让我们使用那个厕所时，我们就迫切地想要一遍又一遍地打扫。少数强迫症患者知道厕所里细菌最多的地方其实在出口的门把手上（不要担心，即使这样患病风险依旧不高）。如果洗手间的细菌就足以让你黯然神伤，那么你就难以享受一个阳光明媚的沙滩。

强迫症是什么

与人类的其他本能一样，强迫症的症状早在古代就为人知晓。法老要求约瑟夫（《旧约》里雅各的第十一个儿子，以色列民族的始祖）解释他做的梦（七只母牛的故事）（《旧约·创世纪》第41章）。约瑟夫预言在七年作物丰收后有七年的饥荒。在这个情况之下，他建议法老在粮食充足的这几年里，国家应该为往后七年的饥荒储存粮食。每次在会见法老之前，约瑟夫都会好好梳洗一番，安排粮仓分配体系，清点储存的粮食。他的聪明才智和得体的行为由此而远近闻名。几千年前，有关强迫症的4种主要症状都出现在了这一简短的章节里。

弗洛伊德在他的书《文明及其不满》中也提到了与这四种特征极其相似的因素，虽然这些介绍不是一气呵成的。他把这四种因素归结为"肛欲期人格"的组成要素。肛欲期人格也好其他人格也罢，说来说去无非都一样。在弗洛伊德这里也是这样，他也特别关注一些邪恶性思想和攻击性思想，在这种概念之下，这些因素就是强迫症和许多其他邪恶之物的根源。

显性强迫症比我们过去所认为的还要普遍。过去，这种病不能得到有效的治疗，所以仔细研究患者的病史并无多大意义。现在有了更有效的治疗方法，人们就发现这种病十分普遍。在有能力治疗疾病的情况下，诊断出疾病就更为重要。官方诊断的强迫症其终生患病率约占总人口的 2.3%，许多人的病情比较轻微。[11] 在轻微的情况下，执念和冲动就令人尴尬，显得十分怪异，而且会浪费患者大量的时间，损害他们的判断力。如果病情严重，那么强迫症就会反映一些人的社交无能。各种思想占据了他们的大脑，让他们无法停止思考（"执念"），也无法停止自己的行为（"冲动"）。这样一来，他们就没有时间做其他事情（强迫症症状详见附录）。强迫症患者的时间成本是巨大的。平均而言，强迫症患者每天要花 5.9 小时专注于强迫性思维，4.6 小时专注于强迫性行为。除此以外，大多数人还患有至少一种其他焦虑或抑郁障碍，因此他们的生活变得更加煎熬。

强迫症是四种不同亚型的叠加，这一说法近来才得以证实。近几年研究人员使用统计方法仔细分析在同一群患者里，哪些症状是所有患者都有的（因子分析）。现在众多的研究给出了这四种因素：清洁习惯、害怕受传染，排列、计算和对称，囤积行为，攻击性想法、性欲、宗教想法以及检查仪式。这些症状群的确会重叠在一起，因此强迫症患者的症状不止一种。[12][13][14] 实际上这些症状其实是一个复杂的集合，《耶鲁布朗强迫症状严重程度标准量表》（YBOCS）[15] 就把这些因素一一列了出来。《佛罗里达强迫问卷》（FOC，见附录）篇幅要短一些，但还是有所提及。一些研究表明，强迫症一共有 5 个症状群，在尘埃落定之前我们不妨对这四个亚型进行更深入的了解。

清洁：类似一种圣洁

第一个亚型包括对清洁的过分关注，以及由此产生的让事物保持干净的冲动。对于当今有强迫症倾向的人而言，他们拥有超常刺激，[16] 这是生物进化从未为人类准备过的一种东西。人们很容易清洁过度。我们拥有洗衣机、洗碗机、肥皂、洁面乳、卸妆水、抗生素喷雾、洗涤剂和消毒器等。有时候，我们做每件事都冠以清洁的名义，这是好事。一些人喜欢保持干净，因为可以减少细菌，消毒器在现代外科手术中也是必需品。另外，一些医院会禁止栽种装饰性的室内植物，这些植物能否携带病毒尚未可知。一些住在郊区的父母会清洗自己的房屋，不允许孩子们在院子里玩耍（因为院子里有泥土，更不用说可能还有人贩子）。这一行为可能会剥夺人生中的一些乐趣。除此之外，还可能降低免疫系统对抗疾病的能力，从而增加过敏症状的风险。细菌也注意到了我们对它的恐惧。这些细菌接触到了许多不必要的抗生素，于是就演化成了抗药性菌种。

我们认为清洁其实是圣洁的一种。如果把实验对象放进一个看起来更干净的房间里（比如说充满新鲜的柑橘味），实验对象往往表现得更有善意和更值得信赖。[17]与此同时，犯错时，我们会像电影里那样用肥皂和水清洗自己的罪恶。威廉·莎士比亚（英国剧作家，1564—1616）的著作《麦克白》里，主人公麦克白就是这样强迫性地洗手，并且每次至少要洗15分钟。这并不奇怪，当他思考自己在对邓肯国王的道德污点时，她就不停地搓着自己的手并吼道："滚出去！这该死的污点，我说滚出去！"研究对象被要求回忆过去的道德逾越行为，这些对象就更容易想到与清洁有关的词汇，使用消毒湿巾的可能性也更大，也更可能想到补偿性道德行为。[18]

整齐：井然有序

第二个亚型包括重复和排序一类的症状。如此一来，大家就不会忘记提前计划。还记得木工的原则吗？测量两次才进行切割。重复检查会把餐桌做得更好（这是很多家庭聚会的地方），然而，人们检查一次、两次、三次以及更多次的时候，这早已超越有效衡量工作质量的界限。这种检查习惯会浪费大量时间、情感和精力，如此一来，强迫症就可能导致消费冲动。

木工也需要足够多的钉子。除非供应充足，否则必须要计数，少一颗钉子这个餐桌就安装不起来。但是，有一些人无法停下来计算。他们会数通道里正方形的数量，一页纸上的字数，书架上的书，等等。这可能是有目的的，但是这些计数行为也算是强迫行为。

最后，木工同样也想确保角是横平竖直的，零部件可以完美嵌入。对称非常重要。然而，一些强迫症患者还是无法停止凝视心理医生办公室里的地毯一角。地毯就挨着陈列柜，所以很容易就会看到毯子上的条纹并未完全平行。这对其他人而言，可能无关紧要（尤其是每次办公室清扫以后毯子更对不齐），但是这一点却困扰着强迫症患者，他们为此痴迷。试想如果一个木工不停地检查一个已经做好的桌子的角度，那么顾客永远别想使用这张桌子了。

强迫症的特征帮助我们安排和改善我们的思想、逻辑和行为。然而，临床强迫症可能让我们投入过度组织当中——更多关注与现代生活无关的细节和因素，同时淹没在无关紧要的细节之中。在商界，他们谈论的"分析瘫痪"指的就是努力去完善一个方案，但是担忧的事并不会发生。其实，分析瘫痪不仅费时、费力，而且还浪费金钱与机会。许多大学生花太多时间精心写一篇完美的论文以致错过了答辩的时间。做的太多得到的太少就叫作瞎忙活，反而造成拖延。分析瘫痪也有可能发生在过于详细的精神分析治疗中。

我们拥有无穷无尽的现代工具，还有关于安排、组织、计算等的一系列行业：计算机和软件、家用容器系统、图书馆的杜威十进制系统、通用资源定位器（互联网网址）、高数等。所有这些对我们很有帮助，当然是排除了不干正事的时候。科学树立了榜样。相比于寻找新的理论，我们更加擅长利用理论整理并分析新的数据。科学真正的进步来自从不同角度看待事物，而不仅仅是利用现有的解释模型来组织额外的数据。[19]从经验来说，我们之中的一些人会耗费大量时间修理不太好用的计算机，最后才发现另一种简单的方法。就在这周，有一台打印机出了问题，结果一名患者问道："是不是没纸了哟？"看吧，奥卡姆剃刀理论又一次完胜。

未雨绸缪或者弥留之际，囤积者胜

第三种亚型是囤积。囤积是一种痴迷和强迫性行为。有些人不忍心扔掉任何东西，所以把一切都囤积下来。我们把这群人称作人类版的松鼠，近年来还有一些关于这类人群的特别电视栏目。他们在家里堆满杂物，以至于家中房间门都打不开，只留一个狭窄的过道。当然，这对他们不像是有什么问题，更大的困扰其实是有人在试图清理他们房子的时候。

对我们而言也存在过度储存。相比于我们的远古祖先，我们现在拥有更多的储存方法。我们有水库、石油库、粮仓、啤酒桶、酒柜、冰柜、储蓄账户、金条、股票市场、储物柜等，数都数不尽。只要我们使用恰当，也不太可能耗尽任何生活必需品。当然，这就是为了更好地生活。对于那些需要额外保障的人而言，这是迟早会发生的问题。

对于一些人而言，再多也不够。他们会储存一些有实际价值的东西，但是远多于他们实际需要的。他们不仅仅是为了快乐、幸福、荣誉或者拉近与他人的距离，这些都是有巨大价值的东西，也带来一定的优势。经济学家指出，财富积累对于个人动机、总体经济福利（"资本形成"）、企业的生存和成长、企业规模经济和慈善事业都有价值。然而，这并不是人们获得 10 栋房子、20 辆车、数十亿美元和其他天知道是什么东西的唯一原因。如果你的本能告诉你要储存，那么再多都是不够的。霍华德·休斯（美国航天领袖、电影制作人、企业家、慈善家，1905—1976），此人或许是强迫症患者里最有名的公众人物。他取得了许多成就，从事过许多职业，有过几任女朋友，但是在他生命的最后一年他与世隔绝，将自己的财产攥在自己手中。他清醒地意识到既然他死的时候拥有那么多东西，那他一定是人生的赢家。

举止得当的冲动：邪恶思想的警告

第四种亚型是举止得当的冲动。这个亚型与自发的道德思考有关，那些满脑子都是一些关于性、攻击、道德、宗教以及事故的人除外。爱比克泰德（希腊哲学家，55—135）就弄明白了这件事："如果你想成为好人，那么首先就要相信自己很邪恶。"这就让我们想到了过度表现。一些人在街上安全地驾驶着汽车，却不得不扭头，看是否无意中撞到了人。过分的谨慎也有受到宗教的影响。有些人有必要为真实的、预想的或者是想象的过错而赎罪。他们不停地为自己的过错祈祷，尽管如此，他们的大脑中还是充满了暴力以及性侵犯思想。这与宗教里的道德不同，甚至超越了最正统宗教所要求的。

最坏的情况

有时候，事情真的会变得非常糟糕。一些人沉溺于强迫的世界，很难向外人描述那个世界，更不用说让别人了解那个世界。隐藏起来的内心世界让他们看起来非常消极，不太关注外界。在心理医生办公室，这些患者通常由忧心忡忡的另一半陪同，很少参与日常活动，也不怎么担心自己。尽管一个有这种表现的人没有强迫症的症状，但医生还是会推断（"凭经验推断"）应该把他视为强迫症进行治疗。在第一次对药物有部分反应后，他最终向第二位心理医生透露了他长期存在的症状。这名新的心理医生不知道之前的预估诊断，听说了新的症状以后就误以为是强迫症药物在某种程度上造成了他的强迫症。

一些人花费大量时间清洗他们自己、打扫房子以及清洗食物。一天下来，他们还是觉得不够干净。最后两手粗糙通红，家具也因为过度清洗开始磨损。还有一些人全神贯注于整理和重新排列书籍、香料瓶、光碟、报纸和编号等。如果有什么物品出了差错，那么他们就会立即修理。疯狂储存只会让公寓看起来像是穴居哺乳动物的地下巢穴。然后定期会有一名囤积者过世的新闻报道，很久以后他的尸体才在他囤积的物品中间发现。极度的强迫行为会让人们麻木而无法做出决定，因为家中的一切无时无刻不在吸引着他的注意力。

微妙而隐蔽的强迫症

无论导致强迫症的本能是什么，如果只是轻微的特征，确实让许多人在保持清洁、做规划和整理、做到未雨绸缪、抑制反社会冲动方面表现出色。对拥有轻度强迫症特征的人而言，这能促进个体以及社会的成功。实际上，所有现代设备和工具都可以看作增强我们执行强迫症特征有用指令的工具。

想象一下一只鸟要修筑一个坚实且对称的鸟巢。这对于鸟类一家、自然爱好者，甚至是那些收集鸟巢的人而言都是好事。小鸟的筑巢能力在某种程度上与导致人类强迫症的因素有关，但我们不可能因为小鸟对对称性的关注就对它实施治疗。为小鸟提供治疗，不一定对它们有好处。

强迫症和强迫特征的区别大致类似于镰状细胞贫血和地中海贫血的疾病和非疾病形式。这两种血液病在未经治疗的情况下都会导致严重的疾病甚至死亡，它们分别在西非和地中海人群中相对常见。怎么会这样？事实上，每一种疾病都受到某一种单一的基因变异所控制。每个人的基因，分别来自父母双方。如果从父母身上都得到了这个可以遗传疾病的基因备份，那么就有了两个备份，这样一来病情就会十分严重。然而，如果只继承了父或母一方的备份，那么这种情况就会轻微一点，保护你避免染上疟疾。真正的强迫症不太可能是单一的基因综合征，但又的确是一个非常严重的问题，轻微的强迫症状，对于那些有必要把事情办得干净利落、完美无缺、节约成本、有百利而无一害的人而言，算是一个优点。

还有一点，强迫症不是强迫性人格，也不是强迫型人格障碍，这就需要谈谈个性。每个人都有自己的个性风格（或者多种风格的组合），这并不是坏事。这些风格让人们更加有趣和与众不同，能够让我们在鸡尾酒会上有可谈论的内容。个性风格其实是一连串的习惯和行为同时出现，就像是所有的症状组成了可诊断的综合征。然而，在某种程度上风格可能会变得非常僵硬和明显，这样一来反倒弄巧成拙，情感上也饱受折磨。直到这时候，性格才最终成了人格障碍。

再来说强迫性人格。许多人都有强迫性人格。想想会计、医生和工程师。要求精确度和准确度的工作可能会吸引这种风格的人，同时这类人还可以通过这类职业强化这种行为。在其他条件相同的情况下，我们渴望财务和医疗的准确性，同时我们也不想要设计拙劣的桥倒塌。然而，一名患有完全强迫症的工程师因为太专注于让自己的设计完美无瑕，这样一来，他可能永远也不会完成该设计，也有可能设计得不切实际。

因此，我们很容易将强迫症与强迫性人格以及强迫型人格障碍搞混淆。虽然它们不是同一件事，也不完全重叠，而是代表了一种强度范围。[20] 在较轻微的一面，有一些无害、单一的症状，这听起来很有趣，甚至有点怪怪的。有位患者有个一直数单词的习惯，她会把自己赋予字母的数值加起来，其中总值为 123 的字母非常特殊。她还列了一张清单，一旦这个女人成功找到新的单词列入她的清单，她就会欣喜若狂。一名来自滑雪场的会计，从小就有一个习惯，那就是数滑雪缆车上有多少椅子。再次去往滑雪场就可以验证椅子的数量，这让她非常高兴。最后还有一些患者，会整理候诊室里的杂志。谢天谢地！

对强迫症的兴趣加大也会带来一些关于可能变异和相关综合征的问题。肌肉和声带抽搐就可能成为候选综合征（通常伴有恶言秽语——严重的话就会变为妥瑞氏综合征）。[1] 有一组综合征与我们动物表亲的梳理行为极其相似，[21] 例如，鹦鹉拔毛、狗舔爪子。强迫性拔毛发（"拔毛癖"，包括拔掉毛发根部）以及抠皮肤（"心因性刮毛"）就是人类的两个例子。约 42% 的心因性刮毛患者也有强迫症，[22] 通过治疗可能会有所改善。[23] 在社交筑巢行为背景下，这些强迫性行为就让我们想起猿猴家族为了健康、情感依恋以及吸引另一半而互相清洁的场景。

---

[1] 妥瑞氏综合征也就是平时所说的抽动秽语综合征，由于它是法国的妥瑞医生最先发现的，所以把这种疾病命名为妥瑞氏综合征。这样的儿童会不自主地做出一些动作，比如眨眼睛、挤鼻子、撅嘴巴、扮鬼脸、面部扭动、耸肩、摇头晃脑，以及不自主地发出声音，包括清嗓子、大声叫，或者发出一些类似的怪声。——译者注

哪些不算是强迫症？

即使你考虑到了强迫症的严重程度，它也异于一般的清洁、整理、囤积和举止得当行为。上述行为都被看作社会美德应该教授给孩子（成功程度有所不同），学校、公司、政府以及宗教规则都在倡导这些行为。即使是那些天生就不带这种本能的人也会为了上学保持干净，为了上班保持有条不紊，为了政府的强制退休计划而存钱，为了自己的信仰而规规矩矩。

强迫症史

类似强迫症的行为在童年时期就会初露头角。孩子在两岁的时候，对清洁、将玩具有序排好、收集物品、端正自己的行为的关注达到了顶峰。[24] 这是一个可爱且又正常的发育阶段，但是临床上的强迫症不久以后便会开始，伴随着夸张的强迫行为并且还会延伸到有问题的行为领域。[25] 临床强迫症也可能在更大的年龄阶段出现（或者变得明显）有时候是在应对一些压力大的事件中产生或变得明显。

还有另外一个更加有趣的诱因。许多女性会在怀孕或者产后患上强迫症或者强迫症加重，她们尤其注意清洁和整理，还会抑制一些对新生儿不利的想法。[26-29] 孩子出生以后，一些男性同胞也会有同样的症状，不过程度较轻。是为了给某人安家吗？想想那些较小的哺乳动物在分娩以后就会产生自觉行为。它们会打理新生儿，在分娩以后会保持巢穴整洁。毋庸置疑，小鸟和其他动物也有相似的行为，以提高新生儿的存活率。

有一些妈妈老是担心孩子受到伤害。这种想法可能是在提醒母亲新生儿非常脆弱需要倍加呵护。一项针对无强迫症父母的研究表明：

在产后不久，超过 80% 的妈妈和 70% 的爸爸担心宝宝遭遇不测：威胁宝宝健康的疾病、发育困难或者外貌有缺陷。许多父母声称自己是失败的父母的形象和宝宝受伤害的画面一直在他们脑海中挥之不去。一些父母会想象把孩子掉在或者摔在地上或者自己的长指甲刮伤宝宝再或者就是车祸时宝宝受伤，宠物伤害宝宝等，虽然说这些想象在实际生活中永远也不会发生，但他们还是忍不住想象。还有一些父母担心儿童遭遇性骚扰或者婴儿猝死的可能。许多父母报告说这些令人困扰的画面激发他们为宝宝创造一个更加安全的环境。[30]

干净、整洁以及保护欲提高了婴儿的存活率。

然而，这种行为也有不好的一面。至少有两名观察人员报告说，一旦资源极其匮乏或者婴儿看起来非常脆弱、有缺陷，那么一些生活拮据的妇女有时候可以接受新生儿夭折（"杀害新生儿"）。[31][32] 尽管这对感情造成了极大困扰，但是这样的机制的确可以保护社区稀缺的资源，同时还能提高那些幸存下来长大成人的人的生产力（"健康"）。杀婴在原始人类社会十分常见，在古希腊和古罗马社会也很普遍。目的也是保护资源，适者生存。现代神学已经禁止了这样的做法，《古兰经》禁令："不能因为恐惧贫穷而杀害自己的孩子。"酸豆树上的猴妈妈可不会听神学家的话。如果资源稀缺，它们就会杀掉自己的婴儿或者让它们自生自灭。[33]

对于这些令人不安的想法还有另外一种保护性更强的可能性，也许新妈妈的筑巢本能包括抵御入侵者和捕食者。在某些物种中，捕食者包括兄弟姐妹、父亲、群体内的其他成年人以及外界物种。如果脑袋中早已有攻击性想法，那么抵御的速度就更快。大多数人都知道不能在野生动物以及它们的孩子之间徘徊。我们可能只是想近距离地观察这些可爱的幼崽小熊，但是一旦自己的幼崽在陌生的人类面前有风险，那么熊妈妈就绝不会给我们任何机会。

还有另一种触发强迫症的有趣可能性。一些强迫症病患在感染链球菌后，强迫症就会产生或者加重。可爱的首字母缩略词 PANDAS 代表了一种更加复杂但却可描述的综合征（伴链球菌感染性小儿自身免疫性神经精神障碍）。虽然说 PANDAS 首次用于描述那些链球菌感染后新发性强迫症患者，但是后来另一项研究查找了以前的医学文献，发现 PANDAS 可以预测那些感染链球菌的儿童之后也会患上强迫症和抽搐。[34] 一旦确立 PANDAS 综合征，那么其他的感染也有可能加重强迫症。事实上，至少有一种免疫系统化学物质在强迫症和妥瑞氏症患者中增加。[35] 可能这不仅仅是链球菌。相比于一般人，在过去接触过弓形虫——一种常见寄生虫——的证据更能在强迫症患者身上找到。[36]

很久之前，一些原始祖先身体发展出了自动对付传染病的机制。强迫症症状不仅可以让个体保持干净，而且还能提醒大家远离传染病。最明显的一点就是，PANDAS 中关于强迫症的相关症状包括运动性抽搐和妥瑞氏综合征里的污言秽语。这就好像是人类被设定好宣布"这里有感染——保持距离"。

拖后腿

尽管有些强迫症症状在进化方面有优势，但那些患上完全强迫综合征的人在人类社会中有严重的问题。大多数情况下，当清洁或整理行为变得严重到没有足够多的时间用于日常生活时，问题就会发生。患有强迫症的人更有可能未婚、失业、对生活不满意。[37]

本能仍然伴随着我们

爱情

当然，筑巢行为在许多物种中是一种求偶行为。雄鸟修筑鸟巢以吸引雌鸟。恋爱中的男女双方都努力呈现最佳的自己，比如炫耀自己爱干净、精心打扮、时间安排有序、能支配自己节约的资源（家里有点储备金，非常不错）、控制得当的冲动（当然是特定的冲动）。事实上，强迫症和恋爱都与 5- 羟色胺功能增强有关，5- 羟色胺就是神经递质的"社交主管"。[38][39]临床上有问题的强迫症又要另当别论。恋爱前的倾心其实都被痴迷和冲动所带来的负面影响复杂化。[40]如果身在曹营心在汉，那么亲近就无从谈起。

工作

工作方面也不轻松。强迫症患者与其他焦虑患者同病相怜，工作能力不行的问题非常普遍，在那些症状最为严重的患者之中，他们的工作能力是最糟糕的。拖延只是工作中的一个问题。[41]而且经常因为紧张的思考，工作就是无法按时完成。拖延好像是一种消极的攻击行为。[42]工作无能一般与有限的社交能力、不幸的婚姻以及生活享受不足相伴而行。[43]如果强迫症患者还患有其他情感综合征，那么工作无能会更加明显，但是一旦他们病情随着治疗得到改善，那么工作表现也会变得更好。[44]但现在仍有许多的强迫症员工。

强迫症和社会耻辱感

当询问患者关于焦虑与抑郁的症状的时候，他们深思熟虑、十分严肃。然而，如果询问关于强迫症的症状，他们就会略略笑（除了他们的抑郁非常严重或者本身就患有强迫症）。许多人本能地认为强迫症只不过是诊断性的好奇心，算不得焦虑，所以他们笑得随心所欲。同样地，人们经常戏谑那些看起来比较轻微的强迫症，比如将餐厅里的银器仔细摆好，将书架上的书严格按照书的高度摆放。每个人都知道整洁的好处，但是有时候这个好处对每个人而言太过于清晰。表面上的症状越严重，就越会产生近乎厌恶的担忧：手被洗得生疼，桌子上的物品准确地摆放着，储存一些无用的东西，满脑子都是挑衅和性。一旦人们对这些东西感到毛骨悚然，那么他们就会因为害怕传染而远离这些行为。要不是老天爷的恩典，他们早就放弃了此种行为。

文化中的本能和强迫症

我们早已见证到现代科技和文化如何回应、模仿和拓展我们在清洁、整理、囤积以及端正行为方面的兴趣和能力。宗教的作用值得进一步探讨。宗教仪式既是强迫症状的表现方式也是对行为的认可。许多宗教都会密切关注四种亚型（尤其在你认为避免浪费材料就是节约的一种形式时——省钱就是赚钱）。整洁的重要性仅次于虔诚。有些英语谚语就反映了强迫症亚型之间的相互作用。你肯定听说过许多保持卫生，双手口鼻清洁，外表整洁，肮脏政治一类的谚语。其他语言里肯定也有相似的谚语。

在影片《尽善尽美》（1998）中，演员杰克·尼克逊完美诠释了一名受强迫症折磨的成功作家。他对外部世界的探索有限，每次他去往最爱的餐厅时都会小心翼翼地把消毒餐巾和塑料餐具摆放好，这使得其他桌的客人哭笑不得。在家里，各种仪式也占据了他大量时间，以至于他没有什么时间去社交。事实上，强迫症已经成为一种相当有趣的标签。同样，电视剧《神探阿蒙》讲述了一名患有强迫症的神探。他的强迫症干扰了自己的工作但是与此同时也提高了他在办案时对细节的专注力。

大反转：准本能行为的优势

案例分析：准本能行为

就在几天前，在大阪市中心的一座大型办公楼里工作的一名软件工程师，没日没夜地待在办公室编写新的视频编辑程序，他精心地设计每一行编码。

每一个编码都必须以精准的方式完成一个精准的功能。为了做到精确和高效，每一行每一个项目模块他都会再三检查，即使检查了三

次他还是会怀疑是否做对了。他的编程非常出色，但写代码非常耗时，并且对每一个写好了的模块都没有十足的把握。总而言之，他的强迫性计划、组织以及检查让编码很好用，并且最终完成的项目也非常出色。

工作期间他会每隔 7 分钟就去洗一次手（因为他出生在 1977 年），洗漱用品就放在他的办公桌下面。他自己从家里带肥皂、毛巾和密封的纸巾，在上锁的抽屉里储存可以用 7 周的物品。有时，他会为被迫与邻桌小伙打交道而发愁；有时，还会对身后的一位女性说一些污言秽语。尽管他非常焦虑，但他还是比同事表现得更为优秀。总之，他十分喜欢自己的生活，但有时因太关注自我，而与大家都不太亲近，甚至是对自己的妻子和孩子也如此。因为待在家里的时间较少，所以强迫症在家里没有给他带来太大困扰。在同事看来，他非常勤奋、有才华、性格温顺、安静独自写代码，不过非常慢，非常慢。

假如一切重来，故事或许是……

父母去世后不久，妻子就提出离婚，他非常迷惘没有目标，体重开始下降变得无精打采。于是他去咨询医生，医生认为他的普通悲伤已经复杂化，成为重度抑郁。心理医生警觉到了他患上重度抑郁症，让他一天服两倍于常规剂量的氟西汀（选择性 5- 羟色胺再摄取抑制剂）。三个月后，在药物和心理治疗共同作用下，他的抑郁症好转。于是，他首次提及长期以来的洗手习惯，现在已变为两个小时稍微洗一下。他写代码的水平一如既往，但现在花的时间和精力更少了。随着强迫冲动的减少，他感觉与同事、家人以及自己的妻子也比以前更加亲近。鬼知道是怎么回事呢？

生而为人，我们试着忽略或者否认内心隐藏的本能。其他四种社会本能综合征能够唤起一些人心中的不适，让他们本能地想要克服。但是，这种感觉和行为可能不会产生强迫症。还有一些人过于痴迷自己的执念，以至于造成情感上的缺陷，无法做好任何事情。他们会拖延，做事消极、让家、财务一团糟，脏碗碟一堆。全面的分析：完全无能。然而，强迫症唤起人们心中的感受与其他综合征有所不同，并且作用相反。认知行为疗法技术的确可以教授人们刻意采用反本能行为，但是那些无意中变得脏乱不堪、毫无条理、任意挥霍、低俗下流的人其实为数不多。当然，周围还是有不少这样的人，但是他们的表现明显不是受到强迫症反本能行为的驱动。但是，你也不敢确定，毕竟一切皆有可能。

更常见的是，强迫症人群会把在强迫症方面的精力转换为更有用的准本能目的（术语叫作"升华"）。他们会将自己想要收拾家的欲望转化为有用的技巧，对细节精益求精，并且持续不断地获得成功（还记得霍华德·休斯的全部职业和成就吗），正如汤玛斯·爱迪生（美国发明家，1847—1931）所说："要想获得任何有价值的东西有三大要素：第一，勤奋努力；第二，坚持不懈；第三，常识。"这种升华可能会带来意想不到的结果。你将虚度下半辈子，你的工作减少以及觉得痛苦不堪。如果你是一位高度有组织的完美主义者，那么做太多计划反而会适得其反。当有人要求完美主义者把新年愿望的实施策略罗列出来时，他往往会迷失在细节之中。于是，新年计划难以实施。[45]过于完美的计划反而铺就了通往地狱的路。

强迫症从何而来？

所有本能的基因根源

强迫症在家庭中普遍存在，而且在受影响个体同卵双胞胎中比在异卵双胞胎中更常见，所以证据表明这种进化的本能与基因有关。然而，尽管我们做了大量的努力，除了一些基础发现，所知的信息有限。[46]最有可能的就是遗传因素。虽然5-羟色胺是我们六种本能的中心主题，但是应该指出强迫症似乎与遗传性5-羟色胺活性降低无关。[47]事实上，可能是某些大脑区域5-羟色胺活性增加才导致了更多的社会筑巢本能，这听起来似乎有点道理。

基因／环境的相互作用

关于环境因素导致强迫症的对照研究才刚刚起步。最近的一项研究发现早期的创伤事件可能会增加囤积行为，而对强迫症其他亚型并没什么影响。特别是那些经历自然灾害或者濒临死亡的事件会是导火索。[48] 这是有道理的，因为一般的创伤经历并不会只把焦点集中在生存上面，所以只有濒临死亡的经历才更可能增加我们的囤积行为。

如何解决：用进化论观解释现代的治疗手段

药物、心理治疗、进化和本能

现代的治疗手段包括药物治疗（高剂量的选择性 5- 羟色胺再摄取抑制剂）以及心理治疗。相比于抑郁症，强迫症需要更高剂量的选择性 5- 羟色胺再摄取抑制剂。[49-51] 由于强迫症伴有高水平的 5- 羟色胺活性，所以再摄入高剂量的抗抑郁药物似乎是自相矛盾。即使选择性 5- 羟色胺再摄取抑制剂对抑郁症和强迫症都有效，但是 5- 羟色胺在二者之中所扮演的角色却大不相同。比如说实验者的膳食中 5- 羟色胺含量降低（"色氨酸耗竭实验"），这会让抑郁变得更加严重，但是却不会加重强迫症病情。[52] 这可能是因为大剂量的选择性 5- 羟色胺再摄取抑制剂具有抑制 5- 羟色胺系统的作用。部分可能进入了系统关闭模式。所以，除了增强 5- 羟色胺功能以外，高剂量的选择性 5- 羟色胺再摄取抑制剂还可以有效降低 5- 羟色胺的活性。[53 54] 实际上，给强迫症患者的药物可以激活某一种特定的 5- 羟色胺系统，于是患者的病情会暂时性地加重，[55] 强迫症也可能与谷氨酸或其他大脑神经递质活动有关。相关的新药物也正在研究中。

一旦药物开始发生作用，那么心理治疗就开始包括关注学习与世界相处的新方法，理解那些过度关注物资储存的导火索事件以及修复社会关系。例如，诊断性的强迫症可能在情感亲密的浪漫关系中引发重大问题。[56]治疗中同样重要的是改变不适应、尴尬或古怪的行为。一些人牢牢守住自己的财产囤积，是一种特别难治的强迫症亚型。事实上，强迫症患者对囤积的依恋，绝不亚于其他人对其他事物的依恋之情。囤积行为很难治疗，所以临床医师开玩笑说要想移除囤积强迫症，最好加入推土机。

接受认知行为疗法治疗以后，患者认识到强迫症症状不是他们理性自我的一部分（"元认知"）。这样一来，忽略自己的执念和强迫就会更加容易，患者还可以加入耐力训练，这可以减弱他们的执念和强迫感。如果人们意识到强迫症其实包含了进化目的，那么治疗过程会大大优化。

随着强迫症症状减轻，人们就越容易意识到愤怒和焦虑其实与避免和防止强迫症的行为有关，同时还会夸大对自立的需求。电影中杰克·尼克森所扮演的角色就认识到了强迫症的社会弊端，所以最终他接受了药物治疗并学着不让自己那么古怪。一旦药物发挥作用，进化的观点就可以帮助患者意识到自己的执念，强迫行为对于完成现实的人生任务其实有点夸张了。

第五章

委曲求全：
非典型抑郁症

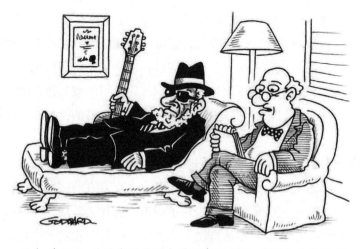

"哦，我明白。你的意思是说今早醒来的时候，你的女人跑了。"

人性中最深刻的本能就是渴望被欣赏。

——威廉·詹姆斯（美国心理学家，1842—1910）

大自然在为社会创造人类的同时，赋予他两种原始的欲望，他一种是取悦同胞的原始欲望，一种是冒犯同胞的原始厌恶。大自然教导他在别人喜欢他的时候应该感到高兴，在别人不喜欢他的时候应该感到痛苦。

——亚当·斯密（英国经济学家，1723—1790）

社会本能

当社会上所有人居住在一起时，五花八门的人际摩擦就会随之产生。即使人们知道自己在等级制度中居于何位，他们也有其他很多方式去无意地、偶然地甚至是故意地冒犯别人，而别人会因此感到生气且拒绝与他们合作。那么，社会该做些什么呢？要是有一种本能可以加深人的悔意、体贴甚至是共情，那会大有好处。如今，我们所说的被拒敏感性（非典型抑郁症的一个核心特征）使人们更加深刻地认识到，冒犯别人会让自己遭到拒绝。

追溯过去：原始人类社会的综合征

案例分析：这在很久以前有多大帮助

几千年前，在印度次大陆上有一片森林空地，有个女孩就生活在这儿的一个部落里。她小的时候，每每做家务，注意力总不集中，有时一件事还未完成，就开始干下一件。这对她家里人来说是件好事，因为她的注意力很容易转移到新的家务上，并且她很乐意按吩咐做事。女孩慢慢长大了，总有得不到他人赞同的时候，有时受到他人哪怕是一丁点儿冷落，她就会有被拒绝的感受。如此种种令她感到受伤、悲伤、饥饿和疲倦。

她会暂离部落，打个长盹，能找到多少食物就吃多少。小睡让她能远离社交圈，同时食物能让她的新陈代谢保持正常。然后，慢慢地，她会重新融入部落（如果受到鼓励，所需时间会更短）直到下一次被拒绝，不过遭到拒绝也是常有的事。她特别小心，不去冒犯别人，而她根本没有意识到自己这一举动。她非常不想遭到拒绝。不出意料，大家都知道她不爱得罪人。

事实上，在不同程度上，每个人都尽量不去冒犯别人，也为遭到别人小小的拒绝而感到难过。这对人们来说是个好消息，因为这意味着每个人都在努力与他人和睦相处。当有人清楚地知道自己做错时，他们难过是因为意识到了自己的错误，他们暂时的逃离和短暂的郁闷是他们所表现出来的歉意。经过一段时间的"忏悔"，他们会重新回归部落。大伙儿相处甚为和睦，不同等级的人之间相处也是如此，虽然与其他部落的斗争完全是另一码事。

女孩曾和部落里的一个男孩谈恋爱。在他们的习俗中，这意味着他们会逐渐步入婚姻。然而，男孩在部落里的等级较低，女孩的父亲认为部落会拒绝接纳他们的家庭（如果他们自行谋生，会有死亡的危险），所以他把男孩吓跑了。这次拒绝对于女孩来说极其残忍，带给了她无尽的伤害和悲伤。她无比痛苦，觉得所有的家务都很恼人，饿得没有哪样食物能填饱她的肚子，累得几乎一整天都在睡觉。即便醒着，她也只会悲伤地凝望着远处的喜马拉雅山，这种情况持续了好几个月。她明白父亲如果不能正常维持家规，后果会有多么严重，但没有一次社交隔离和象征性的忏悔能带给她丝毫解脱的希望。虽然很久以后她才再次冒着风险和另一个男孩谈恋爱，但她最终也找到了自己的另一半，并且在部落里发挥女性的作用。她总会立马道歉，还小心翼翼地不冒犯他人。

基本原则：避免在群体中受到伤害

在古代社会，非典型抑郁症的被拒敏感性使得个人更服从于领导者和群体成员的日程安排，也不太可能冒犯别人。这样一来，他们就可以避免产生被拒绝的感受了。从群体中被真正意义上的驱逐无疑是致命的伤害，入乡随俗不失为一个明智的做法。

被拒敏感性对部落社会好处颇多，它能帮助人们理解和遵循文化规范，通过模仿他人学习新技能，努力避免与其他部落成员发生冲突和敌对行为。轻微的被拒敏感性让每个人看起来和行动起来都像生活在一个幸福的大家庭。

在动物界

纽约洋基队著名的球员尤吉·贝拉（美国棒球运动员，1925—）曾经说过："你只需要观察就能颇有斩获。"有时看看狗，狗知道自己什么时候违反了人类的规则。它们偷偷溜进一个角落，耷拉着脑袋，垂着尾巴。当你下班回家，看到它们满脸歉意，你就知道这一天发生了什么。有一次，我们的贝塔犬卡西迪在吃完一块馅饼后深感歉意，它用头戳破馅饼盒顶部的塑料纸，把脖子伸进去卡在里面，闷闷不乐地向我们打招呼。

如果狗和土狼打闹，通常是闹着玩儿——为狩猎和成人社会互动做准备。当相互撕咬、猛扑对方时，它们并不想伤害彼此，可意外还是会发生。如果违背犬类社会的礼貌规则，动物们也会不开心。[1] 那么，该如何维持和平呢？当好战的土狼撕咬得太过凶猛时，对手会让它知道，而它会以一种"道歉"的姿态给予回应，表明自己会努力表现得体。[2] 它最好如此，因为总是破坏规则的一方会被逐出局。然后，它们会努力表现出懊悔的样子，希望能被允许重返赛场。卡西迪当然知道这一切，但馅饼实在太好吃了，令它无法抗拒。人类也是如此，动物的懊悔能保护它们免遭社会拒绝。甚至有证据表明，这种生物本能可能存在于猴子大脑中的懊悔中心，[3] 更多的研究尚待进行。

时过境迁

有时轻微的被拒敏感性是件好事，因为它能帮助人们明了别人的感受和反应，也有助于人们调整自己的行为从而减少群体中的人际摩擦。然而，过于敏感的人会发现，自己很容易被一丁点儿冷落所伤害，饱受抑郁、暴饮暴食和嗜睡等的折磨。

我们中大多数人不再过小群居生活，这意味着我们会遇见很多陌生人，这些人各有各的性格、人际关系、文化价值观和文化反应。我们几乎不可能清楚地知道每个人的特殊禁忌，这就很容易冒犯他人。在东京一家百货公司，一位细心的售货员跟在一名游客的身后，游客用英语和手势礼貌地示意售货员不必跟着。售货员似乎没有领会到其意，游客便用结结巴巴的日语轻声说了句"不"，然后售货员泪流满面，匆匆离开。从文化层面看，很显然，不懂日本文化的美国人并不知道不能说"不"（最好说"可不可以……"）。因此，那些对被拒敏感性高的人会发现自己非常小心地保护自己，即使受到游客无意间的拒绝羞辱。

本能如何在现代社会中演变成非典型抑郁症？

本能和世界观

非典型抑郁症的核心认知症状是被拒敏感性的加剧：非常担心自己可能会遭到他人或整个群体的拒绝，以及情绪上的强烈反应。当然，这并不完全是件坏事，因为我们能感到舒适、能生存于世都在于我们是社会群体的一部分。所以，遭到拒绝带来的伤害使得人们绞尽脑汁去思考如何才能不被拒绝，甚至思考如何才能避免那些会增加这种可能性的情况。[4]当被拒绝后，人们会想要逃避和疗伤。人们会进入一种"冬眠"状态，这时他们会大吃大喝，睡得更久，不去参加娱乐活动，还会反思自己的"错误行为"。那些嗜睡和抑郁的青少年，同样也非常想吃碳水化合物和巧克力。[5]很不幸，他们中的一些人在成年后还是处于这种状态。也许这种永久性的"冬眠"状态能保护他们免遭更多的拒绝。

案例分析：现代社会的本能综合征

不久以前，在北京城区的一个居民区里住着一个男孩，他从小就很安静，到了青春期还是一样安静。上了高中，他开始意识到自己有多不快乐、多么孤独。没人陪他一起用餐，他又害怕被拒绝，所以他抢在别人选择和他坐到一桌吃饭前就先坐下来。虽然有人坐下来和他一起吃饭，但他还是吃得顾虑重重。常常会担心对方半途离开。尽管他最害怕的其实是他们勉为其难，但仍然想尽一切办法讨他们的欢心。

当他被取笑时（毕竟他还在读高中），他从不去想如何机智地反击。相反，他深感受伤，常常匆匆回家。在家，他会睡过头，嗜睡如命。他会看电视，听到笑话就会笑，但安慰是短暂的，悲伤很快又卷土重来。有时他好几天都不去上学。如果这发生在过年期间，他的家人就会拉他出去放烟花、看舞狮。即便如此，也只是带给他片刻的喘息。最终，他会重新振作起来，回去上课。

尽管他很小心，不与别人太过亲近，以免遭到拒绝，但他还是有小范围的朋友，他们中大多数都和他同样敏感。有一天，一个好朋友看见他正在过马路，可因为那个朋友自己正专注于即将到来的考试，就没和他打招呼，他非常难过。当然，这是某种永远被拒绝的迹象，所以他把自己关在家里整整三天。

久而久之，他长胖了，嗜睡，感觉很痛苦。他谨慎待人让他得以保住一份工作，但也限制了他的潜力。显然，他缺乏活力，效率不高，这也无益于工作。不太开心，也不算失败，他就这样埋头苦干。

假如一切重来，故事或许是……

高中毕业几年后，他在网上读到了关于非典型抑郁症的文章。"我就是那样的。"他意识到，语气中还略带活力和热情。几个月后，他决定一探究竟。服用药物（西酞普兰，一种SSRIs类抗抑郁药）和辅助药物（丁螺环酮，主要用于焦虑治疗，但适应症外也可用于抑郁治疗）后，他重新找回了活力、自信和乐观。虽然他的食欲下降了，但体重却没什么变化。有些人注意到了他的变化。他在工作上有所进步，在工作中也交到了一些好朋友，还参加了一场临时在街上自发组织的篮球赛。一切都在好转。

有何感受?

得了非典型抑郁症是痛苦的，这是我们本能的原始感觉，它痛苦地告诉我们，必须为打破部落准则而做出补偿。它让我们认识到，我们最好反思和忏悔，暂时降低自己的存在感。为了安全而躲避是一种普遍的冲动。这样的进化优势能帮助我们与部落中的其他成员保持友好关系，部落中的内讧于我们祖先而言并无帮助，甚至导致战斗失利。即使循规蹈矩，非典型抑郁症持续的被拒敏感性还是让我们对威胁社会和谐的种种行为和来自他人的负面暗示保持警惕。然而，当我们患有持续的非典型抑郁症时，我们多少还是学会了如何去应对它。它仍会影响我们，即使想要躲避，我们也会继续寻找前进的方法。

因为我们是理性的人类，所以有时我们会试图忽略这种对正常社会行为的本能判断。你害怕说自己是自由主义者（或保守主义者）吗？真傻！在一个（很大程度上）重视不同观点的社会里，我们应该坚持自己的观点。然而，我们的本能无法理解理性，害怕因不符合规范的想法和行为而让人反感做出更积极的反应。因此，人类的理性导致我们有被拒绝的感受，觉得有必要保持低调。即使在保密的精神科办公室里，很多人在谈论政治和宗教等可能令人不快的话题时也会感到不安。

非典型抑郁症是什么

尽管很多人对"非典型抑郁症"这个名字感到陌生，尽管它被称为"非典型"，但它可能是最常见的一种抑郁症。"非典型"这个名字让这一慢性抑郁症与大家所熟知的急性忧郁型抑郁症（我们将在第六章讨论）形成对比。现在很多研究人员开玩笑说，非典型抑郁症应该被称为"典型抑郁症"。一项研究表明，经过全面诊断患有非典型抑郁症的人占总人口的 1%~7%，而我们自己从公司员工处获得的数据显示曾被诊断患有该症的人占 3.6%。[6] 可能有 10% 的人患有非严格意义上的抑郁症并伴有非典型症状。[7] 想想你认识的那些有内疚感的顺从者。非典型抑郁症的严重程度随着时间的推移而变化，并伴有典型的生理症状，包括频繁地睡过头、暴饮暴食、嗜睡和悲伤（但能短暂地振作起来）。重要的是，对于社会拒绝，患者的内心总是非常敏感（详细症状见附录）。即使同事忘记和他打招呼，也能引发巨大的情绪反应。精神病学家认为这是高度的"被拒敏感性"。

谁发现的

非典型抑郁症实际上是一种特殊类型的抑郁症。精神病学家已经对忧郁型抑郁症很熟悉了，它被认为是最具代表性的抑郁症类型。然而，大约在50年前，这一新类型的抑郁症就被认为在很多方面具有与典型抑郁症似乎相反的症状，例如，食欲和睡眠时间不减反增。[8]不是典型的抑郁症？就一定是非典型抑郁症。

此外，较老的三环类抗抑郁药对治疗非典型抑郁症效果不佳，但较老的单胺氧化酶抑制剂（MAOIs）和现代5-羟色胺再摄取抑制剂（如氟西汀，品牌名为百忧解）对治疗此症有效。首种单胺氧化酶抑制剂不仅是首种抗抑郁药物，而且是最初为治疗结核病而研发的药物。有人敏锐地观察到这类药物也可用于治疗肺结核患者的抑郁症。后来的单胺氧化酶抑制剂和结核病药物都在其主治功能上更有效，但也就失去了双重疗效。周而复始，新的抗生素药物利奈唑胺虽然效果不佳，但也是单胺氧化酶抑制剂的一种。这种情况真不寻常！

大约40年前，唐纳德·克莱因注意到被拒敏感性对非典型抑郁症（当时被称为癔病性焦虑症）的核心重要性。[9]他和他的团队还对非典型抑郁症进行了"药理学解剖"，通过观察得出单胺氧化酶抑制剂对治疗此症有效，而三环类抗抑郁药效果不佳。大约在30年前有人就已经整理出了非典型抑郁症的各种名字，此症在《精神障碍诊断与统计手册》中被正式确认为抑郁症的一种亚型。此外，许多患有慢性轻度抑郁症（心境恶劣）的人在做详细检查时都会发现患有非典型抑郁症亚型。但是，也有支持者说，非典型抑郁症实际上是一种单独且独特的疾病，而不仅仅是一种亚型，非典型抑郁症是抑郁症最常见的特殊形式。因为用SSRIs类药物治疗此症效果好，这也是氟西汀（品牌名为百忧解）被如此迅速采用的原因。

人们不喜欢被当作狗

一旦狗和土狼感受到被拒绝，就会竭尽所能修复它们之间的裂痕。人们也是如此，不过如果没有回转的余地，他们也会心怀敌意。在曼哈顿的一个心理学实验室里，对拒绝更加敏感的大学生会比其他人更努力地讨好自己。当然，就具体哪种拒绝会对他们产生影响而言，存在被拒敏感性的男性和女性会有不同的看法：在研究中，男性更在意社会地位的影响，而女性则更容易被亲密关系的威胁所影响。[10]事实上，狗不想被当作人。西萨·米兰（电视上的狗语者）知道这事。恶狗的数量，远不如不知道如何正确对待狗的主人多。

最坏的情况

当一个人患有严重的非典型抑郁症时，会发生什么呢？被小小的拒绝之后，他们可能会在很长一段时间内忍受这些症状，这些症状会根深蒂固，就算不被拒绝也不会消失。所以，他们大部分时间都很悲伤，能睡多久就睡多久，不管怎样都无精打采，爱吃东西（尤其是吃大量甜食、巧克力和碳水化合物）。由于他们十分敏感，他们会避免在情感上与他人（甚至是家人）太过亲密，避免参加社交活动，以免有被拒绝的感受。如果别人和他们靠得太近，他们会把别人推开一点来保护自己。

对被拒绝的过度情绪反应会导致其他问题。例如，一些人格障碍的主要特征会显现。特别是边缘型人格障碍患者，对察觉到的或预料到的冷落产生冲动反应。[11]边缘型人格看似疯狂、悲剧性、敌对性且自残性的行为，都是为了拼命控制这种情绪，但也只会让人们在生活中越来越难找到好的解决办法。降低被拒敏感性是让他们的生活变得更好的一条途径。[12]

微妙而隐蔽的非典型抑郁症

季节性情感障碍，是非典型抑郁症的一种，由冬季日照减少所引发。当然，季节性情感障碍在费尔班克斯比在佛罗里达更常见。[13] 季节性情感障碍和非典型抑郁症的症状和治疗方法几乎相同，但前者通常要采用光照疗法。该疗法在20世纪80年代提出，主要归功于诺曼·罗森塔尔（美国精神病学家，1950—）。

然后是经前焦虑障碍（一种严重且不常见的经前综合征），始于排卵期后不久，止于月经结束。经前焦虑障碍的症状和因被拒绝引发的非典型焦虑症的症状相似，因此，患者大多不太独立。经前焦虑障碍也可能包括惊恐焦虑，惊恐焦虑也有助于保持亲密关系。[14] 颇有争议的是，女性在排卵期时比其他时候对男性更具吸引力，而她们自己也容易被更强势的男性所吸引。[15] 其他野生哺乳动物只会在雌性愿意且处于排卵期时才会发生交配行为，最终怀孕。对老鼠而言，这又与5-羟色胺有关。[16] 因此，尽管人类即使在不可能生育的情况下也会发生性行为，但经前焦虑障碍可能是原始人女性在排卵期更愿意接受性行为的退化遗留物。

虽然还未曾有人仔细研究过，但患有非典型抑郁症的人类母亲在分娩之后其症状会减轻。分娩之后，母亲积极的行为和良好的情绪对婴儿（和配偶）很重要。（我们已经知道轻微的恐慌可以帮助母亲维系亲密关系，而产后抑郁症让母亲过度恐慌。）这可能就是为什么对于人类的近亲老鼠来说，成功哺育后代的母亲需要有充足的5-羟色胺。[17]

哪些算不上非典型抑郁症？

当然，几乎每个人都会因被拒绝或被批评而感到些许受伤。在很小的程度上，这对他们来说不一定是个问题，也不能证明存在某种失调。如果人们在遭遇重大拒绝（比如被配偶抛弃）后感到受伤，这似乎也很正常。被拒敏感性似乎存在一个严重程度的范围。一个非常简单的诊断该症状严重性的标准即回答问诊问题："如果你的一个好友在过马路时和你擦肩而过，他看到你了却没跟你打招呼，你会感到受伤吗？"通常非典型抑郁症患者的回答是"会"（"他们怎么能那样对我"），然而其他人的回答则是"不会"（"他们一定在想别的事"）。事实上，有的人似乎对被拒绝和被批评毫不在意，这使得他们几乎没有关于他人想法的直觉情感输入，有更多进行独立思考和行为选择的自由，但他们缺乏本能的合作和维系与团队成员关系的能力。

非典型抑郁症史

当我们仔细研究精神障碍史时，患者通常会回想起他们在十几岁时的抑郁情绪，但被拒敏感性还可以追溯到更早以前。我们中很多人从小就"敏感"。在艾奥瓦州，有一项实验让两岁的孩子认识到自己弄坏了实验者最喜欢的玩具。这使孩子们感到或表现出不同程度的内疚，他们掩面或眼神躲避，不想因为自己的过失而被拒绝。在未来的五年里，那些表现出更多愧疚感的孩子行为问题更少。这种对社会有用的被拒敏感性一早就形成了。但愿实验结束后，孩子们能得到一种仪式上的赦免，能好受点儿。[18]然而，由于人们需要一段时间才能认识到抑郁情绪的差异及其与被拒绝感之间的联系，一项流行病学研究将非严格定义上的非典型抑郁症的平均发病年龄定为27岁。

拖后腿

在现代社会，被拒敏感性可能会让人变成一个妥协者和顺从者（尽管有些人认为这没什么不好）。在《精神障碍诊断与统计手册》第四版修订版中，你不会找到被拒敏感性是如何让一些人为了避免遭到拒绝而走极端的。人们如此迫切地需要被接受，以至于为了这一目的而陷入尴尬和适得其反的境地。

上高中时，害怕遭到社会拒绝（谁又不是呢）？好吧，试试头一个上桌吃饭。这样你就会被后面坐下来的人接受了。你不想因为外表而被叫起来吧？那就紧跟潮流吧（想想 20 世纪 70 年代的顺从者是如何形成一套严格的穿衣风格——蓝色牛仔裤、休闲衬衫和留长发）。"敏感"的人会特别努力地追随较大群体的行为，或者至少追随某个特定的小群体。他们想达到会员资格的要求，所以常常委曲求全，格外照顾别人的感受。

额外存在的"接受敏感性"不常被人们记住。非典型抑郁症患者对积极的关注有非常强烈的反应，包括聚会邀请、荣誉奖章、"月度最佳员工"奖或是一句简单但真诚的赞美等。因此，他们会发现一些不太容易遭拒绝且更容易得到群体认同的角色、行为和职业。被拒敏感性让人们想要表现自己，接受敏感性让人为自己的所作所为高兴。总而言之，这种种反应能帮助人们感觉到自己是群体的一分子。也许会让人感到烦躁，但也将人们紧紧联系在一起。

然而，为了所有人的利益，这一切都可能会导致太多的从众行为。从众思维会导致类似旅鼠的行为，该行为会导致每个人都走向同样悲惨的命运（旅鼠是一种北极啮齿动物，被认为有跟着对方跳崖的习惯）。郁金香狂热、股市泡沫和宠物沙鼠狂热终会崩溃，每个人都想知道为什么自己没能预见这一结果（小时候我曾想饲养珍贵的沙鼠，我对它的漫天高价记忆犹新，互联网上对此却没有提及）。大多数投资者（和他们的电脑程序）都和自己的同行一样将钱投入同一个领域。[19] 经济学家所说的"动量投资"之后经常是股市泡沫和崩盘。

我们的被拒敏感性使得我们尽可能长时间地重视（和高估）别人的评价意见。实验室研究表明，大脑中枢对音乐选择的社会评价受到他人意见的强烈左右，至少就大学生决定他们喜欢什么音乐来说是这样的。各有所爱？不完全是。那些旅鼠的故事又该如何解释呢？它们可能会在大迁徙中走丢，但实际上它们不会集体自杀或一起跳崖。1958 年的一部电影让这个古老的北极传说流传开来，这部电影用一个转盘把这些可怜的小家伙从悬崖上发射下来。[20] 真正的旅鼠不像电影中的旅鼠，不过有的人却很像。

加里森·凯勒尔（美国幽默作家和电台主持人，1942 —）很好地指出这一点："小白鼠的实验表明，如果房间里有一位心理学家因为小白鼠做的事笑了，那么房间里其他所有心理学家都会笑。没人想当不笑的那一个。"玩笑归玩笑，从众思维对科学研究、其他创造性追求或解决任何问题（有时几乎所有事都需要创造力）没有好处。顺从者的从众思维不同于社交焦虑患者的"唯唯诺诺"，后者的思维是追随领导者。两种思维都会干扰大众的智慧，而这一智慧依赖于将独立的感知和独立的想法结合起来。

非典型抑郁症会让人们为更有安全感而变得顺从。那么，他们能得到多大的安慰呢？事实证明，得不到多少。在一项针对成人抑郁症的临床研究（这次不仅只有大学生志愿者）中，非典型抑郁症患者不太可能在关系中获得安全感，而更可能有"焦虑或矛盾"的关系。有安全感吗？也许吧。害怕遭到拒绝吗？仍然会怕吧。[21]

另外，敏感的人对别人也更敏感。他们倾向于增加对他人思想和情感的认识（"心智理论"）。研究表明，这种增强的心智理论与抑郁和非抑郁成年女性的母亲抑郁史有关。[22] 这让他们更有同理心，或至少更有同情心。同理心是一种识别他人的感受和动机的能力；同情心是对他人所表达的关切或外在表现的觉察。同理心带来同情心，而同情心带来同理心或怜悯。你更喜欢哪一种？

詹姆斯·索罗维基（美国记者，1967—）在其《群体的智慧》[23] 一书中指出，群体和社会要想做出最佳决策，必须保持和谐，但从众不能排挤由多种观点、不同视角、各种信息来源和独立判断结合所形成的智慧。因此，也许我们需要的只是适当的被拒敏感性，但不要太过敏感，以至于痛苦到需要帮助。

本能仍然伴随着我们

我们不想要一个充满了对被拒绝和别人的反对天生免疫的人的社会。想想那些你认识的人，他们一点也不在意朋友和家人的感受及意见，想象一下如果每个人都是如此的话。被拒敏感性至少让我们对他人的意见和幸福有基本的关注，也许它确实有效。在另一项针对大学生（这次是澳大利亚大学生）的研究中，他们将手伸进刺骨的冰水里，以此来减轻他们对过去错误的负罪感。越内疚的人把手伸进去得越久。[24] 鉴于此，被拒敏感性带来的痛苦可能是与社会脱节的一种本能的自我惩戒，而真正的肉体痛苦也能起到同样的效果。马萨诸塞州的一项研究对这种通过承受痛苦来忏悔的做法进行了补充，该研究表明，想象社交损失会激发更多的社交欲望。[25]

我们对澳大利亚学生的了解还不止于此。事实证明，在心理实验室的分享测试中，那些感到更加悲伤的人（通过实验设计的批评或悲伤的电影）也更正派。悲伤让他们更有可能和他人一起分享自己的荣誉——毫无疑问，这样做是为了减轻因内疚而引发的悲伤。[26]

爱情

你如何解决被拒绝这样的问题？想象一下如果你对被拒绝过于敏感，遇到一个潜在的恋人就已经够难了。这足以让你躲得远远的，他们甚至都看不到你，或者建起一堵情感上的墙，你就永远都不会和他人有真正的联系。对有的人来说，这样做实际上会更舒服，尽管也会失望。只要没什么不好的事情发生，情感上的亲密也会随着时间的推移逐渐发展。一些敏感的灵魂会找到彼此，并在这个层面上建立起联系。然而，对许多人来说，这种风险就如同感情上的过山车一般。

被拒敏感性高的人更关注细枝末节，更消极地解释它们，并以有损浪漫的方式做出反应。[27] 这可能包括敌意或安静的自我沉默。[28] 默默忍受痛苦还是有好处的，它能减少压力性激素——皮质醇的释放。

对于那些有高被拒敏感性的人来说，这种沉默也许可以防止他们在遭到拒绝时极度夸张的皮质醇反应。[29]这是有道理的，因为他们确实觉得遭到拒绝令自己压力倍增。[30]你被拒绝的次数越多，你就会找到更多的心理方法来保护你的情绪和生理。

爱情错位

有种办法是先发制人的拒绝，或者正如西方人所说的那样，"先下手为强"。如果和潜在恋人在感情上越来越亲密，那么把他们推开（这种敌意有时表现在他们的日记里）能保护自己免遭拒绝，除非伴侣会感觉到情感上的距离，否则他们会以更多实际行动表示拒绝[31]——这真是一个恶性循环。即使没有敌意，被拒敏感性高的人最终也会被更多的伴侣拒绝。人们容易被熟悉的事物所吸引，而这也包括拒绝，他们习惯与之打交道。正如丽塔·拉德纳（美国喜剧演员，1953— ）所说："我喜欢这种已婚的生活状态。找到一个你想要烦他一辈子的人，并和这个特殊的人共度余生是一件非常美好的事情。"听起来确实不错，但这种情况往往不会持续太久。

另一种无意的办法是寻找看似遥不可及的伴侣，比如已婚的人、明显对他不感兴趣的人或异地的人。任何拒绝都会因这种不可避免的想法而放缓。"我们当然会分手，"有人可能会这么想，"我们注定不可能，我又有什么好伤心的。"

还有的人将伤痛抛诸脑后，认为这与自己无关，而是与自己的外表有关。那些被拒敏感性高的人（尤其是对他们的外表而言）更有可能想要整容。即使统计数据排除了抑郁情绪、体重和外表自我评价的影响，这一点仍然成立。[32][33]当然，他们希望通过改善自己的外表来减少被拒绝的可能性。事实上，做整形手术的人通常对整容的结果感到满意，但这对精神状态没有多大帮助。

吃点巧克力也许会有所帮助。巧克力是浪漫的，想吃巧克力这一现象在非典型抑郁症患者中很常见。是巧合吗？也许吧。（玫瑰花也很浪漫，也许是因为它迷人的香味，但对玫瑰花的渴望还没有科学依据。）轻度抑郁症患者确实会吃更多的巧克力，[34] 巧克力也能增强人大脑中 5- 羟色胺的活性。[35]

一种叫作苯基乙胺的物质可能是巧克力中的活性成分。对于老鼠而言，这种物质实际上是一种抗抑郁药。[36] 苯基乙胺也可能是一种用浪漫和爱情的气味来引诱猎物的老虎信息素。[37] 事实上，因为苯基乙胺可以降低老鼠的恐惧感，[38] 老鼠应当小心老虎的气味引诱。

当被拒敏感性确实导致了负罪感和取悦感时，人们更有可能会对他们的伴侣说"对不起"，但前提是他们克服了障碍，认识到这种方法的实际潜力。研究表明，"对不起"三个字在很大程度上有助于改善人际关系，甚至对大学生而言也是如此。[39] 一位喜剧演员曾被问及他是如何将婚姻维持 50 年的。"很简单，"他说，"每天晚上我都会在我妻子耳边小声重复三个字：对不起。"

工作

患有普通的非典型抑郁症的人确实经常在工作中遇到问题。他们无精打采的，所以即使他们全力以赴地对待工作，别人也可能会认为他们懒惰或业绩不佳。因为他们长期抑郁，可能看起来会显得冷漠、严肃或与同事关系疏远。这种距离可能会因为他们为防止自己遭人拒绝而越来越远。爱情中同样的焦虑或矛盾关系也会成为同事之间的问题。此外，非典型抑郁症会导致一些人通过拒绝来努力证明自己的行为和表现。我们会看到有些人甚至会加倍努力。然而，某一小小的拒绝或批评会让人们大声抱怨感知到的不公正对待，而所有这一切都可能会被突然推翻。

在工作场所会发生什么呢？首先，他们不太可能去工作。研究表明，患有心境障碍（一种不同却更普遍的慢性轻度抑郁症综合征，但可作为判定非典型抑郁症患者的一个粗略指标）[40] 的成年人（只有36.2%）比从不抑郁的成年人（52.0%）更可能不去工作，而接受社会伤残保障（13.9%：2.9%）。不用说，不工作确实会让人意志消沉。其次，通常心境障碍患者也更有可能会认为情绪会影响自己的社会生活和成就。[41] 即使他们竭尽全力，他们仍需付出巨大的努力来克服症状、完成工作。同时疲倦、悲伤、敏感和自我保护让生活难上加难。

本能和社会耻辱感

非典型抑郁症是一种由本能社交目的演变而来的综合征，其他人也确实注意到了这一病症。由此产生的"耻辱感"在一定程度上是人们感受到他人的被拒敏感性而产生的一种微妙反应，如果旁观者见证了一个特别明显的反应，那么这种感觉就会增强。如果人们不想让"太敏感的"人感到受伤的话，他们的反应会是与这些人在感情上保持一定的距离，或者尝试去安慰这些人。不管怎样，最终焦虑的不确定性（"结果会怎样"）和矛盾的依恋（"我应该留下还是离开"）都会影响这种关系。这些人如履薄冰，过得小心翼翼。

人们也会对其他症状有所反应。没活力的人有时被认为是懒惰的；吃得太多的人被认为无法控制自己的饮食；嗜睡的人被认为缺乏斗志。有种本能是为保持低调而存，对其而言，算不上太离谱。

说到耻辱，我们不禁会想知道这与七宗罪（或至少四宗罪）有何关联。请记住，对于早期的基督徒和传统的天主教会来说，这七宗罪是大罪，因为他们认为七宗罪会让人染上更加严重的恶习。帮助记忆的"SALIGIA"是由七宗罪的首个拉丁字母组成：superbia, avaritia, luxuria, invidia, gula, ira, acedia（骄傲、贪婪、淫欲、嫉妒、暴食、愤怒、懒散/绝望）。淫欲（不仅仅是肉体上的欲望）听起来就像是被拒敏感性所带来的孤独。暴食类似于食欲增加，愤怒类似于对拒绝的暴躁反应，懒散类似于抑郁带来的懒惰，而绝望类似于抑郁。

然而，至于遗留下来的三宗罪，让我们从希腊神话中得到一些帮助。善妒的代达罗斯（因为自己的外甥首先发明出了锯子，就把外甥杀了）；他的儿子，傲慢的伊卡洛斯（飞得太高以至于太阳融化了他的翅膀）；还有贪婪的米达斯王（他得到了点金术，但把自己的食物和女儿都变成了贵重的金子）。有三种方法能让你增强自信心，减少被社会拒绝的感觉，但都有招致众神愤怒的风险。嫉妒、傲慢和贪婪让我们联想到自恋型人格，更为直白的版本将其称为病态自恋，它让我们又重新关注更大的恶习。希腊神话中描绘的自恋甚至在今天的新闻中也比比皆是。事实上，自恋型人格的人对社交拒绝特别敏感，他们认为这是对社交欲望的丧失（交易中的"自恋伤害"），他们更有可能会以愤怒和攻击来报复，甚至迁怒于旁观者。[42]

带着这个厚颜无耻的看法再往前走几千英里，罪恶之城的七宗罪到底有多严重？堪萨斯州立大学的一些人对此进行了研究。他们利用公开的人口统计数据作为罪恶的指标（有几个选择有争议），他们推测克拉克郡（拉斯维加斯）几乎击败了内华达州的其他地区，尽管这不一定代表全国其他地区也会被击败（"对荒谬数据的严格分析"，《拉斯维加斯太阳报》对此评价称）。[43]此外，距今不远有位现代匈牙利人仔细思考了七宗罪（如非典型抑郁症）是否都与大脑中的5-羟色胺有关。[44]

文化中的本能和非典型抑郁症

社会如何处理被拒敏感性这样的问题呢？我们有各种各样的规则和习俗来帮助我们好好相处。实现这一目标的信念是"己所不欲，勿施于人"。在民主国家，不记名投票可以让人们凭良心投票，而不必担心遭到拒绝。军队要求在人行道上通行的士兵们互相敬礼致意（南希·彼得斯迈尔；美国随军精神科医生，1954—）。一些小学禁止举办不邀请全班孩子参加的聚会。每个社会都有减少直接批评和拒绝的方法（即使是那些有时鼓励直接对抗的人），因为没人喜欢被贬低。

然而，有时公开的拒绝是有必要的。大学寄出的拒绝信中强调了申请人群的规模和才能，以及甄选过程中的客观性。在日本，因为大学录取主要基于一种标准化的国家考试成绩，所以拒录并非凭借主观。

"分手信"（和对话）的艺术在于，它们试图将拒绝重新定义为好运气，"问题在我不在你"；"你会找到更好的"或者，现在"我还没准备好给出承诺"。社会也会帮大家擦屁股。有法律、文化、社会和宗教机制来忏悔、鼓励从众、宽恕、安慰（和安慰奖）、道歉，当然还有诉讼。

社会也会利用被拒敏感性。小孩子做了坏事？关进房间或角落里暂停活动。成年之后做了坏事？关进监狱里。犯下大罪呢？被单独关押。然后是军事基础训练。批评和含沙射影的社会拒绝是直接的、强烈的，不加任何粉饰。没有人试图避免被拒敏感性，因为整个想法是让士兵们"坚强起来"，所以最终他们可以相互依赖，尽管时不时会出现一些棘手的情况。

美国布鲁斯音乐的音乐风格和歌词主题对非典型抑郁症所表现出的悲伤和被拒敏感性有着永无止境的创造性思考。失去爱人和离开家乡都逃不过这些歌曲。然而，罗伯特·约翰逊（美国布鲁斯歌手，1911—1938）的经典歌曲《十字街头》中一段简单的歌词抓住了精髓：

> 站在十字街头，
> 想要疾驰而去。
> 站在十字街头，
> 想要疾驰而去。
> 没人有兴趣了解我，
> 每个人路过我身边。

心碎。对敏感的心灵来说，这是令人安心的深情。

埃尔默·詹姆斯（美国布鲁斯歌手，1918—1963）的经典歌曲《有人出错》中具有超前思维的最后一段词甚至预言了治疗的价值：

> 钟声敲响，我的宝贝已赶上火车走了。
> 钟声敲响，我的宝贝已赶上火车走了。
> 都是我的错，我一定是做错了什么事。
> 发生的每件事都是我的错。

发生的每件事都是我的错。

我要去找个医生，也许我就能时来运转了。

从另一个角度来看这种社会本能，老汉克·威廉姆斯（美国布鲁斯乡村歌手）在《冰冷的心》中生动地描述了一个非典型抑郁症女患者的焦虑和矛盾的依恋：

> 亲爱的，我努力让你知道，
> 你是我所有的梦。
> 可是你害怕，
> 似乎我的一举一动都有所图谋。
>
> 我出现之前，
> 你的旧爱给你的心蒙上了忧郁的蓝。
> 我则要为此付出代价，
> 虽然我不曾犯错。
>
> 你生气时，言辞激烈，
> 让我泪流不止。
> 为什么我不能消除你的猜疑，
> 融化你冰冷的心。

你几乎可以感受到她在自我保护，杜绝一切被拒绝的可能性时的心声。

大反转：反本能行为的优势

案例分析：反本能行为

不久以前，在芝加哥一个有钱人家，住着一个男孩，这个孩子悲伤且"严肃"，无论是在学校学习还是在家看影片，他都安安静静的。

并非他不喜欢与人交往，而是那些人无法理解他的严肃，面对别人开玩笑似的调侃，他也没法接招。所以他努力过着自己的生活。他受到一丁点儿冷落就会陷入慌乱，就会很想睡觉，很想吃东西，很想逃避。他需要一个解决办法，他也找到了一个，那就是击退它！他感到疲倦时，就锻炼。他想要多睡会儿时，就多设个闹钟。他饥肠辘辘时，就控制自己的饮食。他感到受伤时，就以宽容甚至友好的态度给予他人回应，尽管他的愤怒常常显露无遗。

最终，他像上了发条，醒着的每分每秒都积极努力。他所取得的成绩超过了平均水平，但他也不能松懈。他得奖了，却不能停下来好好享受。他甚至不能在密歇根湖的沙滩上安静地躺 5 分钟。他必须得振作起来做点什么，任何有建设性活动的都行。他的社交圈很广泛，但却没有一个要好的朋友。

他通宵达旦地工作，期望别人和他一样，不足为奇，他那十足的敬业精神让他成了一名成功的律师，并很快在公司得到晋升。大家都很庆幸公司有他，他年轻时就成了公司合伙人，是风城（芝加哥别名）冉冉升起的律界新星。他还在跑步机上运动，这时他开始感到空虚。当然，他非常成功，他的豪宅比父亲的更大，但难道就只是这样吗？在夏威夷度完假后（行程表当然也是安排得满满当当的），他决定退出法律界。刚在毛伊岛一座更大的豪宅安顿下来，他就开始工作了。他先从事复杂的房屋装修，然后在一家房地产开发公司工作，甚至还接手了一些法律客户。这是他第二阶段的成功，但空虚感仍没有消失。第三次离婚让他没有偿付能力，在花钱方面变得更加谨慎。他也不怎么和自己的三个孩子说话。难道没有别的什么？

假如一切重来，故事或许是……

当公司管理合伙人得知他打算辞职去夏威夷时，把他叫进了办公室。"我认识你很久了，"管理合伙人说，"你去那儿也是一样的。不管你去哪儿，这儿永远有你的位置。我自己也很喜欢夏威夷，但我去那儿是为了逃避工作和日程安排。在那里我除了游泳和打高尔夫，什么也不做。你真正的问题在于你自己的内心。"现在，长大的男孩开始思考这个问题，他决定在出发跨越太平洋前先调查一下。他去咨询过很多次，看过很多书，有了很多费时的爱好，甚至躺在海滩上无所事事整整一个小时。最后，一位精神科医生问他是否感到悲伤和孤独。这个想法很可怕，但一语道破。氟西汀（一种 SSRIS 类抗抑郁药）能帮助缓解一些悲伤情绪。心理治疗帮助他了解到悲伤和被拒敏感性是如何对他的生活和人格产生影响的。动力变成了努力工作。现在他可以停下来庆祝打赢官司，甚至可以躺在沙滩上。这需要更多的练习，要想消除对无尽孤独的恐惧还得需要一段时间。最妙且最让他感到惊讶的是，他觉得自己与家人和朋友在感情上变得更亲近了。他不再有一颗冰冷的心。

社会警报促使自我提升

人们说消防员与他人不同，因为他们是火场的"逆行者"。冒被烧伤的风险似乎并非本能，除非你意识到火焰对消防员来说是一个服务社会的机会，并且能证明他们的能力。对非典型抑郁症患者而言，有被拒绝威胁的情况便是如此。他们寻求机会证明和提高自己。这很痛苦，但他们笑着忍受；他们慢慢学会了如何减少被拒绝的次数，并拥有了掌控局面的能力。"我把被拒绝当成有人在我耳边吹号角，将我唤醒，让我继续前行而非退缩。"——西尔维斯特·史泰龙（美国演员，1946—）。

这看上去如何？他看上去就像冷酷无情的 A 型工作狂，一刻都停不下来。和那些仅仅是努力工作的人不同，这些人不能让自己尝到胜利的滋味，因为他们必须不断努力以抵抗抑郁和对被拒绝的恐惧。正如一位患者所说，每当他感到疲倦时就去健身房，难受时就去工作，饿时就控制饮食。他总是和别人待在一起，但这并不意味着他和别人在一起时能感到温暖和被接纳。他不仅仅是对被拒敏感，他在某刻还意识到自己感觉到了社交上的冷漠和不满足。

坚定的决心和无休止的努力工作并不全是坏事，它有助于个人成功，也有助于社会进步。正如芭芭拉·柯克兰（美国房地产企业家，1949—）所说，"当你被拒绝时，问问自己你有多好。当别人给你一记当头棒喝时，当你受辱时，当别人不相信你时，当你父母不够爱你时，当你兄弟说你不能成事儿时，在自我恢复方面，你有多棒？如果你能比下一个人恢复得更快……这是一个天生的企业家想要在商业上取得成功所必须要有的品质。"[45] 然而，努力工作的方法不止一种。工作狂不只是要努力工作，这种工作方式并不高效，也不仅仅是某种自发性嗜好。这是一种应对轻度抑郁症的策略，也是一种缓解压力的方式。

意料之外的结果

所以还得付出另一个代价。俗话说，"只工作，不玩耍，聪明孩子杰克也会变傻"（机智的埃文·伊萨还加了句，"寡妇吉尔也会变得富有"）。问题是杰克从小就抑郁，因为无聊他才工作（本书将在第十章更深入地分析抑郁是如何让杰克变成工作狂，让吉尔成为有钱的寡妇的）。不仅如此，他还感到孤独，并与易怒情绪作斗争。事实上，工作时间超长的英国公务员也更有可能患上间歇性抑郁症。[46]

非典型抑郁症从何而来？

所有本能的遗传根源

这一综合征尚待充分研究，当我们等待其遗传学发现时，临床观察表明它在家族中有很强的遗传性。如果它和其他常见精神障碍诊断相似，那么它很可能是遗传的，但也受环境因素的影响。

基因和环境的相互作用

环境因素是如何起作用的？哈里·哈洛（美国心理学家，1905—1981）因其研究母爱被剥夺的猴子而闻名，该研究颇具争议。猴子们在没有母亲的环境下长大，成长过程艰难，成年后也有严重的情感问题。如果它们在婴儿期有一个温暖的、布偶的代母来抱着的话，会对他们有很大的帮助，但这并不一样。想象一下，如果你在孤儿院长大，没有父母的陪伴，如果你的父亲、母亲或双亲在你童年就去世了，又如果你的父母对你十分冷漠，以至于在你小的时候根本感受不到情感或身体上的温暖。那么你有可能会很不快乐，这还会对你造成深远的影响。对老鼠的研究帮助我们找到内在问题。当老鼠与母亲被迫分离，被单独饲养时，它们大脑中的 5- 羟色胺达不到正常值。[47] 这可能是由于亲密关系的缺失，或者是由于缺乏社会交往实践，阻碍了其童年时期大脑的正常发育。母爱缺失的经历可能会导致潜在焦虑和抑郁的遗传倾向（也有可能是表观遗传因素在起作用）。虽然这可能不仅仅针对非典型抑郁症，但不难想到，那些老鼠和哈洛的猴子会有非常强烈的被拒绝感。

本能的原始起源

首先，被拒绝真的很痛苦。很久以前，被拒敏感性可能和生理疼痛有着同一根源。事实上，它们可能还有很多共同之处。在密歇根州，研究人员给被拒敏感性高的人看前任（刚分手不久）的照片，他们的大脑活动因此增加，这与受热引起的生理疼痛所导致大脑活动增加的区域相同。[48] 一个大脑中枢可以承受两种疼痛，正如我们之前看到的，被拒绝会带来痛苦。

在肯塔基州，研究人员减轻了这种疼痛。结果表明，对乙酰氨基酚（品牌名为泰诺）可以减轻每天的社交所带来的痛苦，甚至可以减少在实验室电脑屏幕上的抛球游戏中，大脑对实验性社交拒绝的激活。

（实际上，电脑假扮了拒绝者的角色。）[49] 谁知道呢？不，并没有证据证明对乙酰氨基酚和其他止痛药对治疗非典型抑郁症有效。效果更强的麻醉剂可能会暂时缓解社交悲伤，但止痛药上瘾的风险远远超过其益处。

其次，被拒敏感性是困惑的一部分，随之而来的抑郁症状是另一部分。进化形成其他非典型抑郁症症状的原始生理机制是什么？必须把非典型抑郁症的症状与冬眠（退出群体活动的一种形式）作比较。冬眠的动物尽可能多地进食，然后减慢新陈代谢以保存能量过冬。虽然人类并不会真正地长时间冬眠，但我们中的一些人确实患有季节性情感障碍，这种对日光敏感的非典型抑郁症在费尔班克斯市比佛罗里达州更常见。如果非典型抑郁症是从原始的冬眠发展而来的，那么季节性情感障碍就是其遗留问题（稍后会做详细解释）。另外，对于我们生活在北方地区以狩猎采集为生的祖先来说，半冬眠状态能帮助他们适应食物更少、温度更低和近距离关系紧张的情况。事实上，长期抑郁的情绪与调节我们睡眠觉醒周期（昼夜节律）的基因有关。[50]

对花栗鼠的研究表明，5- 羟色胺在诱导它们进入冬眠状态并大大降低它们的体温方面发挥着核心作用，而 5- 羟色胺阻滞剂既能诱导实验室里醒着的动物进入冬眠，也能把它们从冬眠中唤醒。[51] 所以选择性 5- 羟色胺再摄取抑制剂可能会增强 5- 羟色胺活性，让它们在冬天保持清醒。这对季节性情感障碍患者来说是件好事，但对野生花栗鼠来说可能会让它感到不安。它们精心安排的计划——舒适的巢穴、储存的脂肪和漫长的冬眠都会被搁置，取而代之的是一个寒冷、黑暗、没有食物和拒绝冬天的世界。

内部运作

关于非典型抑郁症患者，我们还知道些什么呢？好吧，正如我们所料，我们知道他们更在意别人的感受。例如，一种研究方法是给受试者展示经过处理的面部照片，照片中的面部微笑只会出现在一边脸，左脸或右脸（"虚构脸"的例子）。与其他抑郁症患者相比，患有非典型抑郁症的受试者对被处理过的面部表情中的情感暗示反应（往往由右脑控制）更强烈。[52]

不足为奇，照片中的人们脸上露出了不赞成的表情，被拒敏感性高的人的预测夸大了人们在看到照片时某一特定脑区的大脑活动。[53]同样，当青少年和另外两个"孩子"（实际上就是电脑）玩球类电脑游戏时，那些对被拒绝越敏感的人在遭拒绝时受到的伤害就越大，他们的大脑活性也越强。[54]也许科学家是从我们这些在童年最后被选进棒球队的人身上受到了启发。

所有对他人感受的关注都能让人产生同理心。这种同理心甚至会将大脑的某些部位激活。[55]当看到他人被社会拒绝时，更具同理心的青少年会更容易写邮件安慰别人。他们自己的大脑中控制被拒绝的痛苦感受的区域会表现出更强的活性。他们知道那是什么感觉，而且他们也能在同样的脑区感受到。有同理心（适当的比例）对任何一个社会来说都是一件好事。[56][57]

对神经递质的研究才刚刚开始，但在一项对比非典型抑郁症和忧郁型抑郁症的研究中，季节性情感障碍患者很可能在基因上 5- 羟色胺活性就低。[58]同样，用 SSRIs 类药物增强 5- 羟色胺活性对治疗非典型抑郁症非常有效。（尽管 SSRIs 类药物对治疗"七宗罪"还不一定足够有效。）

如何解决：用进化论观解释现代治疗方法

应对和自我改善

如何应对非典型抑郁症有一些技巧。如果你知道自己对被拒敏感，那么当你小题大做的时候，你可以试着提醒自己。当然，最难的是，当你认定那是件大事时，很难意识到那只是一件小事。至于睡得太久、暴饮暴食和无精打采，你可以训练自己克服这些症状。然而，要做到这些并非那么容易；它们对潜在的生物学作用甚微，甚至还可能会带来意想不到的后果。

进化治疗

对非典型抑郁症的治疗方法已经发展得很成熟了。那么，现代治疗方法是如何处理那些曾经是进化适应的症状呢？SSRIs 类抗抑郁药和心理疗法是最有效的治疗方法。尽管 SSRIs 类药物不会让强烈的被拒敏感性完全消失，但却能有所缓解。这类药物还能够减轻生理上的抑郁症状。患者不会说自己感到"兴奋"或"总是很开心"，但他们常说自己感觉更"正常"或更自信了。SSRIs 类药物如此有效可能与5- 羟色胺的增加和社会亲近感的增强有关。事实上，非典型抑郁症和人类五大社会本能的核心很接近。通过另一途径加药来提高 5- 羟色胺水平是进一步改善非典型抑郁症药物治疗的一种方法。可以肯定的是，一些精神科医生认为 20 世纪 50 年代的单胺氧化酶抑制剂抗抑郁药物更有效。

通常单靠药物治疗是不够的。一些潜在的情感问题与非典型抑郁症有关，长期患此综合征也会形成关系模式和情感期望。如果一个人长期对拒绝如此敏感，即使是冒着限制人际关系或事业的风险，他们也会在不知不觉中形成保护自己感情的方式。心理疗法包括克服对拒绝的过度恐惧、认识到"弄巧成拙的"行为（事实上，这是一种应对被拒敏感性的自我保护）、改善人际关系（还记得老汉克·威廉姆斯的那首关于矛盾和焦虑的歌吗）和学习如何在社会中处事更圆滑。其中很大一部分是理性愿望和本能情感之间的冲突。从进化的角度来看，心理疗法可以帮助人们学习如何处理和避免社会拒绝及其后果的新方法，并在情感上更加亲密。

药物治疗与新的认知思维模式（"元认知"）相结合，让患者更容易就事论事。另一种改善方式是通过认知行为疗法。即便如此，最终的结果可能是你拥有了更好的应对技巧，但一些症状和行为模式仍然存在。这种方法可能会让你的反本能行为增多，并且通常对那些已经依赖这种方式的人更具吸引力。下一章我们会谈论更多反本能行为的负面影响。

也许我们不必过度在意从众、奉承和避免遭拒绝。然而，适当的这些东西有助于世界（和社会）保持友好和谐。

第六章

感觉自己一无是处，濒临死亡：抑郁症

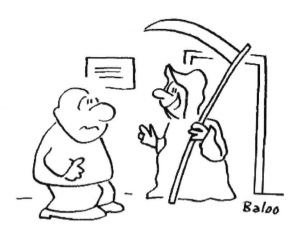

"别担心，我不是死神，我只是个重感冒。"

不如死了，如果那是神的旨意：人世间除了愁苦还有什么？

——威廉·莎士比亚（英国剧作家，1564—1616）

《亨利六世》第三部分

大雁怎么知道何时应该飞去暖和的地方呢？谁告诉它们季节？我们人类怎么知道什么时候该走了？我们就像候鸟一样，内心有一种声音，只要我们愿意倾听，它一定会告诉我们什么时候去到未知的世界。

——伊丽莎白·库伯勒－罗斯（瑞士[1]精神科医生，1926—2004）

---

[1] 她出生于瑞士，不过后来加入美国籍，一般说伊丽莎白·库伯勒－罗斯是美国精神学家。——译者注

社会本能

原始社会群体依赖于每个人做好自己分内的事来创造更大的利益。否则，他们可能会面临资源短缺，还会长时间抱怨。所以，大多数时候，每个人都在努力工作。然而，当一些人觉得自己的工作完成了、目标消失了、贡献太小了时，时机也就成熟了。也许一种天生的本能会帮助这个群体——促使他们体面地死去，减少他们对各种稀缺资源的消耗。如今我们称为抑郁症的严重抑郁可能就是这一社会本能。

追溯过去：原始人类社会的抑郁症

案例分析：这在很久以前有多大帮助

很久以前，在中亚大草原上的一个部落里有一位老妇人。她过得很好，养育了很多孩子，孩子们现在也长大了，饥一顿饱一顿，身体疾病和伤病也都痊愈了。一天，她最小的孩子从树上摔下来死了。老妇人失去了孩子，悲伤欲绝，随之而来的是内疚和绝望。她以泪洗面，睡不好，吃不下东西，躲着外人。出于同情（在短时间内消耗了部落的资源和时间），其他人没有放任她不管。他们轮流守着她，给她喂吃的，给她梳头。最后，她从失去孩子的痛苦中恢复过来了，接受了痛苦，好像什么都没有发生过似的，又重新回归群体生活。

几年后，老妇人穿着有些破旧，她发现自己落伍了，很难跟上其他妇女的节奏。尽管尽了最大的努力，但还是会在旅行中掉队，无法完成自己该做的家务。而且她早就不帮别人放羊了，觉得自己是部落永久的负担，又一次陷入绝望、内疚、哭泣、失眠和体重减轻。她在早晨会特别伤心。虽然其他妇女又来关心她，但她却得不到安慰，她觉得自己不值得安慰。当老妇人变得越来越虚弱、消瘦和疲倦时，她开始觉得自己的身体正在慢慢干枯。她有一种隐约的想法，她觉得自

己的身体就像曾见过的腐肉一样，正在腐烂。一天，她开始咳出充满
细菌的、绿色的痰。一周后，她在睡梦中去世了。部落为她哀悼，然
后继续他们的生活。

基本原则：优胜劣汰

在古代社会，抑郁症可能是从部落中剔除不必要成员的一种生物
学方法，从而群体因为少了一个成员而变得更小，稀缺的资源可以由
这个更小的群体共享。哪些是稀缺资源？毫无疑问，稀缺资源会随着
时间、地点、气候和习俗而变化，但食物、水、住所、衣物、伴侣、
看护人员的时间和防御捕食者只是其中几个可能的影响因素。

我们的原始祖先真的希望那些老弱都病死吗？这似乎很值得怀
疑。很明显，其他物种会哀悼去世的群体成员（无论其死亡原因是什
么）。最令人伤感的是对猿类、黑猩猩、海豚和大象的描述。它们和
人类一样，似乎知道死亡是永恒的，它们也会为失去朋友、亲人和领
袖而悲伤。还记得关于年老的因纽特人（曾被称为爱斯基摩人）漂在
浮冰上死去的虚构故事吗？抑郁症有点像一种自我诱导的浮冰本能，
只不过爱斯基摩人的故事未必真实。另一个北极神话破灭了。

但还有别的什么好处吗？如果不去管它，抑郁症通常最终都会好
起来，所以短期抑郁症也可以在恢复群体成员生产能力方面发挥适应
性作用。面对无望或绝望的情况时，抑郁症可能是一种本能的战胜机
制。一旦开始恢复，不利的情况就会减少，敌人也能继续前进，痛苦
的不幸就会从记忆中消失。例如，在经过一段时间的表面被动状态之
后，被罢黜的群体领袖可以以较低的级别重新有效地进入该团队。

在动物界

在其他物种中，类似抑郁症的情况可能会在它们感到绝望时出现，

比如猴子看到自己的伴侣与其他猴子共处一笼时，婴儿与母亲分离时，宠物失去主人时。同样，群体领袖被罢黜后，有时会陷入麻木的状态。在人类观察者眼中，它们孤僻、冷漠、食欲不振。

时过境迁

我们不知道抑郁症在今天是否比过去更常见。尽管有研究发现，重性抑郁障碍在美国比过去更常见，但我们必须记住，重性抑郁障碍包括多种诊断，抑郁症只是其中之一。乍一看，我们无法估计抑郁症患者增加的数量。毕竟，我们生活在迄今为止科技最发达的社会，可以在短时间内行万里路，医疗在治疗疾病、减轻痛苦和延长生命方面比以往任何时候都要好。

然而，由此带来的后果是，退休的人比以往更多，他们与亲人分居两地，与社会隔绝，饱受慢性病的折磨，并感觉自己是他人的"负担"。抑郁症患者通常是本身患病的人、老年人和孤独的人。同样地，自杀成功率最高的是60多岁快70岁的男性，他们的生活不再以工作为中心，如今他们感觉自己与周围的世界格格不入且于其无用。正如普鲁塔克（希腊历史学家，46—120）所指出的那样，即使是那些自认为已经征服了最高山脉顶峰的成功人士，也会有一种无用感："当亚历山大大帝看到自己辽阔的江山时，他哭了，因为已经没有更多的土地可以征服了。"

生活中没有明确目标的老年人死亡的可能性几乎是那些认为自己有重要目标的老年人的两倍。[1]毫无疑问，所有年龄段的人最关心的都是他们在社会上的用处。在一项研究中，一大批老年人根据他们认为自己对他人有多大用处进行了排名。在那之后的七年里，那些感觉自己在社会上非常没用的人身体残疾和死亡数增加了三倍。[2]

对有些人来说，老了会觉得自己不受欢迎。杰瑞·加西亚（美国布鲁斯和蓝草音乐家，1942—1995）唱到自己《又老又碍事》：

> 又老又碍事，我听到他们这么说。
>
> 他们过去常听他的话，但那是过去的事了。
>
> 黄金会变暗，青春会褪色。
>
> 他们永远不会关心你，说你老了，碍事了。

人们更自然地被年轻人的可爱所吸引，这让他们想起可爱的婴儿，而不是脆弱的老年人。甚至连成人美的标准也包括像孩子一样的大眼睛、小鼻子和苗条的身材。一位年纪大的女患者，尽管有仆人，但她还是觉得孤单和寂寞，她非常希望穿得像个 20 岁的小姑娘，为自己参加社交活动赢得机会。她太在乎自己的年龄，以至于她意识不到自己笨拙的社交行为根本起不到什么作用。

本能如何在现代社会中成为抑郁症

本能和世界观

不足为奇，抑郁症的核心认知包括内疚（认为自己是他人的"负担"）、失去快乐（"快感缺乏"）和绝望。这些想法在生理上因抑郁症而放大，并为一种心态奠定了基础，即，是时候离开人世了。当抑郁症的病情发展时，这种心态就更为明显了。症状则反映出不再属于生者的想法：妄想性内疚（例如，沉浸在夸大过去的错误行为中）、妄想性贫穷（例如，即使在财务状况非常好的时候，也害怕破产）和妄想性疾病（包括觉得自己的身体正在慢慢腐烂的想法）。

案例分析：引发现代社会问题

就在去年，温哥华一位 72 岁的老人退休了。他的一生漫长而充实。他从小就饱受惊恐焦虑的困扰和被困于封闭空间的恐惧。幸运的是，他全身心投入室内装修，事业有成，有一个和谐的家庭，还有一些存款，他期盼着观看体育比赛、打高尔夫球、和家人共度时光。然而厄运接

踵而至。他唯一一个住得离他很近的孩子搬去了另一个州；他的妻子死于心脏病突发，和办公室老友的交流也不如从前，他感到很孤独。

没有可以说话的人，日程上又没有什么紧急的安排，他都不知道自己能做些什么。他非但没有好好享受退休生活，反而觉得自己一无是处，昔日的惊恐焦虑又卷土重来。如果没有人一起讨论，足球比赛也就没那么有趣了；钱的事儿不需要担心，但购买食物却是一件苦差事。他不是那种会结交新朋友的人，更不是那种过了几十年还会约会的人。当他的恐慌和焦虑被莫大的悲伤和疲倦取代时，慢慢地，他只想躺在床上，电视里放着比赛也不看。他觉也睡不好，早上五点钟就醒了，也没什么食欲，日渐消瘦。家人时不时给他打电话，他总是装作什么事也没有的样子。当家人邀请他去他们在山里的家时，他把邀请仅仅视为家庭义务。他从没有向家人提到过他咳嗽，也没提到过他咳出了绿色的痰。最后，他死在了电视机前。

假如一切重来，故事也许是……

他的儿子在一次电话中察觉到父亲悲伤情绪，甚至觉得自己听到了父亲憋住了的呻吟声和咳嗽声。在儿子的再三坚持下，老人听了他的话，去看了医生。服用安非他酮（一种抗抑郁药）和治疗肺炎的抗生素后，他的精力恢复了，重新找到了目标。他开始每周去山上旅行，在格伦维尔岛上陶艺课，飞去儿子所在的城市看望儿子，开始辅导一位做家庭维修生意的年轻女子，甚至开玩笑说要网恋。忙得喘不过气。

有何感受？

忧郁型抑郁症是一种致命的疾病。这是我们本能的原始感觉，这种感觉痛苦地告诉我们是时候摆脱尘世了。本能告诉我们，我们的时间已经到头了，我们的贡献已经不够了。离开人世是一种普遍的冲动。我们不再觉得有必要吃饭、生产、大笑、与他人建立社交联系甚至睡觉（睡觉的目的之一是在梦中回顾社交记忆，以提高社交技能）。抑郁症患者本身没有进化优势。进化的优势在于帮助他们的部落最大限度地利用食物、空间和其他资源。即便如此，抑郁症是一种很容易触发的本能。尽管它本身可能会有所好转，但首次发作意味着人们越来越觉得没意思，并极大地增加了再次发作的风险。

因为我们人类仍然是理性的，所以我们试图忽略这种离开人世的本能冲动（我们也应该如此）。难道不想放弃这个世界吗？当然不想，还有太多东西等着我们去享受，还有很多新的方法能做出贡献。然而，即使在这个濒临死亡的时刻，我们的本能也没理解理性：本能更多的是毫无意义的感觉。所以，我们人类的理性可以引领我们在绝望的情况下继续前行，当我们知道抑郁症可以通过治疗得到改善时更是如此。我们可能会多花时间去阳光明媚的海滩度假、帮助社区、缅怀老朋友和结识新朋友。

抑郁症是什么

抑郁症在上千年前就已经为人所知，《圣经·旧约》中（《诗篇》第 38 篇）清楚地写道：

> 耶和华啊，求你不要在怒中责备我。不要在烈怒中惩罚我。
> 因为你的箭射入我身，你的手压住我。
> 因你的恼怒，我的肉无一完全。因我的罪过，我的骨头也不安宁。
> 我的罪孽高过我的头，如同重担叫我担当不起。
> 因我的愚昧，我的伤发臭流脓。
> 我疼痛，大大拳曲，终日哀痛。
> 我满腰是火。我的肉无一完全。
> 我被压伤，身体疲倦。因心里不安，我就唉哼。

尽管这种综合征在圣经时代已经有所描述，但抑郁症是一个你必须小心对待的事。随着时间的推移，抑郁症已经有了多重意思，[3]值得指出的是，我们现在谈论的只是一个特定的且官方认可的意思。我们谈论的不是单纯的悲伤、甜蜜的惆怅或者悲伤的沉思。抑郁症是一种长期公认的严重抑郁症，患者食欲不振、难以入睡且笑容不再，十分悲伤和绝望。无法体会快乐（"快感缺乏"）是很戏剧性的。与我们之前讨论过的四种社会本能综合征有所不同，抑郁症是一种急性疾病，但反复发作。（具体综合征状见附录。）有时，抑郁症被认为是普通哀伤和忧郁的一种独特且在病理上被夸大的变体。

弗洛伊德在《哀伤与忧郁》一文中大谈二者之区别：

> 在哀伤者眼中，世界是贫乏无味的、空虚的，而抑郁症患者……常在众人面前将自己贬到最低……在心理上，克服了求生的本能。

> 和一般的哀伤和忧郁不同，

> 抑郁症最显著的心理特征是极度痛苦沮丧，对外界不感兴趣，丧失爱的能力，抑制一切活动，降低自我价值，以至于通过自责和自怨来表达，最后甚至会虚妄地期待受到惩罚。

在较为现代的时期，唐纳德·克莱因创造了"内源性抑郁症"一词来清楚地反映抑郁症的生物学起源。这种综合征是抑郁症的一种特殊类型，如果你观察仔细的话是不会忽略它的。然而，有一个大问题。自从《精神障碍诊断与统计手册》第三版和《精神障碍诊断与统计手册》第四版引入了更广泛的重性抑郁障碍，临床医生和研究者对抑郁症的关注度降低。正如我们之前谈到的那样，近期抑郁症重新成为大众关注的焦点。[45]很难知道有多少人真正患有抑郁症，因为几乎没有研究探讨过这个问题。虽然抑郁症是一种特殊的疾病，但它在不同的人身上有不同的表现。症状表现是由个性、文化和环境相互作用所形成的。如果一个无家可归的癌症患者躺在病床上抱怨自己贫穷，那就没有理由认为这是抑郁症导致的情感匮乏；但如果另一间病房患同种癌症的亿万富翁也在抱怨着相同的内容，就更有可能引起怀疑。

抑郁症更常见于那些本身患有社交焦虑、惊恐焦虑或非典型抑郁症等慢性疾病的人。事实上，抑郁症往往是其他症状的恶化，尤其是恐慌。正如詹姆斯·巴林格（美国精神病学家）所说："如果你每天都面对恐惧，那终有一天会深陷于它。"抑郁症在那些身患重病或遭受巨大损失的人身上更为常见，在那些本身患有慢性情绪综合征且有其他疾病和损失的人身上最常见。

在配偶或子女去世、经济确实困难、患严重疾病和遭遇其他重大或象征性的损失之后，可能会患抑郁症。重要的是，抑郁症往往发生在社会或个人目标明显丧失之后。一位老妇人读了她在四十年前交往过的男朋友的讣告后，患上了抑郁症。虽然分手以后再也没见过面，但她一直从报纸上关注他的职业和他不断提升的名声，她一直缅怀自己逝去的爱情。虽然确诊抑郁症的女性患者较多，但抑郁症在刚退休不久的男性中尤其常见，自杀也是如此。有人说抑郁症患者只想蜷成一团死去。

这就引出了弗洛伊德提出的"死亡本能"。他假设人类有一种潜在且持续的冲动回到前生命状态。"死亡本能"在生活中表现为自我毁灭的行为，更重要的是，表现为外在的攻击和暴力。除此之外，弗洛伊德试图用这个概念来解释在人类社会和恐怖的第一次世界大战中普遍存在的侵略行为。[6]然而，人类的死亡社会本能不会永远潜伏。在遭受巨大损失之后，会突然患上抑郁症。认为如果没有自己，他人会过得更好，这种想法是与生俱来的生物反应。

最坏的情况

严重的抑郁症是一种异乎寻常的疾病。患者几乎不进食、不笑、睡眠极差且对人和玩乐没有兴趣。没什么能让他们高兴起来。极度的悲伤会感染他人，所以去看望抑郁症患者的人在离开时也会感到很沮丧。随着时间的推移，患者会因为体重减轻而日渐消瘦，遁入一个隐秘的世界，容易感染和生病，还容易产生自杀的念头。实际上，如果他们开始逐渐恢复，自杀的风险可能会短暂提高。这是因为在绝望和自杀的念头还没来得及消退之前，他们又有体力自杀了。

科塔尔综合征（法国神经学家朱尔斯·科塔尔，1840—1889）患者认为自己已经死了。虽然这可能是脑损伤的结果，但它通常是忧郁或精神病性抑郁症的一部分。精神病性抑郁症（见第 7 章）是一种抑郁症，患者有固有的错误信念（"妄想"），认为自己的身体正在腐烂，认为自己对难以想象的灾难负有罪责，或者认为自己已经死了。

哪些算不上抑郁症？

每个人都有伤心的时候，很多人时不时都会忧郁。悲伤会引发更大的悲痛，但悲伤不会带来深深的绝望或内疚。抑郁症不仅仅让人悲痛、阴郁、悲伤，甚至会让人绝望，与普通的悲伤情绪截然不同。在以前的用法中，它有时更泛指悲痛或忧郁。"他的性格非常忧郁"，威廉·莎士比亚写道，也许就暗示了这个人物患有现代非典型抑郁症。重度非典型抑郁症不是抑郁症，但可能会被误认为是抑郁症，还有可能会引发抑郁症（有时称为"双重抑郁症"）。我们所说的抑郁症和浪漫的忧郁概念大不相同。维克多·雨果（法国作家，1802—1885）说："忧郁是悲伤的乐趣。"

值得注意的是，抑郁症常常和严重的身体疾病同时发生，而且很容易将其混淆。一个患癌症而非抑郁症的人可能会没有食欲或精力。一个体重减轻的抑郁症患者在考虑精神疾病原因之前，可能会进行无休止的癌症检查，有时甚至会忽略精神疾病方面的原因。一个体重减轻、悲伤且精力不足的新患者可能患有严重的身体疾病或抑郁症，或两者兼而有之。

抑郁症史

本书最后四章是关于始于童年或青春期的慢性综合征。抑郁症是一种急性疾病，在儿童中并不常见，在青春期较为常见，但随着年龄的增长越来越常见。在老年人中，因极大损失和疾病引发的抑郁症更为常见。

拖后腿

抑郁症的主要社会角色局限是不能社交。在现代社会中，抑郁症让人很难或不可能继续进行原有社交和从事其原有职业。患者太过悲伤、疲惫、虚弱、孤僻以至于无法维持人际关系或完成工作。睡眠不足和体重下降让患者面临饥饿、身体疾病和死亡的风险会更大。长期以来，外科医生一直表示说，他们不会为患有严重抑郁症的人进行手术，因为经验告诉他们，这些患者生还的概率降低了。[7] 面对身体疾病和衰老，抑郁是纯粹无助或因比较理性而无助的结果吗？当然是。然而，如果你通过排除其他任何与身体疾病直接相关的生理症状来重新检查是否患有抑郁症，那你最后会得到一个抑郁症诊断结果，这个诊断比标准抑郁症诊断更能预测你在住院期的死亡率。[8] 事实上，巴西的一项研究表明，即使对其他因素进行了调整，这种风险也要高出7倍。此外，在加利福尼亚州，被诊断患有抑郁症的老年人在非住院期的死亡率还会增加30%。[9]

至少有一项研究表明，患抑郁症的老年人死亡率增加的原因主要是得传染病和癌症。[10] 那些患有严重精神性抑郁症的人非常专注于预测自己的死亡，这些人也最有可能死亡。[11] 因此，如果没有发现患有抑郁症或没有进行治疗，患者可能会按照自己最初的本能目的行事。即便如此，许多没有发现自身患有抑郁症的人和没有接受治疗的抑郁症患者也会得到家人或其他护工的照顾。特殊的食物、安眠药和交谈，所有这些可能都会对抑郁症有所帮助，有时甚至可能会因此而康复。

本能仍然伴随我们

不久以前，很多老年人都死于肺炎——因此，肺炎曾被称为"老年人的朋友"（威廉·奥斯勒，加拿大医生，"现代医学之父"，1849—1919）。抑郁症加速了垂死之人的死亡。肺炎等传染病更容易与抑郁症一起发生，特别是在抑郁症未经治疗的情况下，因为这样一来抑郁症症状会被忽视或被合理地排除。即使抑郁症不能预测癌症本身的病程发展，但抑郁症可以预测癌症患者的死亡。[12][13] 癌症患者最常死于什么？营养不良、免疫抑制、组织受损带来的感染，无疑还有抑郁症。[10] 亚历山大大帝在没有土地可征服时落泪，他 32 岁英年早逝，死于感染性伤寒，[14] 且死前不久，他曾因挚爱赫菲斯提安的死而绝望。

从原始社会资源配置的角度来看，这些都是"适应性"死亡。这种本能在现代社会是否还有价值呢？从文明和人道的角度来看，答案很明显是否定的。但对于那些眼里只有社会资源的少数人来说，这有助于降低老年人的重大疾病医疗费用，这类费用远远高于其食物和住房所需的费用。幸运的是，很少有人会直截了当地说，本能的抑郁症应该是医疗保障的一个决定因素。不幸的是，尽管如此，抑郁症常常会带来损失。

爱情

真正的抑郁症不是过去那种浪漫的忧郁，并非真爱就能缓解。相反，抑郁症患者对爱情、性甚至伴侣都不感兴趣。由于死亡、离婚或离别而失去爱人，无疑是会引发抑郁症的。然而，意想不到的爱情可以治疗抑郁症和帮助患者找到新目标。

工作

患抑郁症的员工对工作没什么兴趣，往往会选择待在家里或辞职。

有些确实照常规办事，并尽力做到最好。其结果通常是闷头工作、抑郁、沟通不畅、社交能力不佳、迟到、旷工、缺乏主动性或创造力。工作可能是他们生活中的唯一目标。然而，当他们的表现不佳或人际交往能力下降，或因抑郁症在工作场所的风险增加时，抑郁症可能会危及他们的工作。应该鼓励一些患抑郁症的员工在康复期短暂休假，希望他们重返工作岗位时能变得更好。

抑郁症和社会耻辱感

今天大多数人对抑郁症患者的同情反应是保护和照顾他们，直至他们恢复健康。即便如此，人们往往也不够理性，本能地不愿意承认他们患有抑郁症。人们可能会感受到无处不在的悲伤，他们可能会"明白"患上抑郁症的明显原因，如失去配偶、经济损失或被诊断患有癌症。然而，即使人们的保护本能被激发，他们也会试图"保护"看似一定会患上抑郁症的人，使其免受看似毫无意义的干涉。从他们自己的社会层面出发，他们希望尊重抑郁症患者的"自然"社会机制。

在一个案例中，两位精神科医生碰巧发现一位癌症住院患者患有抑郁症，他们在报告图中留下了一张便签，上面写着关于抑郁症治疗的必要性。内科医护人员非常关心这位患者，他们立即让她提前出院，以防不必要的精神"侵扰"。他们知道抑郁症很容易治疗，但这一理性认识因其本能地认为需要保护无法治愈的癌症患者的情绪现状而推翻。

无论患抑郁症的原因有多明显，抑郁症都不可忽视。在医学院曾有一个被讨论过的故事，很有说服力。精神科医生告诉肿瘤医生："你的患者抑郁了。"肿瘤医生回答说："他得了癌症，肯定抑郁啊。""好吧，"精神科医生说，"如果我得了癌症，我可不想再得个抑郁症。"这个笑话反映了一个非常现实的问题，尽管几十年的研究和无数不同的方法让肿瘤医生和其他医生能更好地参与诊断和治疗精神障碍，但这个问题仍没有解决。[15][16]

文化中的本能和抑郁症

目前应该是史上抑郁症疗效最好的时期，一经诊断，容易治疗。现代社会努力为老弱群体和抑郁症患者提供与普通人相同的资源和人道关怀。事实上，甚至重新强调寻求和尊重所有人的智慧和贡献。现代社会有了新的方法来治疗引发抑郁症的健康问题和缓解失去伴侣的痛苦。通过为老年人制订社会计划、为老年志愿者提供帮助盲人的机会以及为退休高管提供分享其业务专长的机会，来陪伴他们和让他们继续发挥自己的余热。

尽管如此，暴风雨仍会来临。越来越多的老年人（"死亡小组"）让社会资源紧张。不断上升的医疗成本导致了医疗分配不均，这将不同程度地影响到那些听天由命的抑郁症患者。

尽管我们的出发点是好的，但如果不是因为他们，现代社会患上抑郁症的风险可能会增加。在工作中找到人生价值的人往往按自我意愿退休，有时是强制退休，接着是几十年的"流金岁月"。那些在社会关系中找到人生价值的人正面临着不断攀升的离婚率、子女搬出去住自己成为空巢老人、在退休社区和养老院居住与家人分离等问题。现代医学使得患有严重身体疾病的人活了下来，但往往伴随着持续的症状和生理上的限制。按照尼克·丁伯根（荷兰动物行为学家，1907—1988）所说的传统。这些社交障碍和身体疾病是对我们本能的过度反应。我们承受的疾病和衰老远比进化预期的要严重得多。

与我们的四种慢性本能综合征相比，关于急性抑郁症的歌曲较少。虽然有很多关于死亡、垂死和悲伤的歌曲，但忧郁并非促使人们写歌来讲这些经历的本能。约翰·列侬（英国音乐家，披头士成员，1940—1980）演唱的《耶尔布鲁斯》是一个特殊的例外，在下面的歌词选段中提到了身体腐烂、自杀、对音乐的乐趣和目的的厌恶：

> 我很孤独
> 想要死去
> 如果我还活着

哦，女孩，你知道为何

鹰隼啄食我的眼睛
蠕虫舔舐我的骨头
我好想自杀
就像迪伦歌中的琼斯先生

黑云笼罩了我的思绪
愁雾缠绕着我的灵魂
好想自杀
甚至讨厌我的摇滚

大反转：反本能行为的优势

案例分析：反本能行为

就在不久前，一个有权势的人取得的成就超越了他非常疯狂的美国梦。这不仅是因为他最终掌管了得克萨斯公司，还因为他的长期战略终于有了回报，这出乎所有人的意料，现在每个人都注意到他的成功。由于他的努力，公司的主要竞争对手步履维艰、业绩不佳。事实上，对手公司甚至通过后台渠道给他们发送信息，表示自己宁愿被收购，也不愿破产。多么伟大的胜利啊！最终，大家都看到了他坚持不懈的智慧。

最初，他沉浸于成功的喜悦之中。当然，他外表看来平平静静的，因为他就是这样的人，但他还是会沉浸其中。不过，他很快就开始不知所措。他表面上对此事也不吭声。胜利已成，留给他的是什么呢？当然，他的家庭是完整的，但那并不是他对自己的定义。多年来，他一直在追求自己的商业战略，直到现在如此成功，他却不知道下一步该怎么做了。

　　他的内心变得更加沉静，开始胡思乱想，逃避做决定。虽然强力安眠药有一定的效果，但他还是睡得不好。他吃的食物和以前完全一样，连准备工序都一样，但还是食之无味。他甚至还是坚持锻炼，尽管没什么乐趣，体重也增加了。他并不觉得自己悲伤，尽管他有的时候觉得工作也不如以前有趣了。他的社交日程安排一切照旧，还故意注意自己的社交风度。尽管如此，他的好友还是注意到他只是走个过场。有时候，他独自一人时觉得人生真的没有任何意义了。他就这样熬了三年，没有眼科医生能医治他总是流眼泪的病症。

　　虽然没人知道（连他自己都不知道），但这不是第一次。多年来，当他在胜算很小的情况下仍坚持自己的战略时，当他面临同事的反对时，他也曾有过这种恐惧。因为没有意识到恐惧的存在，他就没有屈服，仍能往前冲。他曾为流经达拉斯的三一河铺设混凝土和修建渠道建言献策。他不知不觉地想到了自己。三一河孤零零地在那儿，乏味无趣，且是人工修建来输送水源的，但三一河本身又图什么呢？自己独自承受一切，别人都不理睬他。

　　其他同事只注意到他过去的风采不再。当董事会对他进行考察之后，给了他一笔丰厚的退休金作为回报，决定重新寻找一位更年轻、更有魅力的总经理。

　　假如一切重来，故事或许是……

　　也许还有一个眼科医生能为他医治流泪的情况。这位医生决定不再进行常规检测。相反，她指出流泪可能是忧郁型抑郁症的一种症状。在接受心理治疗和服用抗抑郁药物三周后，他感觉好多了。食欲恢复了，睡眠好了，听到笑话会开怀大笑了，他开始重新思考自己的人生新目标。三一河改造工程是他计划表上的头一件事。

　　他为克服因退休而本能产生的抑郁情绪做了很久且有力的努力，当这一切消除后，他向另一位董事会成员吐露了心声。"忧郁？我也经历过，"另一个人说道，"当我完成了一笔大交易后，我觉得自己似乎再也无法超越此次成绩了。那么这一切又有什么意义呢？抑郁症，滚蛋吧！我！很快就好起来了，胜券在握。我 65 岁了，我和妻子居然开始和孙子孙女们一起滑雪。多美好的生活啊！"

社会警报促使自我提升

在发生重大变化后，除了表现出消极和克制的行为外，反本能的抑郁症对个人来说并非总有帮助。然而，这是一种让我们能对生存进行有意识的思考和做出决定的方法，尽管我们处境艰难、心中绝望。通过战胜抑郁症，继续活下去，就能迎接新的一天。当狄摩西尼（希腊演说家，公元前 384—前 322）说"战士逃离战争是为了卷土重来"时，他很内疚，试图为自己当逃兵开脱。对抗抑郁症实则是与感知到的漫无目的作斗争，而本能引发的抑郁症绝不是懦弱。最终，这是重新寻找人生意义和新生活的一个信息。

对抗抑郁症的一种方法是让别人无意识地感觉到它。在经济不景气时，一位失业且爱发牢骚的高管找不到新工作。以他的资历，很容易得到面试机会，但这样就很难掩盖他悲观的价值观。最后，求职似乎是无望了，他沮丧地意识到自己的不快乐已经波及日常生活了。尽管他缺乏活力，但他还是决定再去参加一次没有意义的面试。这一次，他没有发牢骚，面试官在不知不觉中对他产生了同情。令他吃惊的是，他进入了候选名单，并被安排参加复试。"谁知道呢？"他后来想。

抑郁症从何而来？

所有本能的遗传根源

很少有关于抑郁症遗传学的具体研究，也很少有关于早期基因与环境的相互作用是否会增加后期患抑郁症风险的研究。一些研究表明，基因上的 5– 羟色胺活性低可能会增加患抑郁症的风险，[17][18] 但也有其他研究表明，遗传因素不会增加这种风险。[19] 如果二者之间存在某种联系，那可能是通过某间接作用发生的，因为低水平的 5– 羟色胺功能使人们易患其他四种本能综合征中的三种，而这些症状又易引发抑郁症。尽管如此，基因上低水平的 5– 羟色胺功能仍有可能直接增加患抑郁症的风险，特别是在我们知道这些基因降低了治疗抑郁症药物的药效时。[19]

本能的原始起源

对于一个物种来说，死亡本能是有益的。有一种死亡本能是在 DNA 层面起作用的（也就是说，如果 DNA 具有社会"本能"）。海弗利克（伦纳德·海弗利克，美国解剖学家和微生物学家，1928—）极限[1] 是指某一细胞类型分裂、复制和替换自身的最大次数。每次复制 DNA 的一个特定部分（"端粒"，否则在基因上就没有意义）都会缩短一些，最终导致 DNA 太短，无法继续复制。这一过程的进化优势可能在于防止了 DNA 错误复制，或者限制生物体内癌细胞的快速分裂。不管怎样，细胞无法再进行自身复制，这可能会导致人类衰老的一些问题，还可能会将人类寿命限制在理论上最长的 140 岁。现代细菌近亲没有。海弗利克极限，我们自身的癌细胞通过重新激活产生 DNA 端粒的无活性（"休眠"）基因，成功突破了这个极限。将来某天，"关闭"基因可能在治疗癌症方面派上用场，而小心"开启"它可能会延缓衰老过程。

第二种死亡本能在细胞层面起作用（apoptosis，希腊语，意为"细胞死亡"，而且细胞没有社会本能）。为什么细胞会在体内发挥作用呢？细胞为了适应会产生形态变化、组织再生和更新，以及预防感染或恶性肿瘤。

---

[1] Hayflick limited，也被翻译为海夫力克极限。——译者注

　　鉴于其他这些死亡本能，关于忧郁型抑郁症还有一个值得思考的生物学问题。整个生物体也可能会有程序性死亡（phenoptosis，希腊语，意为"程序性死亡"）。澳大利亚有一种袋鼬，交配后不久就死了（死的当然是雄性袋鼬）。[20] 同样，鲑鱼逆流而上产卵，产卵后不久就会死亡。这两种生物的生存目的已经完成，它们的死亡都是由于体内糖皮质激素水平急剧上升（例如，肾上腺皮质醇）。如果你将它们的肾上腺取出来，它们就不会死了。[21] 尽管这种相同的机制可能在完全不相关的两种生物体中进化了两次（"平行进化"），但也可能只在某种原始共同祖先体内进化过一次，有时无疑比那些原种细菌进化得要晚。

　　也许人类是这个过程的第三个例子。[22] 忧郁型抑郁症患者体内的皮质醇（"压力"激素）水平也有显著上升。甚至还有一个实验诊断测试表明，对于未经治疗的抑郁症患者，皮质醇水平不能通过人为手段回归正常化。幸运的是，对于男性来说，交配之后还有很多事情要做（而且交配很少会让男性变得忧郁）。然而，当一些男性和女性认为自己的生活任务已经完成时，抑郁就会随之而来，当他们的皮质醇系统发生变化，死亡就会随之而来。

　　事实上，严重的身体疾病和情绪压力往往都伴随着皮质醇增多。那仅仅是身体对压力的反应，皮质醇的增多会导致抑郁症吗？或者，正好相反，抑郁症能维持皮质醇活性的增加吗？这是一个先有鸡还是先有蛋的问题，目前没有定论，不过可以确定的是一旦皮质醇增多，就会造成一定的伤害。有一种因皮质醇增多而引发的疾病（库欣综合征）能帮助我们理解这一点。不足为奇，抑郁症在库欣综合征患者中很常见（"鸡"得一分）。[23] 库欣综合征患者皮肤变薄、伤口愈合时间变长、免疫系统受损、血糖升高。[24] 这就好比细菌、真菌、寄生虫和其他致病因素开大会，最后可能会导致致命的感染。如果抑郁症是一种死亡本能，那么皮质醇增多就会让我们小命不保。

　　这种死亡本能是从别的东西进化而来的吗？也许抑郁症不是凭空出现的。不久前，有人注意到身体疾病会引发一种免疫反应，这种反应会导致类似抑郁的"病态行为"，即疲惫、注意力不集中和社交孤立感。[25]这发人深思。如果你给健康的人注射一种化学物质（内毒素），这种化学物质对他们的免疫系统来说仅仅是活细菌，他们还是很健康，但他们会表现出相同的病态行为。同样，如果你给他们注射伤寒疫苗（他们并没有感染伤寒），受试者会感到疲惫、糊涂、无法集中注意力，并改变自己处理人脸社交信息的方式。一点也不夸张，他们以不同的方式看待他人，并感觉自己与他人更加疏远了。[26][27]有些人，尽管拼尽全力，还是分辨不出轻度身体疾病和轻度抑郁症的区别。他们打量自己的身体感觉，看有没有发烧、咳嗽或其他症状，这些症状能帮他们解惑。

　　病态行为能有什么帮助呢？它可以为抗击感染和修复身体伤害的艰巨任务保存体力。同时，它会促进社交退缩，以减少传染病在群体中传播的概率。一段时间后，病态行为会演变成抑郁症。保护群体不受感染逐渐发展为保护群体对抗感染成员。所以，也许那些预防流行病的原始病态行为演变成了一种由身体或情感引起的忧郁性死亡本能，这种本能让人不再使用群体资源。感受到的"不受欢迎"和社会拒绝可能会通过与身体疾病相同的途径发挥作用。[28]

　　事实上，关于皮质醇的这个发现给我们提供了一个有关抑郁症的实验室测试。故事始于1960年，当威廉·邦尼（美国精神病学家）和其他人注意到，在严重抑郁症初期，患者的压力激素皮质醇水平往往会升高。1968年，巴尼·卡罗尔（澳大利亚精神病学家，1940—）和其他人在澳大利亚的报道中称，长时间患有抑郁症的人，其皮质醇水平接近正常，但皮质醇水平在应该降低的时候（当给患者注射合成激素类地塞米松时）并没有降低。因此，非正常的"地塞米松抑制试验"是抑郁症的一个诊断标准。接着，巴尼·卡罗尔和爱德华·萨查尔（美国精神病学家，1933—1984）对此进行了深入研究，记录下了地塞米松抑制试验这一非凡的发现。

　　很快，《精神障碍诊断与统计手册》第三版于1980年发布了。该诊断标准没有将抑郁症定义为一种明显的综合征，而是一种不常使用的重性抑郁障碍亚型。唉，当其他研究者依赖这一定义不太明确的重性抑郁障碍组时，地塞米松抑制试验的发现消失了，研究者的研究兴趣也直线下降。当时对此争议颇多，精神病学家试图告诉对方该怎么想。[29] 尽管如此，地塞米松抑制试验并没有从研究中消失，它仍然是一项对抑郁症诊断、治疗效果不佳和自杀风险有预示作用的实验室测试。确实，对于重性抑郁障碍患者来说，地塞米松抑制试验预测了抑郁症和精神障碍。[30] [31] 当这些病症在临床上完全恢复正常时，地塞米松抑制试验也会恢复正常。[32] 值得注意的是，一项研究表明，如果患者在自杀未遂后接受住院治疗时，地塞米松抑制试验结果异常的话，那么该患者在几年后自杀身亡的概率将增加七成或更多。[33]

顺便提一下，雄性袋鼬在交配后，垂死时也出现了地塞米松抑制试验结果异常的情况。所以，即使是袋鼬，也有可能会得抑郁症。抑郁症是有原因的。当皮质醇过多时，就会出现一种有害的情绪低落。

如何解决：用进化论观点解释现代治疗方法

应对和自我改善

尽管抑郁症患者不需要接受治疗也能勉强过活，但如何应对抑郁症和自我改善都是问题。即使是那些鼓起勇气来保持理性，希望保持活力和恢复健康的少数人，也有病情发展更重、感觉到被社会孤立，甚至自杀的风险。他们最好能得到有效的帮助。

进化治疗

抑郁症治疗不应该让本就无助的人自我挣扎。现代方法使用抗抑郁药物与心理疗法相结合，使得治疗变得更容易。和往常一样，SSRIs 类抗抑郁药物可以通过提高 5–羟色胺活性来提高抑郁症患者的社交功能。那么，其他抗抑郁药物是如何起作用的呢？所有的抗抑郁药物都有降低皮质醇水平的药效。[34]最近，人们对使用特殊的抗皮质醇药物（这不是所谓的抗抑郁药物）作为一种更直接的方法来治疗精神性抑郁症[35]和高皮质醇水平抑郁症产生了兴趣。[36]因此，一些抗抑郁药物可能会有帮助，因为这些药物钝化了死亡本能的皮质醇机制。

虽然单靠药物治疗或正式的心理疗法往往有所成效，但双管齐下更可靠、更快且更安全。最初，针对死亡焦虑的心理治疗类似于临终关怀，特别关注自杀的风险。患者害怕失去他们的社交网，害怕被社会孤立，害怕被遗忘。盲人莱蒙·杰弗逊（美国布鲁斯歌手，1893—1929）在一首歌中提到这一点，一个垂死的人说："我想请你帮我最后一忙，请把我的坟墓打扫干净。"

对于那些将继续生活下去的人来说，克服失去和愤怒以及重新调整人际关系是有希望的。抑郁症的心理治疗还包括重拾目标、价值和希望，而非认为自己对社会无用，或为自己"成为他人负担"而感到内疚。与我们的原始祖先相比，现代社会允许更多的角色和关系变化。发达国家的资源不是那么紧张，不需要让一些社会成员死于抑郁症以便其他人能有足够的食物生存。抑郁症一旦解决了，其他重要问题仍然需要引起心理治疗的注意。尽管抑郁症很容易治愈，但其带来的身体疾病或社会损失仍会给那些从过早死亡中获救的人带来棘手的问题和痛苦的记忆。

第七章

意识丧失，本能失控：
精神分裂症与精神障碍

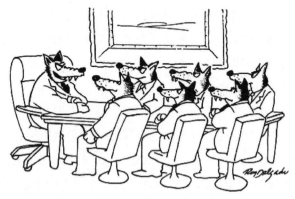

"那就说好了，要顺应我们的动物本能。"

智慧始于怀疑。

——苏格拉底（古希腊哲学家；公元前 470—前 399）

本能的本质是独立于理性而存在的。

——查尔斯·达尔文（英国自然学家，1809—1882）

社会本能

一开始，有本能是好事。细菌对食物的本能反应是吃掉它，如果简单的多细胞生物感觉到对它本身不利的环境，它就会本能地后退。然而，随着物种进化，人们需要对外界有更强的感知力。通过触觉、嗅觉（包括味觉）、视觉和听觉，可以提早发现食物、危险、地形、资源和社会群体。本能机制首先来处理和评估这些信号。气味轨迹帮助蚂蚁寻找食物，然后返回巢穴。蜥蜴找到一块温暖的岩石休息，沐浴暖阳。一只老鼠通过气味认出自己的家人，但它不会想："噢，那是我的表弟米奇。"事实上，一只老鼠无法意识到自己有一个会思考的大脑，更不用说认识到别的老鼠也有一个会思考的大脑了。狒狒能认出自己的同类，也知道自己在等级制度中的相对地位，然而，尽管它们有某种更高的心理处理能力，但它们不会对自己说："它第 4，我第 37，它比我排名高，所以我最好对它恭敬一点。"

　　人类比其他任何已知物种都要更清楚自己的所思所感，能够理性地揣测自己的想法和感觉，并且能够意识到他人也是如此（海豚是最重要的例子，它和人类有相似的能力）。意识具有巨大的进化优势。我们人类可以理性地评价自己身处的环境和自己的计划（当然，我们并不总这样做）。通过了解我们有多少食物以及如何更好地去获取食物，能减少挨饿的概率，还能养活一个更大的群体。我们还可以开发新的农业耕作方法、培育新的庄稼作物，用火烹饪食材以提升食物的热量和口感，[1] 还有新口味的菜谱，如法式蔬菜杂烩、香蕉福斯特、费城奶酪牛排。有意识的思考对于人类在农业、风险规避、工具使用、制造、科学、艺术、学习和社会行为方面有巨大的适应性价值。对于那些意识水平较低的物种来说意识仍然有价值。

　　几千年来，这种思考的能力一直是哲学思考的一个主题。它甚至促使我们怀疑自己是否存在，但又告诉我们，我们确实存在。再次引用笛卡尔的话："我思故我在。"意识确实存在，但在我们的选择之外。因此，作为人类行为的一种固有模式，意识符合本能的定义。我们的自由意识源于这种本能意识，我们可以对我们做的事做出理性的决定。然而，一方面我们常常很难区分我们的理性思维和意识，另一方面又很难区分我们的理性思维和其他无意识的本能。正如我们所见，我们的自由意识往往包含着本能的潜在影响。对于我们正在思考的社会生物学来说，这种理性思维和本能的结合尤其重要。此外，说到理解不可改变的错误信念或看法（"精神失常"）时，问题不在于意识本能的存在，而在于意识本能的弱化或缺失。如果没有这种有意识的节制，我们的社会本能就会被狠狠激发，这是一种原始的且常常是可怕的感知。我们的动物表亲、祖先和我们自己都有隐藏的生物印迹，警告那些不遵守社会本能的人，可能会遭受原始本能的惩罚。

有意识的理性平衡了无意识的本能

我们做出社交决策的原因很复杂。在一个商业聚会上，当我们和陌生人在一起时，我们中的一些人会突然感到恐慌，想要逃回家。我们对等级的感觉可能会影响我们与谁交谈以及我们觉得受到谁的威胁。我们的筑巢本能可能会引导我们清理餐桌上的食物，或者避免与所有可能携带病菌的人握手。我们对被拒绝的恐惧会影响我们在接近潜在的朋友时的自在程度。如果这就是我们所受的所有指导，那我们每个人都会陷入某种刻板的社会角色，这种角色是由我们不同的生物结构所定义的。幸运的是，所有这些社会本能都由我们的意识本能所调节。我们的理性允许我们与强势的男性和女性交谈，而不必担心在接近他们时会因为自己的无礼而受到一定的惩罚。理性甚至提醒我们谨慎行事、尊重他人。

身心问题

约翰·洛克（英国哲学家，1632—1704）认为，意识是"对人内心思想的感知"。所以意识（及其产物，理性思维）是一种社会自我意识，这种意识监督我们所隐藏的社会本能。它允许我们超越自己的生物社会本能，从而允许我们有更理性的社会行为、合作、交流和语言。其中一小部分是与他人争论的能力，而不是顺从本能暗示。[2]同样，语言也可能具有调节社会感知的中枢功能。在一个实验中，当实验对象听到了某人的坏话时，他们会更留意此人的照片。八卦告诉我们需要瞄准谁，[3]这表明意识在很大程度上可能源于一种社会本能。[4]

第二个好处在于，我们对环境资源有了更高的意识，我们已经开发出了可以更好地利用这些资源为大众服务的技术。最后，在个人层面上，那些最容易、最理性地描述自己内心的人，其生活体验也会更有意义。⁵洛克对此不会感到惊讶。只有其他少数物种有生理上的自我意识。例如，一些猿类、乌鸦和海豚可以在镜子里认出自己。基本上，如果你给它们贴上彩色标签，它们就会从镜子里发现，然后在自己身上找到这个标签。

　　一旦你意识到你有自己的想法，下一步就是要意识到别人也有自己的想法。在心理学和哲学中，这被称为心智理论。心智理论是对社会交往进行理性思考的基础。这不仅仅是克服你内在社会本能的能力，你还需要意识到他人也有理性和本能的想法和感受。尽管可能其他一些物种也有某种有限的心智理论，但其主要还是关于人的。我们的阿尔法狗邦尼常常明白人们在想什么，但这似乎明显不符合科学。虽然它不能用语言表达想法（它的叫声会发自内心吗），但是当它在院子里玩追逐游戏时，它能意识到你什么时候会故意扔个球或突然改变方向。

当本能战胜意识，问题就接踵而至

　　我们的意识已经适应了我们这个物种，但有时意识不再能够平衡和调节我们的核心社会本能。当原始的、未经打磨的本能脱颖而出时，问题就出现了。当这种影响足够大时，我们所看到的是与有意识现实的持续丧失，尤其是正常社会功能的丧失。这种未经干扰的社会本能现以我们称为"精神障碍"的形式出现，或以精神障碍的一种特殊形式——精神分裂症出现。

　　1887 年，埃米尔·克雷佩林（德国精神病学家，1857—1926）提出了"早发性痴呆"（希腊语，原文为"dementia praecox"）一词，以包含他对精神分裂症具有开创性的症状描述。他意识到许多疯狂的精神病症状是生物综合征的一部分。1908 年，尤金·布鲁勒（瑞士精神病学家，1857—1939）创造了"Schizophrenia"（希腊语，意为"精神分裂"）一词。他的意思是，精神分裂症是一种疾病，这种疾病使大脑将现实世界的意识思想与内心的无意识思想分开，使得内心的无意识思想占据主导地位。[6] 如果你认为这种无意识思想包括社交本能的话，那么布鲁勒就走在他那个时代的前沿了。顺便说一下，精神分裂症与多重人格完全没关系，与有意识地执着于两种相悖的想法或策略也毫无关系。

乔纳森·彭斯（南非精神病学家）认为，当社会适应性与现实世界的遗传和环境事件相冲突时，精神分裂症就会发生。[7] 伦道夫·奈斯（美国精神病学家，1948—）跟着提出了社会适应性功能的"悬崖式"发展。[8] 越来越强的社会本能只在一定程度上具有适应性。当社会本能变得太过强大时，就会把我们带到精神崩溃的边缘。和其他论文研究一样，一项新西兰的一般人群研究发现，精神病症状的严重程度波及范围很广，甚至波及了"正常"人群。他们还发现那些患有普通焦虑症和抑郁症的人更有可能出现个别的精神病症状，而且更有可能越过崩溃边缘发展成灾难性的精神障碍。[9]

通过治疗来学习

在我们谈一个更详细的理论之前，让我们先了解一点关于精神分裂症和精神障碍的知识。首先，在过去 60 年中，我们已经有了能够有效缓解精神病症状的药物。吩噻嗪类药物的抗精神病作用是在抗组胺药物（用于抗过敏）研究中发现的意外结果。氯丙嗪在 20 世纪 50 年代早期被广泛使用，通过阻断一种特殊的脑神经递质（"多巴胺"）来发挥作用。事实上，如果你比较不同抗精神病药物的临床有效剂量，这些剂量与实验室研究中各种药物阻断多巴胺活性的能力几乎完全一致。换句话说，是某一特定药物的多巴胺阻断能力决定了其抗精神病效果；多巴胺是关键。其次，后来的抗精神病药物也以同样的方式发挥作用，虽然效果并没有更好，但副作用明显更小了。利血平是一种天然药物，也能阻断多巴胺，它作为一种民间药物，长期以来被用作治疗精神障碍，但风险还是相当大的。因此，关于这一点的药理学解剖分析表明，许多不同形式的精神障碍似乎都与多巴胺敏感性的相对增加有关。[10] 精神障碍的多巴胺理论由此诞生。

多巴胺如何发挥作用？

将多巴胺引入进化讨论之后，下一个问题是：通常多巴胺能为我们做什么？多巴胺是大脑的一个报偿系统，帮助我们形成和回忆自己喜欢的事情的情感记忆。当我们找到自己想要的东西（比如食物、性等）时，大脑会分泌一些令人愉悦的多巴胺。从那时起，当我们发现身边可能会有好东西的蛛丝马迹时，大脑就会分泌多巴胺让我们出去寻找。[11][12] 多巴胺在其他动物身上同样适用，即使是在非常原始的物种身上。[13][14] 事实上，多巴胺通过增加我们对欲望本能的关注，有效地降低了我们理性思维的作用。所以，5-羟色胺是神经递质的"社交主管"，而多巴胺是"欲望主管"。

这就是为什么多巴胺能让人们感到快乐。当人们听到音乐时，分泌的多巴胺让他们想要动起来，他们跳舞，同时也寻找快乐、新奇和灵感。[15] 你可能会说，全靠多巴胺。音乐能帮助婴儿进入梦乡，缓解人们的悲伤。唱布鲁斯音乐并不是沉浸于痛苦之中，也不是单纯为了娱乐——这是自我疗伤和从有意识的痛苦中解脱出来的一种方式。

正如威廉·康格里夫（英国剧作家，1670—1729）所言"音乐有抚慰心灵、软化岩石、弯曲橡树的魔力。"当然，音乐也能激发浪漫和魅力。威廉·莎士比亚在《第十二夜》中说："如果音乐是爱情的食粮，那就继续演奏吧！"他甚至都不知道多巴胺是什么。

从降低多巴胺分泌来看，帕金森病（一种神经运动和震颤障碍）与多巴胺活性降低有关，因此对快乐和新奇事物的追求也会减少。[16] 通过增加多巴胺水平来治疗帕金森病的药物（"左旋多巴"）能提高患者对快乐的期待。[17] 帕金森病的治疗也可能走极端。普拉克索（品牌名为米拉帕，一种用于治疗帕金森病的合成多巴胺增强剂）能极大增强患者的愉悦感和猎奇欲，使其沉迷于赌博、购物、暴饮暴食和性纵欲，还能引发精神障碍。[18][19][20] 这正好说明，在我们文明的外表下隐藏着怎样的欲望本能。

多巴胺在恐怖情景记忆中也起着重要作用。交警全天候站在车流中，他们的多巴胺水平也会增加。[21] 或许这可以解释为什么他们喜欢吃甜甜圈，但也给"交通会把人逼疯"这个概念赋予了新的含义。多巴胺帮助我们记住和回忆可怕的（厌恶的）情景。多巴胺也许能帮助我们避开非洲平原上的狮子（更别提有毒的植物了），[23] 但更重要的是多巴胺能帮助我们认出愤怒的人和恐怖的人。那些在基因上多巴胺活性更强的人对引发恐惧反应的实验室程序更敏感。[24] 由于多巴胺活性较低，未经治疗的帕金森病患者识别愤怒的能力会下降，但他们认识其他情绪的能力不一定会降低。[25] 此外，当你研究大脑活性时，帕金森病患者对可怕情况的大脑反应会减少。[26] 害怕打雷的狗对多巴胺阻断药物的反应良好，但对治疗恐慌或焦虑 [27] 的药物反应不佳。我们的贝塔狗卡西迪在服用犬用多巴胺阻断剂后，没那么害怕打雷了。同样，当人身安全受到持续威胁时，一个既没有精神障碍也没有焦虑障碍的患者，服用多巴胺阻断抗精神病药物比服用抗恐慌和焦虑药物的效果要好得多。

我们已经知道，多巴胺活性可以增加我们的食欲，也能增加我们对愤怒的恐惧。这两种多巴胺行为都使我们的思想更加倾向于生物本能反应，而不是有意识地理性思考。能证明多巴胺在精神障碍中的作用是关键的，但却是间接的，而且多巴胺不是精神障碍的唯一神经递质。最近的研究已经将关注点扩展到其他神经递质上了，包括谷氨酸和与焦虑有关的 γ - 氨基丁酸。

缺失的思考——心智理论丧失

如果精神分裂症与社会本能有关，那么精神障碍的社会功能有什么特别之处吗？确实有。精神分裂症患者有意识地去思考问题的能力会下降。要思考这个问题，我们先从心智理论（认识到他人也会思考和感受的能力）入手。精神分裂症患者的意识减弱会降低其在实验室测试中认识他人意识的能力，[28][29] 尤其是那些患有偏执妄想症的人。[30]患有精神分裂症意味着与他人没有太多社会互动，心智能力降低最能预测这一情况。[31] 在一项脑成像研究中，患者和正常人被要求观察随机移动的或似乎按序移动的几何三角形图像。那些精神分裂症患者则很难发现这种规律，而且他们重要脑区的大脑活动也减少了。尽管如此，那些额叶皮层活跃度更高的人在预测方面做得更好，也许是因为他们仍然可以利用理性思维来弥补自己心智理论的不足。精神分裂症患者对他人的了解更少，更不能判定他人及其社交意图，我们也无法与他们交谈。对于精神分裂症患者而言，社会生活更多的是一种内心过程，而不是与他人的真实互动。

在实验室里，与那些从未幻听的学生相比，那些偶尔会幻听的正常学生（不一定患有精神分裂症，但这是一个相关症状）不太能够使用自己的额叶皮层来有意识地阻止识别已经看过的图片。[32] 同样，精神分裂症患者的抽象思维能力也会下降。告诉精神分裂症患者一句如"如果你住在玻璃房子里，就不要朝别人扔石头"这样的谚语，他们可能会告诉你只是打碎玻璃不太好。几乎所有精神障碍患者都会出现这种思维问题。[33]

但是稍等一下。显然，精神分裂症患者可能会陷入无法改变的错误信念（"错觉"）、声音（"幻听"）和大脑功能失调（"认知障碍"）。例如，幻听的人对自己患的病也缺乏洞察力。[34] 那么，思维问题究竟是精神障碍的诱因，还是精神错乱的结果？要想回答这个问题，有一种方法是观察那些属于精神分裂症"高危"人群，但尚未患精神障碍的年轻群体，他们中的很多人后来确实患上了精神分裂症。他们似乎的确与那些精神分裂症患者有相同的思维问题。他们不擅长有意识地处理社交信息、情感信息，[35][36] 或面部表情，[37] 往往不太善于社交。[38]如果有额外的时间思考，他们会在社交任务中表现得更好，[39] 当专注于心智理论测试时，脑部扫描显示他们需要集中脑力才能回答这些问题。[40] 所以，在精神障碍发作前，意识就已经减弱了。

　　一种有趣的可能性是，由于无法模仿他人的想法，精神障碍患者理解他人思想的能力会被削弱。[41]研究表明，模仿和模拟对我们理解他人起着重要作用。也许我们可以这样说别人："他们做的，就是我们要做的。"大脑中甚至有"镜像神经元"在执行这一艰巨的任务，模仿能力对每个人来说都很重要。近期研究观察了那些注射保妥适（肉毒杆菌的品牌名）瘦脸针改善面部肌肉的人群，这些人应该都是健康的。[42 43]肉毒杆菌通过麻痹面部肌肉来减少皱纹，所以面部表情很难流露出来。如果没有面部表情，那就很难通过模仿来识别他人的面部表情。因此，注射肉毒杆菌使理解他人面部表情变得难上加难。这就是为什么一些派对的人让人迷惑。我们的皱纹看起来顺眼多了，但我们不知道别人是否会喜欢。在一项与之相关的研究中，在脸上抹上一层厚厚的凝胶（类似于稠稠的面糊）迫使面部肌肉格外用力工作，这实际上使受试者更容易识别他人的情绪。[44]肉毒杆菌可能会让我们看起来更年轻，但不仅让我们变成扑克脸，还会让我们在他人眼中变得难以捉摸。

意识与社会本能失衡

　　虽然对社交线索的有限意识是一个社会问题（对扑克牌职业玩家来说也是一个问题，因为他们需要评估对手的情绪），但它本身并非一种精神障碍。当先天的社会本能通过意识减退和社会本能增强相结合取代了有意识的社交过程时，精神障碍就会发生。让我们从意识减退入手，看看前脑部分（位于"额叶皮层"表层）的意识功能减退、受阻或分散的情况。

　　一种可能是，有的人思考不动脑或不完全动脑，而是用额叶皮层部分来思考，这是我们进行有意识思考以及处理社会线索和本能的地方，也就是我们的社会心理。有一篇长文献是关于精神分裂症患者额叶功能退化的，[45]研究发现精神分裂症患者和双相情感障碍患者的额叶皮层都变薄了。[46]额叶皮层似乎从一开始就变薄了：在精神分裂症高危人群中[47]以及在精神障碍初次发作时，[48]这种情况不会随着病情的严重程度或持续时间增长而恶化。所以额叶皮层变薄可能不是因为精神障碍或抗精神病药物。不仅如此，额叶皮层变薄也会减弱患者对疾病的意识，[49]减少其专注的时间。[50]因此产生了精神分裂症的"前叶皮层功能低下理论"。[45]

所有本能的遗传根源

显然，精神分裂症是家族遗传问题，在过去几十年里，人们耗费大量精力来寻找特殊遗传因素的证据。但是正如伦道夫·奈斯所指出的："精神分裂症的进化问题是，为什么自然选择并没有淘汰这种遗传风险高的、严重威胁健康的疾病基因。"[51]对易感基因的研究只取得了一定的成功。正如我们即将看到的那样，至少有两种基因变异可能会让我们更容易患上精神分裂症和各种其他类型的精神障碍。其中一种基因变异会增加多巴胺活性，而另一种则会降低额叶皮层中有意识思考脑区的有效性（即多巴胺理论和前叶皮层功能低下理论）。

根据进化理论，未能找到具有高度特异性的精神分裂症基因，通常是因为如果可以重叠的话，不同的精神分裂症是源于几个不同的社会本能亚型。每一种亚型都有自己独特的遗传模式，并且远比喷嚏、呵欠和微笑遗传学复杂得多。

一项着眼于多巴胺的欲望指导功能基因研究表明，多巴胺 D2 受体基因控制某些多巴胺受体的水平，而特殊的变异可以增加多巴胺的活性水平。多巴胺的欲望控制功能也会增强，从而一些社会本能或其他本能的活性也会增加。关于多巴胺受体 D2 基因我们还知道些什么？首先，在保加利亚、西班牙、澳大利亚或其他地方，这种变异形式在精神分裂症患者中比在正常人群中更为常见。[52-54]大多数人都没法清醒地思考。但随着所有本能压力因多巴胺而增加，这些人就更没法清醒地思考了。[55 56]因此，在实验室研究中，即使会受到某种惩罚，他们也不怎么思考，更容易跟着直觉走。[57]因为他们更容易受到本能反应的控制，所以他们也更难注意到在第一个视觉图像出现之后很快出现的第二个视觉图像。[58] 其次，基本上，当本能的恐惧被激发时，这种恐惧会以一种排挤其他想法的方式一直存在。[24] 所以当我们考虑社会本能时，多巴胺 D2 受体基因的多巴胺活性增加可以使那些本能和潜在的恐惧显现出来。

另一项基因研究着眼于额叶皮层——我们大脑中负责思考的部分。我们已经知道，精神分裂症患者的额叶皮层较薄。有一种基因决定的蛋白质(神经调节蛋白 1)在神经细胞的形成和连接中起重要作用，这种蛋白质有很多不同的变体。神经调节蛋白 1 的变异与额叶皮层较薄或神经细胞较少有关，[59][60] 且这种蛋白质无法与大脑其他部分进行有效沟通。[61] 在实验室的智力挑战中，甚至在 10~12 岁时，神经调节蛋白 1 的变异也使一些人的额叶皮层不得不在任何精神疾病开始之前就努力工作。[62] 因此，在冰岛、苏格兰、瑞典和一些其他地方的研究中，神经调节蛋白 1 与精神分裂症有关也就不足为奇了。[63] 还有一种可能是表观遗传学（有生命时基因活性由于附着的甲基而降低）在决定额叶皮层活性的类型和水平方面起了辅助作用。[64] 表观遗传机制可能决定了发育和环境因素如何发挥作用，这还可能是研究新治疗方法的一个切入点。[65]

这些基因怎样才能发挥作用？

对于患者来说，精神分裂症不是进化性适应，因为精神分裂症让患者既不快乐后代又少，同时，对于患者的直系家庭或大家庭来说，精神分裂症也不是进化性适应，因为它不能通过利他行为为整个族群的基因库带来任何益处。[66] 然而，如果人类基因仍在到处流动以增加多巴胺活性，或者限制我们有意识的社会心理，那么一定有其原因。如果我们中的一些人和别人的想法不同，那么他们一定在某方面有过人之处。

在某种程度上，多巴胺活性增加促进了人们对新奇事物的追求和创造力。这对人类是有帮助的，在这个追逐目标的时代，多几分创造力迟早会派上用场。"受损"的额叶皮层减少了有意识的疏忽，从而给我们更多的生物社会本能。科学家做了他们分内的事，成功地将人类的多巴胺增强基因（多巴胺D2受体基因）注入毫无戒备的老鼠体内。当把老鼠放在一个新的环境中时，它们会变得异常活跃。[67]但是，没有信息表明老鼠是否会更加擅长使用小画笔了。尽管大脑额叶皮层功能减弱了，但神经调节蛋白1却与更强的创造力有关。[60]在适量的剂量下，这也许会促进更多对新奇事物的追求、对创造力和社会本能的突破。当你能将直觉概念化时，直觉是灵感和决策宝贵的信息来源。

这让你怀疑是否还有其他类型的创造力与社会本能没有直接或间接的联系。这让我们想起托马斯·库恩（美国科学哲学家，1922—1996）的论述：真正的科学进步来自无意中形成的新概念模式（名为"范式转移"，通常是在淋浴时实现的），而不仅仅是来自理性的科学研究。就一个社会而言，我们需要平衡的是那些将有创造力的人和不太有创造力的人区分开来的因素。不幸的是，这种平衡会产生一个意外结果，有些人的生物创造性因素太多，以至于他们从伦道夫·奈斯所说的"悬崖边缘"跌落到了精神障碍的境界。

丧失意识

当我们由于意识控制的减弱或本能驱动的增强而产生一种不平衡的状态时，事情就会变得非常糟糕。从意识的角度来看，改变或增强社会本能的能力太弱，我们就只能依靠本能的引导。意识受损的方式有很多种。对于精神分裂症和精神障碍来说，最重要的是生理上的社会意识和社会心理的减弱，这与薄的额叶皮层、神经调节蛋白1，以及其他未知因素有关。然而，还存在其他已知机制，当这些机制不止一种时，患精神障碍的风险会特别高。

精神障碍在阿尔茨海默病患者中很常见，患者额叶的意识、记忆和理性思维逐渐退化。[68]由于这可能是阿尔茨海默病本身的一种功能，所以这与神经调节蛋白 1 基因无关。[69] 精神分裂症症状在思维严重受损的人身上更为常见。[70] 总的来说，41% 的阿尔茨海默病患者出现妄想（36%）或幻觉（18%），或者二者兼而有之。[71] 这是一个有关治疗的问题，因为治疗精神障碍的药物在阿尔茨海默病患者中致死风险和产生医疗并发症的可能性更高。

精神障碍也可能与影响额叶皮层的医学疾病同时发生。梅毒晚期（"神经梅毒"，曾被称为"麻痹性痴呆"）会对大脑造成影响，这时受感染的额叶皮层会变小，其作用可能也会降低。[72] 因为由此引发的精神障碍看起来和精神分裂症很像，所以梅毒感染很容易被忽视。

睡眠是另一种丧失意识的形式。当我们进入"浅度睡眠"时，意识开始减弱。这时许多精神正常的人会听到一个声音在呼唤他们的名字。这种"入睡前幻觉"一般在那些对环境声音更加敏感的人身上更为常见。[73] 同样，如果你在实验中告诉大学生们不要去想某件事（"无论你做什么，不要去想白熊"），那么当他们进入浅度睡眠时，他们实际上更会去想那件事（即白熊）。[74] 当他们的意识控制逐渐减弱时，他们试图把事情抛诸脑后的想法又回来了。幸运的是，这些实验并没有召唤出真正活的白熊。

在真正进入梦乡时，意识甚至就更少了。正如伊曼努尔·康德（德国哲学家，1724—1804）所说："疯子就是在清醒时做梦的人。"因此，梦几乎是天生社会本能的纯粹反映，随着时间的推移，通过社会习得而改变。这就是为什么当心理治疗的重心放在理解患者时会有所帮助。正如弗洛伊德所指出的那样，梦是"通往潜意识的大道"。很可能，当我们梳理最近发生的事件以适用于社会理解时，梦是社会习得和本能修正的行动过程。值得注意的是，精神正常的人也会做精神正常的梦。虽然梦可能是神奇的，但精神障碍事件不会发生在普通的梦中。[75] 精神障碍患者的梦和他们清醒时一样，都包含着错误的固有信念。

严重的失眠会导致对我们不利的精神病症状。[76] 例如，在 56 个小时没合过眼的情况下，人们的额叶皮层活动会减少，焦虑、情绪低落和偏执想法会增多。[77] 最后不得不提的是，严重的焦虑、抑郁或恐惧会压倒我们的思想、排挤我们保持理性的能力。

本能失控

　　心理或大脑的平衡的另一侧是本能，也就是说，我们会因为夸大了的本能而变得不平衡，这种本能击垮了我们的心理调节能力。让我们从多巴胺如何让我们被诱惑开始说起。我们看到了美味佳肴，分泌的多巴胺促使我们去寻找满足欲望的途径。现在还算不错。然而，我们有社会本能，这种本能将我们的欲望置于社会群体的背景下审视。如果我们买明令禁止的雪茄（或招摇的豪车），这可能会引发恐慌性的想法，即因行为不端会被群体驱逐，会越来越担心在上级面前因摆阔而尴尬，担心雪茄灰造成污染，或因冒犯他人而产生社会内疚感。雪茄和豪车当然只是一种隐喻，但是有时候雪茄不仅仅是雪茄。如果你把雪茄看作一种贪欲的奢侈，你潜在的社会本能可能会以意识控制为代价而增强。

　　多巴胺在令人恐惧的厌恶情境下也发挥着作用。那些对即将拥有的劳斯莱斯有更强的多巴胺反应的人，只会更加恐惧。现在还算不错。然而，如果社交恐惧促使多巴胺分泌，那么恐惧就会进一步增加，社会本能就会进一步被夸大，理性意识控制也会进一步被削弱。大多数人不会因为拥有劳斯莱斯而精神错乱，但当有足够多的精神分裂症前期因素和加强的社会本能在起作用时，拥有一个高调的物品可能会导致精神错乱。

　　苯丙胺（"速度"）和可卡因可以导致一种与精神分裂症非常相似的短暂性精神障碍，可能是通过诱导易感人群分泌更多的多巴胺，甚至都不需要神经调节蛋白1或其他因素就可以使额叶皮层功能减弱。[78]

　　社会刺激也可能对易感人群有害。有一种陈旧且已被广泛摒弃的理论认为，精神分裂症与家庭成员中高度的"情感表达"有关。尽管如此，最近的一项研究表明，情感上受到过度干涉的亲属（这只是

"情感表达"的一种形式）与更多的精神病症状有关。[79]是因为家庭过度干涉和精神障碍有共同的潜在原因吗？是因为精神病症状越多，家庭成员就会过度干涉吗？还是因为过度干涉引发了更多讨厌的社会本能？也许最后一个说法是正确的，因为神经调节蛋白 1 和额叶皮层功能的降低也与精神分裂症患者对家庭冲突更敏感有关。[80]如果你已经处于危险之中，那么家庭过度干涉可能真的会伤害到你。

对社会冲突的期待甚至会使平凡的事件诱发精神病症状。一位无家可归的精神分裂症患者出现在急诊室，要求住院治疗他的幻听。他攒下了钱，买了几双非常高档的运动鞋（对他来说，相当于一辆劳斯莱斯汽车），现在他非常害怕回到流浪者收容所。因为回去被驱逐的风险很高，失去地盘、引发犯罪和得罪他人时有发生。一旦他真正意识到新运动鞋增加了他对收容所社交圈的恐惧时，他就没那么害怕了。他设计了一个切实可行的计划来防范盗窃。所以，如果可怕的社会刺激会使精神障碍恶化，那么我们曾提到过的美容肉毒杆菌可能会有所帮助，它使人们对流露出威胁的面部情绪的意识降低。整形医生对此感到非常满意。此外，脸上扑上厚厚的一层粉可能会让社会刺激变得格外可怕。

当我们的五大核心社会本能被充分激发时，其诊断确实会相当紧张。通过额叶皮层功能降低和多巴胺活性增加的相互作用，这都是精神障碍的主要诱因。焦虑症和抑郁症的常见诱因和精神障碍的一样。具有讽刺意味的是，理性的决定通常起不到什么作用。当我们故意否定社会本能的刺激时，社会本能不仅会继续刺激我们，这种刺激还可能会持续得更久。这最终会导致精神分裂症和其他疾病。

同样，文明也会产生意想不到的影响。通过鼓励反本能行为，文明也可能会加大社会本能的强度。想象一下，如果一个惊恐症患者必须乘坐飞机去很远的地方，而密闭的机舱会诱发幽闭恐惧症，这时他们要忍受极度严重的恐慌。事实上，精神障碍的首次发作往往是由旅行引发的。[81]这不仅仅使本能的直接生物效应得到强化，并且本能产生的太多情绪噪声也会掩盖我们的意识。于是，夸张的社会本能就会产生原始和戏剧性表现，就像精神病症状一样。

常见诱因会让我们发疯吗？

正如重性抑郁障碍是抑郁症的一个典型代表，广泛性焦虑症是焦虑症的一个典型代表，精神分裂症也可以被视为精神障碍的一个典型代表。恰好导致特殊焦虑和抑郁障碍的五种社交本能也可能有助于定义精神分裂症的特殊亚型。然而，尽管我们已经有了调节抑郁症和焦虑症的诊断工具，但是我们直到现在才开始调节精神障碍和精神分裂症。[82]

虽然精神分裂症的混合疾病性质（"异质性"）早已为人所知，但在辨别不同类型的精神障碍方面进展缓慢。一个重要的步骤是发现某些精神分裂症实际上是患者的大脑感染梅毒（"神经梅毒"），且已进入晚期和严重阶段。这一认识也促使精神障碍患者接受梅毒筛查、使用青霉素和其他抗生素进行有效治疗。虽然长期以来狂躁症（现在属于双相情感障碍一型的一部分）被认为是一种独特的疾病，但最近的研究发现有一种精神病性狂躁症常常与精神分裂症相混淆。精神分裂症的其他诊断类型包括精神病性抑郁症（忧郁型抑郁症的一种形式）和偏执型妄想症，更不用说由药物、药物滥用和身体疾病引发的各种精神疾病。

然而，这些精神障碍的性质和关系还不为人知，还需要更深入的研究。例如，研究表明，"避免伤害"的人格类型（有四种亚型似乎与我们的四种社会本能相吻合）在精神分裂症患者中更常见，在患者亲属中也是如此。[83]尽管大多数有关精神分裂症的研究焦点都很相似，都集中在整体诊断范畴，但一些研究者仍在继续寻找"精神分裂症"的有效亚型。研究精神分裂症亚型的一种方法是观察与之并发的其他综合征（共病）。[84]就在不久以前，人们还认为应该忽视精神分裂症的其他症状，因为有一种理论认为，精神分裂症是如此势不可当，以至于其症状的多样性仅仅反映了这种疾病的多面性。

最近，一些分散的研究人员开始注意到，焦虑症在确诊的精神分裂症患者中也很常见。即使是"正常"的人产生幻听，这些人也多半是焦虑症患者或抑郁症患者。[85] 最近，研究人员已经开始通过专门的面谈诊断和技术系统地识别共病焦虑症。[86-88] 一项针对早期精神分裂症患者的研究表明，9.3% 的患者患有惊恐症，48.1% 患有社交焦虑症，14.3% 患有强迫症，至少有 84.9% 的患者在精神障碍发作之前曾患有一种或多种焦虑障碍。在另一项针对已确诊的精神分裂症患者的研究中，24% 的患者患有惊恐症，17.7% 的患者患有社交焦虑症，24% 的患者患有强迫症。[89] 我们甚至有可能低估了这些数字。[90] 正如按照介绍它们的顺序介绍了我们通常所怀疑的诱因，我们将跟随这一线索继续寻找。

惊恐性精神障碍案例分析：孤军奋战

不久前，一位印第安纳州的大学生感到非常紧张。当她第一次去看心理医生时，她克制住了突然想下车的冲动。但是当她在座位上坐着一动不动时，她突然又有了想逃跑的欲望，同时还有一个声音告诉她，她必须摆脱其他乘客的恶意。她到站后，这个声音还持续了大概 20 分钟。结果发现，她近期的焦虑始于她两年前出现的惊恐障碍，但这是她第一次出现幻听，第一次感受到如此强烈的恐惧。除了惊恐外，她没有其他的先兆症状，这是很少见的。

住院期间对她的医学评估是正常的，在她服用抗精神病药物几周后，幻听消失了。尽管如此，她仍然沉默寡言，也会感到恐惧，即使尽量克制，但还是经常会惊恐发作。出院后，每 12 小时服用一次氯硝西泮。就这样，慢慢有所好转，但她自己很快就觉得有必要停止所有的药物治疗。在家人的支持和安慰下，她坚持了下来，后来在接受心理治疗时她还会谈起自己更深层次的担忧。她完成了大学学业，社会生活和职业生涯都非常成功，多年以后，她唯一服用的药物就只剩下氯硝西泮了，现在，她的情况非常好。

　　惊恐障碍在精神分裂症中很常见。即使在今天，就算这种症状并不明显，大多数临床医生仍将其视为精神分裂症的一种不好的症状。此外，如果你是精神障碍患者，你难道不会感到恐慌吗？然而，在我们的社会本能理论中，一些精神分裂症将惊恐发作当成"惊恐性精神障碍"的一个核心特征。[91] 首先，大多数人在精神病症状出现之前就开始惊恐发作，即使通过服用抗精神病药物控制住了精神障碍，恐慌仍会继续。[92] 当患者所患精神障碍极其严重时，惊恐发作是最难以诊断的。不知为何，社会恐慌本能取代了意识思维，精神障碍就会产生。

　　非精神病性惊恐患者对实验室噪声的反应增加了其大脑的活性。[93] 当他们离家很远时，这可能有助于倾听危险的声音和内心的警惕。因此，高度焦虑（即很可能是惊恐）的精神分裂症患者出现幻听和幻觉（亦称"阳性症状"），以及更多的社交退缩和快乐缺失（亦称"阴性症状"）也就不足为奇了。[94] 幻听在精神分裂症患者中很常见，在我们所说的"精神性惊恐"患者中尤其常见。惊恐会让思维远走高飞。

　　如果你仔细听这些声音，它们往往会在一瞬间出现。如果你仔细观察那个瞬间，患者也会有惊恐焦虑的症状。声音和惊恐焦虑的联系构成了另一个先有鸡还是先有蛋的问题。但幻听似乎是惊恐发作的又一个症状。一方面，服用固定剂量的某种抗惊恐药物，如氯硝西泮和阿普唑仑，可以治疗幻听和惊恐；另一方面，值得注意的是，其他抗惊恐药物似乎不起作用。

　　还记得二氧化碳是如何引发惊恐症患者的惊恐的吗？在一项研究中，二氧化碳引发了 8 名有幻听症状的精神分裂症患者的惊恐。这项研究也用了一种新的面谈方式，这种方式关注幻听出现的瞬间，发现幻听通常和惊恐症状有关系（因为惊恐焦虑和幻听混杂在一起，如果面谈仅仅询问惊恐本身，是无法获得足够多信息的）。在一些没有服用小剂量抗惊恐药物或大剂量抗精神病药物的患者中，二氧化碳引发的恐慌也会让他们产生幻觉。虽然只是初步信息，但这种信息有助于我们找到更好地帮助患者的办法，所以是有用的。

　　朱利安·杰恩斯（美国心理学家，1920—1997）断言幻听来自大脑的信息，[95] 他可能说得对。因为惊恐焦虑是一种古老的本能恐惧，害怕与群体分离，当你独自面对危险时这种担忧是合理的。事实上，精神性惊恐患者在面对危险时会产生幻觉和偏执的恐惧，特别是当他们独自一人时。杰恩斯推测，过去人类内心的声音占主导地位。不难想象各种动物（尤其是婴儿）也有相似的、出于本能的内心恐惧表达，我们只能猜测它们是如何和是否"听到"了这些警告。然而，人类语言允许我们向自己发出口头警告。

塞缪尔·西里斯（美国精神病学家，1944—）也曾写过关于惊恐和突然发作的偏执想法。[96] 在他看来，惊恐发作也与突然夸大的恐惧有关。例如，一个非精神病性惊恐患者可能会因为被困在公交车上而感到恐慌，然后他可能会逃出去。但是，当一位精神分裂症患者登上公交车时，他坚信其他乘客都出来迎接他，这让他惊慌失措，于是他赶忙下车。研究分析了精神分裂症中各种可能引发妄想和幻觉出现的因素，这种"精神障碍因素分析"中可能有至少四种亚型因素，我们将依次讨论。一种明显的妄想因素是被害妄想，错误地认为人们是在找你的麻烦。[97] 这些也可能与惊恐有关。

那么精神性惊恐患者的思维或大脑平衡是如何失衡的呢？虽然我们知道精神分裂症患者的额叶皮层意识通常会减弱，但目前还没有针对惊恐性精神障碍亚群的研究。我们知道，非精神病性惊恐患者的额叶皮层至少在某种程度上不太活跃，[98] 但经过精神性惊恐治疗后会有所改善。精神性惊恐也可能与多巴胺活性增强有关，社会本能表达也会更多。[99] 夸大点说，这些机制可能会让我们听到人类语言发出原始惊恐本能的最初警告。

坏消息是，诊断精神分裂症患者的焦虑症是困难的，但好消息是，我们可以大大改善治疗效果。[91 100 101] 相当初步的研究表明，一些精神性惊恐患者在服用氯硝西泮和抗精神病药物后，他们所有的症状都有显著改善，而有些患者在一段时间后，基本没有症状了。

社交焦虑症：觉得自己不配或想要逃避

我们知道精神分裂症可能与社交焦虑症有关，在一项对首发精神分裂症患者的研究中，[102] 至少有 25% 的人患有社交焦虑症，在一项对正在接受治疗的门诊精神分裂症患者的研究中，有 39% 的人患有社交焦虑症。[103] 因为社交焦虑症与精神障碍发作期间所产生的偏执妄想交织在一起，所以在此期间社交焦虑症很难被发现。当患者经过至少一段时间的治疗后，社交焦虑症更容易被诊断出。[104] 然而，社交焦虑症先于精神障碍发作，而其早期症状与非精神病性社交焦虑患者的症状相似，所以人们也可能将注意力集中在精神障碍发病前的几年。即使是有社交焦虑症的非精神障碍患者也更可能在某种程度上产生偏执和认知改变。[105] 精神分裂症患者和社交焦虑症患者的社交能力较差，功能减退，自杀的可能性也比只患有精神分裂症的人高。

社交焦虑症患者害怕强权（"他们"有时被称为"老大"）。他们认为安全的方式就是尽可能地低调，并相信自己真正的社会地位亦是如此。社交焦虑症的精神障碍形式与觉得自己在他人眼中地位低下这一固有幻觉有关，还与担心自己因此受到虐待和迫害有关。[106] 文化决定这可能还包括妄想性的观念，认为自己所受的"社会许可"更少（包括爱情、美食和友谊——狒狒等级制度的细微差别），或者认为自己会散发出令他人不悦的身体异味（嗅觉参照综合征）。[107] 一种声音就会告诉你，你毫无价值。相似地，精神分裂症患者产生社交焦虑最重要的相关因素就是自卑。[108] 事实上，评估下来，精神分裂症患者的社交焦虑与不受欢迎和无能有很大的联系。[109] 尽一切可能顺从地安抚"老大"，或者在必要时进行报复。最近有一则广告，一位高管正在签署一份文件，他高兴地说："要继续服从老大。"他旁边的那位初级主管惊讶地回答说："但是，您就是老大。"不过他并没有察觉出他的老板有社交焦虑症。

当精神分裂症与自卑和多疑相联系时，在实验室中，很明显人们更有可能在看不出情绪的照片中过度解读愤怒。[110] 大哥可能潜伏在任何地方，纯粹形式上，精神病性社交焦虑症通常看起来就像我们所说的妄想症，尤其是被害（偏执）亚型。越自卑，就越多疑和偏执，[111] 因为"你越小心越好"。这些妄想通常反映了人们观察权威人物的恶意后的担忧，而细节则源自文化的影响。[112] 如对撒旦的恐惧这样有关宗教的问题已经存在很长时间了。在几十年前，外星人是更常见的假想敌，现在这个角色基本上被中央情报局和联邦调查局给接替了，然而恐怖分子却慢慢混入其中。

精神病性社交焦虑症与偏执增加有关，也与一种仍然非常有效的心理理论有关。[113] 这一结合可能会呈现出另一种问题症状。如果你能敏锐地意识到他人的想法，并且非常害怕他人，你可能会得到别人能读懂你的想法这一结论，电视上出现的人在直接与你对话，或者别人能把你的想法移进移出。[111] 对你的思想发表评论的声音符合别人能读懂你的想法这一种观点。这些都属于施耐德症状（库尔特·施耐德，德国精神病学家，1887—1967），是精神分裂症的特征，但长期以来其重要性一直令人费解。因此从进化的角度来看，这些症状都属于精神障碍性的心理理论。我们提到过的精神病因素分析也发现了一个由近似施耐德症状组成的因素组。[96] 值得一赌的是，这种亚型（也许还有被害妄想症）与社交焦虑症有关。有明显早期社交焦虑史的精神障碍患者几乎总是有读心术或思想控制的想法。他们的本能和心理理论告诉他们要密切关注老大的思想，而在患者的思想中，老大无疑是密切关注他们的。

因为精神障碍患者的意识有限，降低了他们根据真实社会数据测试这些担忧的能力，最终他们的担忧更多地来自内心世界，而非外部世界。帕金森病与社交焦虑症的共病率高。[114] 因此，当患者服用普拉克索（或类似的药物，通过增加多巴胺来治疗帕金森病）时，可能出现的精神障碍通常看起来像偏执妄想症，与精神病性社交焦虑症相一致。[115] 这种精神障碍更可能发生在那些患有痴呆的帕金森病患者身上，因为痴呆降低了他们对本能的意识克制。[116] 社会焦虑会随着服用SSRIs类抗抑郁药物而改善，而精神病性社交焦虑症也会随着服用抗精神病药物加 SSRIs 类抗抑郁药物而改善。[108]

强迫症：磨炼你筑巢、打扮和感官的能力

精神分裂症中强迫症症状的出现早在尤金·布鲁勒的时代就已经为人所知了，但是直到最近才有研究关注这个问题。一篇评论文章得出结论，超过三分之一的精神分裂症患者有强迫症或至少有强迫症症状。[117] 日本一项对精神分裂症住院患者的研究发现，14% 的患者有强迫症，51% 的患者有强迫症症状。[118] 不仅有这些大数字，而且共病强迫症的存在预示着更严重的精神病症状和更坏的结果。以色列的一项研究分析了精神分裂症患者的强迫症症状模式。研究所得结果与我们在理论中使用的干净、整理、收藏和行为子类型模式类似，只是稍有变化。[119] 如果你观察非精神障碍性强迫症患者，大约 23% 的高危患者可能会发展成精神分裂症。[120][121] 作为最近这项研究的结果，现在有很多关于精神分裂症强迫症亚型存在可能性的推测。[122]

如果精神分裂症强迫症亚型确实存在，那么我们会看到什么样的症状？首先，标准的强迫症症状可能会出现在精神障碍中，有时表现得更加夸张。一位患者在进门前有敲三次门的冲动，那他可能会形成一种固定的信念，认为如果自己不这样做，世界就会迎来末日。有强迫行为的患者可能会被一种声音强制指导着去做什么（命令性幻听）。[123]

强迫症和我们的五种感官（听觉、视觉、触觉、味觉和嗅觉）之间也存在着一种奇怪的相互作用。一个巴西的研究小组报告了精神分裂强迫症和幻觉的样本案例：一位患者听到一个声音说撒旦是她的王，（清洗和宗教行为也许能让她重返社会）；一位患者觉得皮肤上有黑点（如果发现粪便污染，需要照仪式进行清洗）；另一位患者觉得大腿上有尿液的触感（弄脏自己很恶心，需要避免又去弄脏别人）；还有一位患者觉得自己身上散发着臭味（需要不停洗澡自己才闻不到这个臭味）。[124] 对于精神障碍而言，强迫症会将潜在的感官担忧转化为有问题的、夸张的妄想。不足为奇的是，错觉因素分析的另一个结果

是一系列的知觉症状，包括视觉、嗅觉和触觉幻觉。[103]

强迫症在其他非精神障碍患者身上也会有类似的感觉效果。奥利弗·萨克斯（美国神经学家，1933—2015）在《脑袋里装了两千出歌剧的人》一书中生动描写了音乐幻觉。音乐幻觉会出现在精神分裂强迫症患者身上，[125] 但也会出现在听力丧失的人身上。[126] 最近有两位老年女性患者，她们的强迫症长期以来未经治疗，近期听力明显下降，并且出现了新的音乐幻觉。在安静的环境中，她们俩都听到了自己年轻时最喜欢的悦耳音乐，其中一位还听到走廊上有噪声，像是有人说话的声音。她们的强迫症经过 SSRIs 类抗抑郁药物的治疗后都有所改善，也没有再出现过音乐幻听了。

查尔斯·邦纳综合征（瑞士博物学家，1720—1793），新发失明会导致视幻觉。事实上，即使是正常志愿者长时间蒙眼也会产生这种效果。[127] 目前还没有确切信息表明这些幻觉在强迫症患者中是否比我们预期的更常见或更复杂。也有患者出现在皮肤科办公室，他们非常确信自己的皮肤上有寄生虫（"寄生虫妄想症"，也称为莫吉隆斯综合征）。尽管有皮肤活检和患者提供的"寄生虫"样本，但几乎没有任何证据证明真的有寄生虫，[128] 然而患者还是无法放心。就像非精神病性的自我抓挠（"心因性皮肤瘙痒"）经常与强迫症联系在一起，[129] 寄生虫妄想症也是如此。[130] 事实上，由于这些患者的认知能力有所下降，[131] 他们古老的本能担忧更容易成为非常真实的感官感知。

在缺乏足够多意识控制的情况下（由于精神障碍或相对的感觉剥夺，如听力或视力丧失），强迫症都会在某种程度上让模糊的感觉被本能地解释为担忧的原始原因。如果你的感官存在是为了帮助你成为社会组织中的一员，那么这种感知信息处理的局限性意味着你必须对寄生虫和其他东西格外小心。模糊的感觉会提醒你强迫症的义务，为了成为一个合适的居家伴侣，你需要打扫、整理、收集和表现。

精神分裂强迫症的治疗方式尚不确定。抗精神病药物显然是有帮助的，但是服用 SSRIs 类抗抑郁药物来治疗潜在的强迫症是有问题的。一方面，强迫症得到改善；另一方面，SSRIs 类抗抑郁药物会使精神障碍恶化，尤其是在强迫症所需的高剂量下。也许有办法能解决这一难题。一位精神分裂强迫症患者在接受抗精神病药物治疗精神障碍和高剂量 SSRIs 类抗抑郁药治疗强迫症时效果不错，同时氯硝西泮阻止了精神障碍恶化。

非典型抑郁症：我们需要的只有社会和谐

如果我们想象一种对社会拒绝的极端且不现实的敏感，我们最终会得到一个听起来有点偏执的结果。例如，精神障碍患者的版本可能会这样开头："人们无疑是在拒绝我，那我一定做了什么惹恼了他们。"这就使得人们更加注重保持低调，以免冒犯他人。然而，最终这种担忧从维持正确的行为转变为被拒绝的感觉，然后转变为愤怒的概念，直指这个被拒绝的世界。换句话说，他们自己从未调整的被拒敏感性让他们相信自己是别人恶意不可否认的焦点。这与弗洛伊德的观点大同小异，一些偏执的想法来自良心（"超我"）。

还有一种相伴的可能性。双相情感障碍一型（典型的病症被称为躁郁症）患者既有躁狂发作，也有抑郁发作。虽然抑郁发作包括抑郁症（以及定义不明确的重性抑郁障碍），但最常见的还是非典型抑郁症。研究为这一临床印象提供了有力支持。[132][133][134] 所以如果其他焦虑和抑郁障碍也有相应的精神障碍形式，也许狂躁症就是一种非典型抑郁症的精神障碍形式。这种联系与它们的临床关联相一致，并提供了一个可靠的相似性。专业的临床医生知道，刻意的面谈技巧有时会让极度狂躁的患者在短时间内显得抑郁，尽管他们很快就会恢复到狂躁状态。我们还应该指出，似乎有不止一种在遗传上形式不同的双相情感障碍一型，甚至狂躁症也有不同的形式。

转换

不知何故，双相情感障碍患者突然"变得"躁狂。这让我们费解。能够想得到的诱因包括睡眠不足、服用类固醇药物和一些抗抑郁药。[135] 生活中积极和消极的事件也都会造成压力。[136] 例如，一个患者因最终达到了财务目标而害怕遭到别人的嫉妒和敌意，在完全躁狂的状态下来到急症室。其他患者可能遭遇了如意外离婚、父母去世、失业或严厉批评等情况，从而引发躁狂发作。[137]

这是有道理的。如果非典型抑郁症的发作是由对他人情绪的敏感和感知到的社会拒绝所触发的，那么感受到强烈的拒绝可能会引发易感患者的躁狂。人们常说，关心世界的人应该"放眼世界，立足本土"，为世界做贡献。非典型抑郁症患者就是这么做的。当他们认为自己因冒犯到他人而被拒绝时，他们就会试图改正错误。躁狂可以被认为更像是"放眼世界，立足本土"。真正的躁狂往往涉及这样一种思想：通过博爱、同情、世界和平以及消除饥饿来简单地实现社会和谐，这是一种精神错乱的社会意识。更为谨慎的是，一位航空公司的空乘人员决定按照公司的指示来取悦顾客。在她躁狂的状态下，她特别想笑着跑到过道上，用鲜奶油喷射过道两旁的乘客。躁狂症通常包括妄想症，但略有不同。躁狂的人不会认为自己被试图伤害他们的联邦调查局特工跟踪，反而会认为这些特工是在保护他们的安全以及给予他们的任务以支持。

躁狂症往往带有宗教色彩，患者想着成为耶稣或其他救世主，或接受某个拥有更高权利的人的命令。躁狂的人有时确实有好主意，往往很有魅力，有时也能做一些好事。一些世俗和宗教领袖很有可能从狂躁的事件中获得灵感。不仅如此，躁狂还能激发创造力，甚至是大胆的方法。圣女贞德（法国军事领袖，1412—1431）16 岁时追随上帝的旨意，击败英国军队为法国寻求和平。正如布鲁斯兄弟在电影里所说："我们肩负着上帝的使命！"确实，"耶路撒冷综合征"为精神科医生所熟知，躁狂的患者在狂热的传教士热情的催促下飞往以色列。我们通过精神障碍因素分析得出了一组与躁狂相关的因素：有宏伟的计划、宗教内容、愧疚感和罪恶感，以及妄自尊大。

是什么使得躁狂症中所感知到的拒绝更加强烈或者反映如此不

同？从平衡本能意识的角度来看待躁狂，有很多种可能性。急性狂躁症包括冲动行为,这可能是由于本能驱动的增加。与其他精神疾病一样，基因上增加的多巴胺活性可能是一个因素。[138] 例如，躁狂与不计后果的赌博、性冒险、消费和药物滥用（听起来有点像多巴胺增多药物普拉克索的副作用）有关。不仅如此，在急性狂躁症期间，人们会在实验室的赌博任务中做出更冒险的选择。[139] 实际上，他们在双相情感障碍的所有阶段都有更冒险的赌博行为：躁狂、抑郁和正常基线。[140]

从有意识的控制的角度来看待躁狂，尽管可能与精神分裂症的变异有所不同，但双相情感障碍一型似乎也与神经调节蛋白1基因的变异有关。[141] 当然，神经调节蛋白1变异会损害额叶皮层的意识思考，额叶皮层也不太活跃，[142] 并且双相情感障碍患者的大脑皮层也更薄。[143] 额叶皮层变小预示着躁狂发作更加频繁，但非精神病性抑郁症的发作则不然。[144] 这一切正如我们所料。

除了急性躁狂症的风险外，这种意识控制下降的情况如何？有躁狂症病史的患者不太擅长做实验室的心理理论任务，这些患者很难弄明白别人可能在想什么，[145] 他们的额叶皮层在调节本能情绪方面没有发挥太大作用。[146] 这也反应了在正常状态下的一种倾向，即面对让人感到有压力的事情时更依赖于沉思、灾难化思想和自责，而较少依赖理性思维。[147] 因此，即使在不躁狂的状态下，他们也可能感觉不到他人微妙的情感暗示。如果我们密切关注，有时会在他们身上感觉到一种不热衷社交的气息。

5– 羟色胺的社会指导功能

如果非典型抑郁症和躁狂症之间存在某种联系，那么5– 羟色胺应该会在他们潜在的社会本能中发挥作用。我们的发现取决于我们所研究的人是处于急性躁狂期的患者，还是处于抑郁或正常基线状态时期的患者。有证据表明,在双相情感障碍的基线状态（以及精神分裂症）中，某些5– 羟色胺基因表观遗传失活增加，可能会降低5– 羟色胺的功能。[148] 即使他们的家族没有双相情感障碍的患病史，但当进行色氨酸消耗测试来进一步降低 5- 羟色胺功能时，其额叶皮层功能仍会受损。[149] 因此，家族中易感 5- 羟色胺系统有差异。关于服用 SSRIs 类抗抑郁药物（和其他 5- 羟色胺增强药物）是否会引发躁狂发作的问题已经提了出来。事实上，有躁狂病史的患者如果在基因上 5- 羟色胺的基线功能也降低了的话，那么他们服用 SSRIs 类抗抑郁药物后引发躁狂症的风险可能更大。[150]

如果 SSRIs 类抗抑郁药物和其他药物一起服用，其药效增强，使得 5- 羟色胺活性上升到有毒水平（"5- 羟色胺综合征"），[151] 那么 SSRIs 类抗抑郁药物诱发躁狂症的风险就会更高。事实上，5- 羟色胺综合征和躁狂症之间甚至有一些临床相似性。在急性躁狂期，大脑中的 5- 羟色胺受体较少（可能是因为 5- 羟色胺活性增加通过"下调"机制从而减少受体数量）。[152] 所以，一个有趣的问题出现了：躁狂的"转换"是指从低 5- 羟色胺活性突然转变为高 5- 羟色胺活性吗？ 5- 羟色胺社会指导功能的急剧加强有助于解释一种转变，即为个人社交圈和谐的"本土"行动到为世界和谐的"全球"行动。

非典型抑郁症和躁狂症之间的关系引出了另一种有趣的可能性。正如我们推测，非典型抑郁症是原始冬眠进一步进化而来的，所以也许躁狂症是从冬眠回到完全且急切的清醒状态进化而来的。威廉·葛利辛格（德国精神病学家，1817—1868）在很久以前就说过："冬天继之而来的是严重的忧郁，到了春天就变成了狂躁。"（和亚里士多德一样，他对"忧郁"一词的理解可能与该理论的定义有所不同）[153] 最近，一个动画中有一只北极熊在精神科医生的办公室里。精神科医生说："那么你是一只双极熊。"事实上，躁狂症确实有季节性模式，在春季和夏季更为常见。[132 154 155] 也许狂躁是最后的警钟。季节性的非典型抑郁症和躁狂症与我们 5- 羟色胺系统的变化有关。[156] 同样，松鼠冬眠也与 5- 羟色胺系统的复杂变化有关。[157 158]

治疗

现在，有几种药物对治疗急性躁狂症有效。锂盐、丙戊酸和卡马西平需要服用几天后才能起作用，但如奥氮平等新的抗精神病药物具有抗躁狂的作用，有时一两天内就能起作用。旧的抗精神病药物可以起到镇静作用（当然还有抗精神病作用），但它们似乎没有特定的抗躁狂作用。锂盐可以增强 5- 羟色胺活性，但随着时间的推移，它可以通过增加额叶大小和功能来增强意识控制。[159] 新的抗精神病药物不仅能够阻断多巴胺，而且还能增强 5- 羟色胺活性，这可能就解释了更具体的抗躁狂优势。[160] 最为奇怪的是，色氨酸消耗测试降低了 5-羟色胺活性（从而使非典型抑郁症加重），可能具有抗躁狂的实验效果。[161] 躁狂症有的时候还伴有幻听，尽管这似乎主要发生在惊恐症患者（常见的双相情感障碍一型）身上。

抑郁症——就此终结

很久以前，精神病性抑郁症被认为是精神分裂症的一部分，是抑郁症的一种形式。这是抑郁症死亡本能最原汁原味的表达。患者有一种异乎寻常的错觉，认为自己对社会毫无用处，犯下了可怕的罪行，没有资格活下去，觉得自己的身体正在腐烂，甚至认为自己已经死了（科塔尔综合征）。当然，没什么能说服他们。1950 年，一篇特别的期刊文章，本质上是几页来自精神病性抑郁症患者的不同寻常的悲伤语录，这些语录按主题串在一起，戏剧性地再现了这种奇怪的思维过程。[162] 虽然这种症状更有可能出现在有焦虑症病史的患者身上，但这些病史诊断在年轻患者中更常见，在有精神病性抑郁症的老年患者中则不那么常见。[163] 对于精神病性抑郁症，目前还没有明确的相应精神障碍因素分析项目。这可能是因为精神病性抑郁症发生在被确诊为精神分裂症的患者中，或者与其他精神障碍亚型重叠，或者成为一种持续性疾病的概率很低，或者也有可能是问诊问题不当。

与普通抑郁症一样，精神病性抑郁症患者的皮质醇系统活性增加，[164] 抑制皮质醇的常规方法不起作用（非常规疗法是地塞米松抑制试验）。[165] 一项研究表明，地塞米松抑制试验可能更多是精神障碍（或精神障碍风险）的标志，而不仅仅反应抑郁症的严重程度。[166] 甚至有一些初步研究表明，皮质醇阻滞剂可以治疗这种综合征。米非司酮（一种备选的堕胎堕胎药，还有其他用途）似乎能让精神病性抑郁症患者重获新生。[167 168] 传统的治疗通常是抗抑郁药物和抗精神病药物双管齐下，效果是非常好的。死亡本能是由皮质醇系统的变化所触发的，并通过精神病性抑郁症的话语大声表达出来。

这对治疗精神障碍有什么作用？

如果精神障碍是本能失控，那么你该如何治疗精神障碍？首要问题是找到我们刚才谈到的诊断亚型。准确的诊断在医学上很难，在精神病学上更难，当患者精神错乱、思维混乱且不配合时就更难了。然而，没有理由不去尝试。幸运的是，有越来越多关于寻找什么样的咨询师、特殊面谈方法和生物诊断测试的文献。有了这些，也许再加上一些新式的影像扫描，可能更容易得出正确的诊断。而且多重诊断很常见。就像非精神病性焦虑通常是由不止一个常见诱因引起的一样，精神障碍通常也有不止一种潜在的焦虑或抑郁障碍。

有了这些诊断，第一步就是开始服用抗精神病药物。第二步是使用其他药物来针对引发精神障碍的潜在本能做治疗。"拿走权力的来源。"多洛雷斯·马拉斯皮纳（美国精神病学家，1952—）说。[169] 通常需要其他药物来控制副作用，有时抗精神病药物的剂量最终会减少。这就让我们去接受心理治疗了。一旦人们不再患有精神障碍，最终他们能受益的不只是提供支持的药物，而且包括我们在前文中谈到的传统心理治疗方法。然而，关键的是，在急性恢复阶段，每周（或更频繁的）高质量的心理咨询是绝对有必要的，即使在这 45 分钟里没有谈什么实质性的内容。否则，当人们感觉自己的病情有所好转时，他们会把这当作表明情况只会变得更糟的一个信号，于是停止服药，或者带着药独自跑到另一个大陆（的确如此）。

狐狸会疯吗？

虽然我们没有足够的证据证明动物也会精神错乱，但我们也不知道一只有幻觉的狐狸会如何行动，一个没有语言的物种会如何发声，以及意识减退和心理活动减弱会如何出现在一开始就没有意识和心理活动的物种身上。这是医学研究中的一个实际问题。你怎么知道你是否为精神障碍找到了一个有意义的动物模型？至少你必须得更多地依赖生物本能，而不是外在行为或主观陈述。有可能动物总是比我们更多地依赖本能，而更少地依赖意识。这就意味着它们有一种心理或大脑的"不平衡"，这对它们来说是正常的，但对我们人类来说却是个大问题。即使如此，当实验操纵老鼠去"摧毁"它们的神经调节蛋白1基因，它们的社会交往也会发生变化。这些老鼠并没有以胆怯的意识来调节自己的社会本能，而是与新的老鼠朋友太过亲密，甚至还踩在它们的身上。[170]

狗也会让我们停下来思考。数千年来，狗与人类共同进化，因此发展出一些类似人类的社交能力。最值得注意的是，如果我们指着什么东西，我们的狗会看向我们指的地方。只有人和狗能本能地做到这一点，猿类甚至为了美食都学不会。狗（和其他动物）进入看似一直愤怒、恐惧或犹豫的阶段（尤其是在小笼子里）。狗有时会产生极端的分离焦虑（即惊恐），虽然我们不知道它们在想什么，但当它们看到我们时，很快就恢复了。有些狗似乎在追逐看不见的小动物。这是一种清理巢穴的精神病性强迫症的捕鼠本能，还是它们只是在玩耍？我们已经从人和动物的角度分别讨论了我们的社会本能，让我们回过头来想想这些群体本能是如何在群体和文明中发挥作用的。

第二部分

文明：

理智的崛起和焦虑的上升

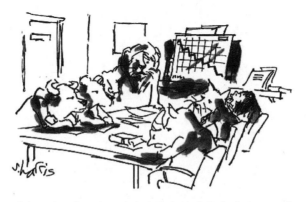

"我认为，是该停止过度依赖我们的本能的时候了。"

文明在很大程度上是建立在放弃本能的基础上的，这一点是不容忽视的。

——西格蒙德·弗洛伊德（奥地利心理医生，1856—1939）

第八章

群体的快乐：
群体本能和原始愚昧

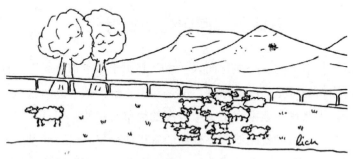

我不希望她是这样的人。

社会的安全性在于传统习俗和无意识的本能，社会作为一个健康的有机体，其稳定的基础在于社会成员的愚昧无知。

——奥斯卡·王尔德（爱尔兰剧作家，1854—1900）

集体恐惧刺激群体本能，会对那些不被视为群体成员的人施以暴力。

——伯特兰·罗素（英国哲学家，1872—1970）

到目前为止，我们一直都在观察个体的本能和诊断情况。现在，也该从个体到整体，仔细分析庞大的人群和其他物种的情况。这些人包括不同的家庭、部队、部落、乡村、城市、民族、社会和不同文化之间的人群。但是现在，我们把他们当作不同的群体。群体一起生活，一起行动，有共同的需求和目标。社会本能就是黏合剂，将群体成员黏合在一起，让他们实现共同的目标。群体（或文明）可被视作任何一种相似的有机组织，内部成员相互协作、共同活动。

从群体的角度来看，社会本能体现为人格特质。除了人类以外，这种特质还存在于犬类、猿类、鸟类、鱼类，甚至是奶牛中。每个个体的性格中本能特色突出，人类的临床型人格障碍得到强化、解释，有时候是基本特征的升级版本。在本书中，我们将坚持研究深层的核心特点，从多个不同的角度讨论，发现六大社会本能在人类及其他物种的精神世界占据中心地位。

群体史（回到微生物时代）

群体从最初的状态演化而来。生命起源于像单细胞组织这样的微生物。原始的微生物成群出现，但是并不十分活跃。黏菌就是一个小的群体。虽然每个细菌都是一个分离的简单有机体，但是，很多时候只要一个化学信号就能使这些分离的有机体聚集。另一种黏菌能将大量的细胞核合并成一个单细胞。在每个案例中，不同群体的细胞和细胞核做的事情几乎都是一样的。

我们的祖先逐渐进化成复杂的多细胞有机体，有专门的细胞为整个有机体提供特定的服务。肌肉细胞不同于神经细胞，血液细胞不同于皮肤细胞。这些复杂的多细胞有机体反过来又聚集在一起。一群相同的生物具有相同的优势。作为一个群体，它们可以一起寻找食物、同伴、安全的新居住地。还记得落单的蝗虫吗？抱成团会触发5-羟色胺的释放，这些蝗虫会聚集在一起为群体寻找更绿的草地。从数量上来说，一个大群体也能安全地躲开捕食者，这样不仅保护个体，还保护了群体的基因。

从表面上看，群体行为似乎是一致的，但是每个个体也需要依靠社会本能友好相处。一直以来人类都依靠这六大社会本能，同时这六大本能也造成了现代人类的焦虑。因为人类群体中不是每个人都有同样混合或强烈的本能，我们都有不同的个性。看得越仔细，进化水平就越高，就会发现更多的人格特质。

每个人都有一个特殊的目的

不同的成员技能与各自不同的角色相匹配时，群体影响力随之得到提升，在这一层面上，也会造成群体内不同的角色分工。柏拉图（古希腊哲学家，公元前429—前347）曾表示他的理想国要有"一个农民、一个建筑工人、一个织布工人，我想，还需要一个鞋匠，还需要一到两个人来满足我们的身体需求。"亚当·斯密（苏格兰经济学家，1723—1790）在他的著作《道德情操论》中提到，人类的行为大多由社会舆论和其他人的情感引导。在《国富论》一书中，他强调提高生产力要依靠分工合作。

正如马特·里德利（英国作家、科学家，1958— ）所说：

> ……我们人类，就像蚂蚁和蜜蜂一样，肯定完全相互依赖对方。正如我所写的这样，我正在使用的软件不是我发明的，我的计算机不是我生产的，计算机要用的电也不是我制造的，我不会担心，自己的下一顿饭没有着落，因为我知道可以去商店买食物。但是，一言概之，对于人类而言，社会的优势就在于分工合作。正是专业化使得人类社会比其各部分的总和要伟大。[1]

鸟和蜜蜂

当科尔·波特（美国作曲家，1891—1964）说："鸟儿会这么做，蜜蜂也会这么做。"他可能一直在考虑怎样建设一个更好的社会，或者他一直在考虑完全不同的东西。威廉·莎士比亚（英国戏剧家，1564—1616）确实曾在其著作《亨利五世》中将人类社会和蜜蜂社会类比：

> 所以上天要把人类分成若干不同的任务组，
> 使之不停地工作；

而以"服务"为共同目标：

蜜蜂就是这样工作的，

它们是依靠本能为人类国家如何有秩序地活动做出示
范的小生物。

它们有一位国王和各级官吏。

每一只蜜蜂所担任的角色都是由其遗传本能、发展中和表观遗传
的变化（通过甲基化使一些基因失去活性）[2]、行为和环境的因素以
及视觉信息共同决定的，而并不是完全由理性思考决定的。[3]生物学
可以主宰任何单个蜜蜂的宿命，但是这也有助于蜜蜂社会继续保存其
基因库。事实上，蜜蜂依靠集体智慧来弥补理性思考的缺乏——或者
你可以将其看作一种从众心理。例如，蜜蜂外出觅食，回巢后会通过
舞蹈向其他蜜蜂提供觅食位置。任何一个外出的蜜蜂都不会提供食物
的正确位置，但是有足够多的蜜蜂都提供相同的信息时，大多数蜜蜂
就知道觅食的准确位置。同样，现代社会人类会用餐厅评级指南这样
类似的技巧来决定吃什么。

蚂蚁对快递包裹有所启发。[4]蚂蚁外出觅食时，它们会给其他同
伴留下气味线索，以便它们跟随。因为蚂蚁性格中有独立的一面，有
时它们会大胆探索新路线。那些偶然发现最短路径的蚂蚁能够快速往
返，留下线索，气味也更加强烈。其他蚂蚁跟随这条气味最强的路线，
就会发现这条最短的往返路线（除非蚂蚁找到一条更短的路径，或
者全新的食物来源）。对快递公司而言，如何高效地安排包裹递送（即
所谓的"旅行推销员"问题）及其相关的问题其实是一个既复杂又
困难的问题。即使是计算机程序，通过评估每一个可能的顺序来计
划运送路线，会很慢，效率也很低。对蚂蚁的研究可以解决这个问题。
现代计算机程序通过模仿蚂蚁的行为，可以快速制订计划，找到更多
高效的运送路线。如果从群体成员身上汲取不同的技能，每个人都
能利用各自的专业提供不同的观点，就进一步促进了集体智慧的发
展。因此与蚂蚁不同，现代的调度安排还要包括对运送时长（次日
达，或者周内达）、运送质量（整车运送还是单件运送）、耗油量

（最高效的路线也要考虑燃料成本）以及右转弯的速度大于左转弯的速度等深奥的知识（当然，除非你生活在英国[1]）纳入人为理性考量。

同样地，受过不同训练和有实践技巧的人为群体决策提供不同的参考角度。在职场上，人们是如何分配不同的角色的呢？有的是根据食欲（酿酒大师通常喜欢啤酒）、有的是根据文化（在一些地方女性大多不驾驶卡车）、有的是根据身体状况（约2米高的男性一般都会尝试打篮球）、有的是根据机会（在对的时间做正确的事情）、还有的是根据家庭情况（鞋匠、律师、牧师都鼓励其后代从事和他们一样的职业）。

还有的职业分工源自人的性格特质。人的性格会影响其兴趣和职业选择。1927年最强职业兴趣测验（现在叫斯坎职业兴趣测验）首次出现用个性来指导职业选择，即在同一个领域内，你自己的性格要和其他人的性格合拍。合作也是通过性格测试将员工和工作职位相匹配。我们在群体中的角色部分是由我们的性格和特定社会本能类型决定的。有一则关于医生、律师、牧师和其他职业的笑话具有一定真实性，甚至还有一则表现了不同医学专业人士性格特征的笑话：有一天，内科大夫、精神科大夫、外科大夫和病理科大夫一起去猎鸭子。一只看起来像鸭子的鸟飞掠天边，内科大夫举枪要射，却又问："那到底是只鹅，还是麻雀或者老鹰呢？"一眨眼，鸭子飞走了。同样，面对天边飞过的猎物，精神科大夫举枪瞄准时却也在思量："这鸭子要飞去哪儿？它的动机是什么？它现在感觉怎么样……"稍一迟疑，鸭子也飞远了。外科大夫看到猎物则毫不迟疑地举枪就射——嘣！嘣！嘣！鸟被打了下来。外科大夫指着远处对病理科大夫说："去！把那玩意儿捡回来看看到底是不是鸭子！"

仅仅是因为我们有符合特定职业的性格特征，或者是因为我们的能力特征看起来符合工作需求，并不意味着命运就此注定。这种契合度并不一定能预测工作的幸福度、满意度和事业的成功和个人成就。

---

[1] 英国的车辆为右舵驾驶。——译者注

人类和蜜蜂、蚂蚁不同，我们可以自己做选择，即便是这些选择仍然
受到我们的社会本能、文化、资源和社会群体的影响。

不仅仅是鸟类

有些鸟很聪明。一些鹦鹉会有意识地使用单词，乌鸦也可能非常
聪明。虽然动物园里的其他鸟类没有最锋利的喙，但它们仍然掌握着
在群体中集体飞行的艺术（或许你可称之为鸟类群体）。美国海军的
精英飞行员"蓝天使"特技飞行训练能让六架飞机以近距离编队飞行
而不坠毁，我们对他们的表演感到非常震惊。但是，没有经过正规训
练的数百只鸟同时出发，在空中盘旋回转，也能保持团结，不会互相
撞到。它们是如何做到的呢？克雷格·雷诺兹（美国计算机绘图专家，
1953—）在 1986 年写了一个计算机程序（"Boids"[1]），只使用鸟
群三个基本的规则模仿鸟群。4

- 紧密团结
- 紧跟大部队
- 不相互拥挤

我们将他的措辞做了一点改变，因为这三点和六大社会本能中的
三个本能相似。惊恐症使人们一直待在一起，社交焦虑则让人们在群
体中保留自己的空间，非典型抑郁症的被拒敏感性帮助我们避免过度
麻烦邻居。程序员还在无意中内置了至少两条基本规则：（鸟群在飞
行中时）仔细注意对称和排列，保持相同的振翅频率。强迫症特质也
让我们关注物体之间的距离和排列，让我们不用每走一步都要做规划。
这就是我们的四种社会本能。抑郁症作为一种急性死亡本能综合征，
在活跃的鸟群中却不起什么作用。意识，如果它有鸟群价值，那么在
侦查和对迎面而来的老鹰有所反应方面（或者面对拿猎枪的外科医生
时），它会发挥最大价值——而缺乏对老鹰警觉的原始本能，对鸟群

---

[1] 即一种以面向对象思维模拟群体类行为的方法。——译者注

而言是致命的。因此，这种让鸟类群居的本能"决定"与人类群体的六种社会本能没有太大区别。

　　人类从蜜蜂身上学会了分工，从蚂蚁身上学到了运输，将鸟类身上受到的启发应用于电影制作。在电影《指环王》中，计算机程序控制的兽人军队就采用了三个类鸟规则以及伪强迫症自动行为指令，把它们的人类敌人撕成两半。[4]同样地，在电影、电视和广告里，计算机程序模拟出行动逼真的机器人。在核心本能上添加其他人类特征，这会让电影里的机器人甚至是生活中的机器人看起来越来越像人类。

　　人类（以及其他生物）并不总是能自由地跟随自己的直觉，一些研究对核心群体行为的挫败感进行了分析。如果将受到电脑控制的鱼群（它们也像鸟群一样遵循相同的基本规则）"关在"一个同样由电脑操控的（"虚拟"）狭小空间里，它们就完全乱套了。空间变得更大一点，它们就永无止境地绕着圈子游动。只有在充足的虚拟空间里，鱼群才能像自由游动的鱼一样活动。[4]这为未来机器人模仿前四种焦虑和抑郁情绪提供了各种可能性。如果将鱼之间的密度设置得太过密集，鱼就难以成群，它们会对更大的世界感到恐惧吗（或者会因回不了原来的空间而感到抓狂吗）？如果有的鱼对群体领袖太过忠诚，它们会过于卑微吗（如果以某种方式为它们输入"命令"，它们会疯狂地寻求指导吗）？如果它们避开同伴会孤独吗（或者撞见其他鱼会离得更远吗）？如果它们太过注重对称和排列，那么在某些指定的任务上，它们会因小失大吗（或者会不能按时完成任务吗）？计算机很容易模拟人类产生情绪时的语言或面部表情，但要让机器人真正感受到人类的焦虑并不容易。

人类群体

　　关于鸟、蜜蜂、蚂蚁和鱼就说到这里。如果将想象到的尽可能多的性格特质放在大量的人类样本里衡量，然后让电脑把它们都整理出来，结果会怎样呢？这种事已经做过很多次了，大多要使用因子分析的统计技术。所有这些特质都将会分成相同的五个性格因素。因此，在人类人格研究中，一个越来越有影响力的概念是大五人格模型。也叫大五人格理论（FFM）[1]、NEO 人格量表[2]、CANOE 模型[3]、OCEAN 模型[4]——NECA（M）O[5] 这个首字母缩写更能反映我们的六种社会本能，之后我们将按照英文首字母缩略的顺序一一介绍。这并不是说我们人类除了六种特质之外就没有别的特质了（更不用说它们的许多层次结构——"侧面"，这对准确理解我们多样化的个性至关重要），但是，这五大因素与我们的社会本能和诊断相契合。研究人员对人格五因素与焦虑和抑郁之间关系的探索才刚开始，但是一些表面的相似性也值得探索。

按照刚刚讨论的社会本能的顺序，这些因素分别是：

- 神经质：对应焦虑恐慌、分离的本能。这一因素基于负面情绪、压力、情绪不稳定的表达经验。
- 外倾性：对应社交焦虑、下属层级的本能。这一因素基于对社会领导力的偏好。
- 责任心：对应强迫症、筑巢本能。这一因素基于对秩序、细节、排列和任务完成度的关注。
- 宜人性：对应非典型抑郁、社会和谐本能。这一因素基于对他人感受的关注。
- （忧郁性）：忧郁性不属于大五人格模型。在健康的普通人身上，你不可能看得到这种急性死亡本能，抑郁症会削弱人们的

---

[1] 大五人格理论（FFM）：即 Five-Factor Model。

[2] NEO 人格量表：指 Neuroticism（神经质）、Extraversion（外倾性）、Openness（经验开放性）。

[3] CANOE 模型: 指 Conscientiousness（责任心）、Agreeableness（宜人性）、Neuroticism（神经质）、Extraversion（外倾性）、Openness（经验开放性）。

[4] OCEAN 模型: 指 Openness（经验开放性）、Conscientiousness（责任心）、Extraversion（外倾性）、Agreeableness（宜人性）、Neuroticism（神经质）。

[5] NECA（M）O: 指 Neuroticism（神经质）、Extraversion（外倾性）、Conscientiousness（责任心）、Agreeableness（宜人性）、（Melancholia）（忧郁性）、Openness（经验开放性）。

积极性。在处于活跃期的大量抑郁症患者的样本中，只要关于症状的问诊正确，它可能会作为一个明显的第六个因素出现。

- 经验开放性：对应意识本能。这一因素基于表达对思想、理解、艺术和好奇心的兴趣。

虽然这些联系具有很强的表面效度（看起来是一个好的测评工具），但是也有一些配套研究。例如，患惊恐症的人神经质得分高。[5] 患社交焦虑的人外倾性得分低。[6][7] 深入的研究要求对大五人格因素的子类型、年龄、性别差异[8]、反本能的行为影响、各因素之间的联系进行更好的检测，并且更加关注具体的焦虑和抑郁诊断。

自身经历、性格测试以及仔细的面试，这些都能很好地评估管理与领导技能。但是，当管理人员通过管理培训，获取新的反本能技能时，他们性格测试的笔试和面试的结果却截然不同。[9] 他们外向的行为可能会改变，但是他们内在本能和性格结构却不会改变。在另一个例子中，意料之外的结果呈现出的规律是在提高某些领导技巧时，潜在的本能会以新问题，甚至更糟糕的问题形式出现。[10] 比如说出现焦虑症状。举一个温和的例子，一个南方高管学着与员工共情，这样会让他行事更加高效，但是同时他也发现自己总是"像一只长尾猫在满是摇椅的房间里一样紧张"。

虽然，大五人格因素和临床性格障碍的对比研究结果有限且复杂，但是五大因素可能会提供性格障碍和核心的社会本能之间关系的深入见解。在遗传方面，一些遗传因素会影响大五人格因素，例如外倾性（社交焦虑）。新研究也发现，性格因素（症状和社会本能）也受到大量基因的影响，使用数学推导出的基因组（高达数以千计的基因）在预测大五人格因素方面比任何一个单一基因都要好得多。[11] 也可能像我们预测的那样，脑部扫描中，大脑额叶功能的衰退（即额叶退化）释放了意识控制的本能，从而导致大五人格因素的表达发生变化且多数表达更为混乱。[12] 而且，五个因素中有四个都与额叶功能的特定区域相关。[13] 只有经验开放性（意识）在额叶中出现得更为广泛。

四种社会本能之间错综复杂的相互作用很可能会解释人格障碍的复杂性。一项研究检测了《精神障碍诊断与统计手册》中性格障碍的10项标准，发现每一项标准都有与神经质（惊恐症）、外倾性（社会焦虑）、责任心（强迫症）、宜人性（非典型抑郁）五大因素有不同的关联模式。[14] 经验开放性（意识）没有出现在他们的模型中（忧郁性也未出现）。令人高兴的是，这些因素/人格关联与我们在临床上看到的相同人格障碍中的焦虑和抑郁综合征非常吻合。例如，依赖型人格障碍（就像惊恐症的人一样）与神经质密切相关，而强迫症就与责任心密切相关。反社会人格是低宜人性和低责任心相结合的产物（或许反本能非典型抑郁就没有强迫症）之后，我们会在谁人乐队的帮助下继续讨论这个关于抑郁的话题。

动物因素

我们对某些"个性"特质的假设可以让计算机模拟鸟群和鱼群的行为。但是，如果真的可以衡量人类的核心生物个性特质，那么其他动物呢？这可以在我们的近亲黑猩猩身上体现出来（类人猿是希腊对"穴居人"的表达）。黑猩猩不会填调查问卷，但是研究人员可以评估在动物园、研究中心和野外的巢穴所观察到的行为，然后对这些数据与人类数据相同的性格进行因素分析。

黑猩猩为什么要这么想呢？主要是因为外倾性（社会焦虑或社会等级）、责任心（强迫症或筑巢）、宜人性（非典型抑郁症或社会和谐）以及另一个附加因素——控制欲。成年黑猩猩似乎没有明显的神经质（惊恐症或分离）或者经验开放性（意识）。[15] 从长远来看，如果关于这些类猿人的发现得到证实，他们可能认为，与人类相比，黑猩猩成年时期惊恐症或分离问题可能更少，也不大可能成为存在主义哲学家、大学教授或者小说家。正如我们看到的那样，这最后两大因素或两大本能可能是使我们人类区别于黑猩猩的重要因素。

年幼的生物

说起年幼的动物和人类，我们可能想知道我们身上首次出现本能是什么时候，是否它们一开始就存在。罗伯特·弗格汉姆（美国作家、牧师，1937—）有一本著名的书籍——《生命中不可错过的智慧》。[16] 虽然其中列举的 16 条要学习的事情听起来很普通，甚至平凡至极，但是却非常深刻直观，引起了全世界读者的共鸣。其实，这本书是很值得研究的。因为我们现在都应该知道惯常的步骤，就可以在罗伯特所列出的 16 条中发现 6 种社会本能（因而也能找到其中的大五人格因素）。事实上，他列出的每件事都对应这六大本能中的一项。此外，强迫症的四种子类型也在其中（如果我们假设孩子在与他人分享牛奶和饼干之前必须攒够一定量）。我们可能在幼儿园就开始意识到本能告诉我们的东西。从这一点来看，幼儿时期接受的教育有助于我们更好地意识到自己的内心。

年长的生物

与其他生物不同，人类"文明"超越了与生俱来的社会本能。贾雷德·戴蒙德（美国作家、生物学家，1937—）写了一本有关社会历史的书《枪炮、病菌与钢铁》。[17] 此外，他讨论了六种使某些动物易于被人类驯化的特性。其中的三种特性对生产很重要：杂食、生长速度快、在圈养时能成功繁殖。而其他三种特性是性格倾向：能与他人和谐相处、有严格的社会等级、不恐慌不逃窜。合理的猜想是大多数被驯化的动物也有良好的筑巢习惯。在健康的人群中，抑郁症并不常见，那种至关重要的意识不可能出现在动物身上（除了电视上偶尔会说话的农场动物以外）。

下一个问题，鸡尾酒会上持续关注的焦点是人类能否被驯化。有些人的确表现出戴蒙德提出的前三个地理环境的标准[1]，但是不同

---

[1] 戴蒙德关于地理环境的四条标准：一、食物资源；二、传播与迁徙的条件；三、洲际传播的条件；四、面积和人口。——译者注

点在于每个人身上的这三种本能存在多少。达尔文提出，野生动物的耳朵是直立的，[18]但是家畜（即便是同一物种）的耳朵却是耷拉着的（野生大象除外）。因为大多数人类的耳朵也不是耷拉的，或许这就可以回答前面的问题。

　　然而，有些人寻求的是高度驯化的群体。例如，我们深知爱狗人士与爱猫人士巨大的性格差异。爱狗人士更加具有外倾性（更具社会领导力，更不易患社会焦虑症）、宜人性（更倾向于社会和谐，更易患非典型抑郁症）和责任心（更加倾向于筑巢，更易患强迫症），但是，更不易具有神经质（更少喜怒无常，更少患惊恐症）、经验开放性更低（意识更少）。所以，毫不意外，爱狗人士喜欢交朋友、喜欢耷拉着耳朵的家犬。但是爱猫人士喜欢在家里养"野生的"、被驯养的猫，即更为冷静、独立、尖耳朵的猫科动物。[19]如果爱狗人士去养猫的话，他们会感到沮丧。

道德经验的多样性

　　现如今，道德讨论成为社会的焦点。法庭应该同情罪犯吗，他们应该遵守法律吗？我们应该给他们提供帮助吗，我们应该让他们得逞吗？许多人在这种问题上处于中立地位，他们的观点与感觉密切相关。道德讨论与其他讨论一样深受情感影响。正如马特·里德利总结安东尼奥·达马西奥（葡萄牙神经科学家、作家，1944—）观点时所说，"总之，如果没有感情，你就是一个理性的傻子。"[1]所以，毫无意外，政治立场是个性特征和社会本能的反映。

　　乔纳森·海特（美国心理学家，1963—）在五种伦理观的基础上，提出了一个道德框架。其中包括：内群体/忠诚，权威/尊重，纯洁/神圣，伤害/关爱，公平/互助。[20]在这里，我改变了它的顺序，以便能再次对应社会本能或诊断列表［符合大五人格的 NECA（M）O 的顺序］。从表面效度出发：

- 内群体 / 忠诚道德对应分离 / 惊恐症。
- 权威 / 尊重道德对应社会等级 / 社会焦虑症。
- 纯洁 / 神圣道德对应筑巢 / 强迫症（包括整洁、排列、控制行为本能）。
- 伤害 / 关爱道德对应社会和谐 / 非典型抑郁症。
- （在行动中，抑郁症又再次消失）。
- 公平 / 互助道德或对应意识 / 理性评价。

真实数据显示，虽然这项研究才刚刚开始，但这些道德维度与大五人格因素之间的关联是明确的（由于某些原因，美国人比英国人更容易显示出这样的特点）。[21]

至于为什么会有政治分歧，部分原因与个人性格和社会本能相关。政治保守派对五个道德领域都给予了相同的重视。政治自由派对两个与个人相关的领域（即伤害 / 关心、公平 / 互助领域）关注较高，但是对三个与团体相关的领域（即内群体 / 忠诚、权威 / 尊重、纯洁 / 神圣领域）关注较低。耐人寻味的是，两个政治团体对实验对象分心作答完问卷调查时（不论你做什么，不要想白熊），对五个道德领域给予了相同的权重。随着他们有意识的深度思考减少，保守派不太重视与团体相关的道德领域（即内群体 / 忠诚、权威 / 尊重、纯洁 / 神圣领域）。[22] 这些都解释了为什么嘈杂的音乐、自然灾害以及北极熊洞穴使人分心，促成政治中立区。

从群体中崛起

我们这些仍然过着群居生活的人，不同的个性受到本能、遗传和生物的影响。如果无知是福，那么没有意识的物种在群居生活中是开心的。事实上，当一群鱼中的大多数成员都盲目地跟随本能，又没有领导带领它们靠近潜伏的危机，那么这群鱼是最安全的。[23] 如果我们假设鱼群不会做上述的思考，那么它们就不会想到自己是被压迫的、是受约束的。但是，人类的个性和行为更多是由文化、经验、家庭、教育和环境塑造的，虽然这些决定性因素在我们与人交际过程中发挥作用，但是我们也会自己做出有意识的选择。

例如，有效率的领导知道如何根据环境和下属的个性调整管理的风格。罗杰·麦金农（美国精神病学家，1927—）在参加住院医师培训时，向精神病学家提出了这个观点。他在很短的期限内写了一份长篇书面心理治疗项目。他会巡视教室，确保每个学生都能按时完成。他会给予一些学生善意的鼓励，也会坚定地对一些学生再三强调最后期限（指出潜在后果），而对于另一些学生，他会说："我相信一切都很顺利。"他在课堂上的互动都是为了有意识地适应每个住院实习医生的个性。除了按时完成项目外，还对每个重要的知识点进行动态展示。因材施教是帮助他们的关键，这在协调大约 20 名撰稿人撰写一本医学教材时派上了用场。[24]一位旁观者无意中听到编辑的电话，很快就学会了通过讨论的风格来识别出电话另一端的作者。

这种必要的学习行为很难习得，用起来也麻烦。就像高管培训师可以教人们学会反本能行为，这种短暂的人格调整也是可以的。本能驱动出适宜的群体行为，但也阻碍人们学习新的行为。这种超越（有时相悖）基本社交本能的能力是人类独有的特点。我们可以通过理性和意识决定做什么，但却要付出情感上的代价。在内心深处，我们认为这些行为有悖群体本能。这就是问题所在。我们感受到这些代价或多或少是焦虑和抑郁症的惩罚性焦虑。然而，我们仍旧维持原样，因为我们不乐意付出代价。人类这种使用理性战胜本能、忍受情感痛苦的能力也有助于发展我们的文明。文明反过来又激励我们的意识和理性最大化，进一步偏离我们的社会和群体本能，但是又提供了缓解焦虑的方法。一种机制就是文明的规则，加强和维持社会本能的核心约束力，有时与崇高的理想相悖。甚至正在焦虑的关头，其他机制也可以平息我们的焦虑。随着文明的进步，尽管我们的意图很好，但我们的内心仍然希望外在自我跟随群体的脚步。

第九章

走向文明：
理智的崛起和焦虑的上升

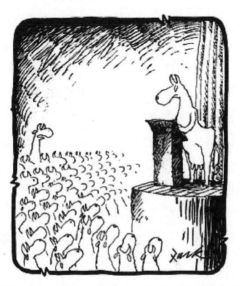

"看，就是群体本能让我们走到今天的——那现在为什么还需要议会程序呢？"

世界历史无非是自由意识的进步。

——格奥尔格·威廉·弗里德里希·黑格尔（德国哲学家，1770—1831）

人类生命的特殊之处不在于他的服从，而在于他与自我本能的对抗。在某种程度上，他努力过一种超自然的生活。

——亨利·戴维·梭罗（美国散文家、作家、哲学家，1817—1862）

意识、理性和文明

快乐的人类群体是如何转向有意识的理性行为和先进的人类文明的呢？今天，我们中的一些人是如何克服了本能的社会角色的呢？如今，惊恐症患者也能长途飞行、旅行，不是所有领导都是"天生的领导"，人们产生分歧的空间很大，患抑郁症的人很少孤独死去。我们以理性为核心，将缺少本能的自我结合起来形成不同的社会和文明。弗洛伊德在他的著作《文明及其不满》一书中指出，理性的行为和先进的社会要求我们忽略对他人本能的关注，尽管他内心的本能实质上更具攻击性和繁殖性，而不仅仅只是纯粹的社会本能。

为什么我们潜藏的社会本能不会带来巨大的焦虑，让理性和文明在我们脚下轰然倒地？所有的焦虑和抑郁不可能完全消失。因而，在现代人类社会，我们的管理和限制社会本能经常被忽视，那我们如何相处呢？在某种程度上，理性的崛起让我们挑战自己的本能，应对焦虑，促进文明以帮助我们应对焦虑和对抗本能造成的社会不和谐。通过保护文明，我们甚至可能进一步进化、增强社会本能。

思考，或许组队

从历史、社会和进化的角度看，有许多案例逐渐重塑了我们对这些本能综合征的体验。而这个过程开始的地方是意识，意识让我们开始理性思考。首先，为什么进化费力地用有意识的思想来保佑我们？考虑到社会交互的重要性，意识的早期优势在于提高我们感知他人情绪和行为的能力，形成心智理论，并弄清楚下一步的行动方案。这是个重要的优势，不仅有助于集体团结，还能让我们更好地与其他低意识生物相竞争。

人类不是唯一有意识的生物，几乎可以肯定的是，我们拥有的意识更多。海豚意识最接近人类。我还记得一个故事，训练员每天教海豚一个新的表演技巧。目的是看看它能学会多少不同的技巧。一天，这只海豚到了一个新的训练池，表演了一个它自己发明的全新技巧。因为它有意识，知道每天都需要一个新的表演技巧，它就自己编了一个（这儿有一个关于找到命中海豚的笑话）。[1]在另一个实验中，两只海豚收到的一个指令是共同表演一个技巧，一个指令是自己发明一个表演技巧。当两只海豚同时接受到相同的指令时，它们立即潜入水中，背部朝上，想出了合拍尾巴的新把戏。我们不能瞎编故事，但是海豚的确可以做到。此外，它们通过社交的形式来交流——它们新发明的技巧是两只海豚和人类驯兽师之间有意识的社会互动造成的。另外，脑容量占体重较小的鸽子甚至学不会新的反应模式来获取食物。[2]

最近，我们了解到欧洲现代人类（智人）曾与尼安德特人（尼安德特人种）结合。尼安德特人可能会说话，所以他们在合作、争论，甚至杂交繁衍时不用担心交流的问题。但是，我们仍然存在，他们只作为智人基因组中的一小部分与我们共存。他们是怎么消失的呢？一个合理的猜测是，更多有效率的社会群体在食物、住处和其他资源方面更具有优势，也让我们繁衍的速度超过他们。[3]最后的尼安德特人早在28 000年前就灭绝了，他们最后的成员居住在欧亚大陆与世隔绝、资源匮乏的洞穴里，不知道受到了什么袭击。

理性和焦虑

人类意识越先进，产生的语言越复杂，语言反过来又促使我们的意识更加复杂。这种更高层次的意识已经让我们在社会角色和增强社会本能的情感上区分开来。现在有一个问题：意识和理性能帮助我们识别社会本能吗？远古的祖先们可能也受到了不愉快的感觉和认知的影响，而正是这些感觉和认知促使我们的社会本能这样做。例如，那时候抑郁症更像一种死刑。但是，如今，在面对抑郁症时，我们大多数人不会蜷缩起来等死。相反，我们试图推进，为自己重新发明一个新的有意义的角色。当然，抑郁症的治疗可能比以往更加容易、更有效率。

　　一种可能是随着意识增强的进步，本能焦虑的意识增强，我们通过理性控制这种沮丧情绪。我们越聪明，就越能培养应对技巧，对我们实际行为的影响就越来越小。此外，大脑已经进化到能够调节社交焦虑的实际情感体验。同样，研究表明那些在大脑额叶的某个特定部位有较厚皮质的人，他们的临床焦虑症得到了缓解。大脑的皮质层越厚，就越能抑制本能焦虑。[4]

　　到目前为止，意识已经变得比社会意识和合作本身更有价值。意识帮助我们的祖先和其他物种更好地寻找食物、发明和使用工具、分享信息、应对捕猎者。意识是现代理性、语言、艺术、音乐、科学、宗教、法律、社会结构、政府乃至焦虑意识的重要基础。

走向文明

　　我们能够通过意识超越本能是促进文明发展的一个因素。文明的出现有许多种说法。通常，家庭谷物的耕种和储存占有很大的功劳。随之而来的轻松生活对许多人来说意味着有更多的自由时间，因此就有更多的机会运用智慧和认知能力。文明依赖于拥有许多不同技能的成员，也允许每个个体扮演新的、更加智慧的角色，包括艺术家、制造商、哲学家，甚至是心理学家。但是，那些拥有卓越技能的人可能会发现自己充当着一个拔高的社会角色，这与他们内在的社会本能格格不入，因此，他们会经历更多的焦虑和抑郁，并与之斗争。我们的阿尔法狗邦尼认为，当豢养的狼成为家犬时，文明就开始了，但这可能只是它一厢情愿的想法。

对抗群体本能

　　因此，理性和文明让我们超越社会本能，只要我们能应付连续不断令人痛苦的本能警醒，虽然有些人做得比这还要好。情感上痛苦本能是行动指令，是要克服的挑战，是自我提升的道路。在每个案例中，反本能的方法带来了实际的好处和情感上的痛苦。毫无疑问，我们比蚂蚁、鱼、鸟类、猩猩更焦虑——因为它们更加擅长遵循本能的规则，这也让我们的身体更容易患病（见第十章）。当然，我们在艺术、哲学、制造业、农业、医学、创造性和物质方面远远超过其他生物，更别说战争了。

这种反本能行为的概念不是新提出的。它与已经提出的精神分析概念很相似，即行为方式与你的个性相反（"反向形成"）。例如，想想那些想证明自己的人，其实他们内心深处认为自己低人一等。或者再想想那些尖锐的道德主义者，他们其实在和自己不诚实的冲动做斗争。弗洛伊德在其著作《本能及其变化》中关于性本能的描述为："我们对本能在发展过程和生命历程中所经历的各种变迁的探究……表明一种本能可能经历以下几种变化：颠倒到其对立面、转向主体的自我、压抑、升华。"颠倒到其对立面是我们当前的主题。

理性行为和反本能行为让我们走向文明、让我们需要文明，这也是文明和意识对我们的要求。反本能行为最初是文明的起因或者结果——或者这两者是同时出现的吗？而且，已经有人在生物上进化到反本能行为了吗（一种本能可能会让我们做一件事，但是反本能意识告知我们做与感觉相反的事）？反本能焦虑的情感冲动是一种让人着迷的痛苦。如果人们有停止和暂停的倾向，这种卷土重来的焦虑会再次推着他们前进。这种焦虑感越强烈，他们就越会去寻找，这可能会导致意想不到、不受控制的结果。拉尔夫·沃尔多·爱默生（美国作家、诗人，1803—1882）说："要做你害怕做的事情。"如果人们有反本能意识的基因，可能是为了促进文明发展，而不是安抚情绪。我们已经看到有核心本能诊断的模式。

对惊恐症的反本能反应会导致人们离家出走，攀登危险的山峰，上升到令人生畏，高处不胜寒的知识、艺术和物质高度。有些人生理上恐高，所以害怕跌落。但是，不想待在平地上，而是下定决心成为滑雪者和攀登者，征服最可怕的陡峭的山峰。最重要的是，他们在努力克服恐惧。还有一些人在尝试克服一想到成功攀登高峰就感到恐惧的心理。有些人的地位和名誉很高,但是他们抑制不住惊恐发作。正如威廉·斯泰伦(美国小说家,1925—2006)曾说:"对于那些常常担心自己的名字会被忘记的人……那些神经质的人而言,写作是一个很好的治疗方法。"

社交焦虑症的反本能反应会导致表面的外向,喜欢当众表演、对他人情绪十分敏感,不断努力提升社交技巧。你害怕在课堂上发言吗?那就经常发言或者参加戴尔·卡耐基的课程来克服这种恐惧。事实上,趣闻轶事比比皆是,一些优秀的演出者和推销员(如零售员、投资银行老板)似乎都有社交焦虑。回想 The Band 乐队《怯场》中的歌词。他们没有完全回避自我尴尬,而是将焦虑转化为高度微妙的表演技巧和销售方法,以最大限度地降低失败的概率。他们的确卖出了很多门票和周边产品,但是他们也担心会出糗。

非典型抑郁的反本能反应,导致人们不断努力寻求认可,或成为工作狂。感到昏昏欲睡吗?那就在工作、健身、跑马拉松时激励自己向前。害怕被拒绝吗?那就通过事业上的成功、积累财富和不断的努力来证明自己的价值。托马斯·阿尔瓦·爱迪生(美国发明家,1847—1931)曾说:"不知足就是不满足,而不满足是一切进步的源泉。"虽然,到最后人们还是会有孤立感、害怕被拒绝,躺在床上,辗转难眠,痛苦昭然,即使在阳光充足的沙滩上也不会放松。

反本能是发明之母

因此,从意识、文明和反本能来看,焦虑和抑郁的情感症状可能会让他们获得社会成就。有些人将这些症状作为自我完善的标志,这不仅对他们自己有利还对社会有益。除了是社会角色的本能标志,这些症状也能带来更大的社会贡献。社会因抱负、创造力和灵感而获益。不难想象,这种情感驱动的创造力促进了艺术、科学、制造业、技术和商业的发展。当我们见到或者读到这些领域的领袖时,焦虑和抑郁症的存在及内在强度绝对惊人。许多关于名人的传记都阐述了这一点，其他的著作则对创造力和领导力与情绪痛苦之间的联系进行了广泛的描述。[5]威廉·福克纳（美国小说家，1897—1962）指出："艺术家是被恶魔驱使的生物。他不知道恶魔为什么会选择他，他通常也无暇一探究竟。"

我们肯定会觉得情绪症状是个人成就的主要动力。亚里士多德曾说："伟人天生是忧郁的。"（毫无疑问，这位伟大的哲学家说的是焦虑，而不是我们认为的抑郁症。）因为反本能行为和焦虑有一定的适应值，可能是进化为它们做了选择。因此，我们进化出了一种反本能的倾向——至少我们中的一些人是这样的。

此外，在生物学上，我们可能比猿类和其他生物具有更高的社会本能，因此我们更容易感到焦虑。我们一直都在讨论一些影响焦虑和抑郁症的遗传因素。尽管存在令人不快的痛苦，5-羟色胺的活性降低很可能是一种进化适应，可以提高创造力或生产力，从而提高人类DNA的存活率。其他增加常见综合征风险的基因变异可能同样适合人类。已知一些基因变异在人类群体中比在人类的近亲猿类中更为普遍。[6]即便是容易诱发精神分裂症的NRG1基因变异，也能预测更大的创造性。[7]至少现存的人类文明有助于缓解我们一直忍受的焦虑。

痛苦使头脑变得奇怪

一些极具创造力的人将惊恐症视为持续的动力和持久的折磨。"焦虑是创造力的侍女。"托马斯·艾略特（美国编剧、诗人，1888—1965）曾说过。例如，焦虑在女性作家身上比在其他非作家的女性身上更常见。[8]惊恐症的强烈痛苦会驱使人们寻求新的解决方案和视角——通过家庭和象征性团聚的新想法不顾一切地驱逐心魔。马克·吐温（美国作家，1835—1910）曾说过："需求是冒险之母。"具体言之，反本能惊恐症有助于将创造力集中于小说，继而集中在骇世惊闻的想法上，从而开辟新的思路。

我们并非没有同伴。多萝西·切尼和罗伯特·赛法斯认为，当野生幼年狒狒哈利独自滞留在一个岛屿上，它很机智地"……加入了一个黑斑羚群体，同它们一起吃了两天草。然后，或许它觉得一直和黑斑羚待在一起太乏味了，它又跟着一群长尾颌猴，这群猴子曾尝试把它赶走，但是没能成功。哈利在整个分离过程中，一直发出联络叫声（狒狒痛苦的叫喊）……"[9]哈利最终与它真正的家人团聚了。对分离的焦虑是它孤注一掷的创造力的根本。

恐慌并不是创造性成就的唯一来源，仅仅指望它还不够。毅力、运气和智力都是必不可少的成分。正如路易斯·巴斯德（法国化学家，1882—1895）所提出的："观察发现，机会只青睐有准备的人。"多巴胺（一种神经递质，激发人体欲望）鼓励人们探索新奇的事物。同时，血液中多巴胺含量的增长，容易导致人们患精神障碍，还会提高可通过实验方法测量的创造力。[10]同样，大脑中富含多巴胺的区域增大也与创造力的提高有关。[11]因此，很显然，"疯狂的天才"是焦虑的、恋家的、聪明的、顽强的，还有一点儿癫狂。

发展的文明

几千年来，这些疯狂的天才对文明做出了重要的贡献。将理性应用于本能，将道德应用于社会风俗，将思考应用于眼前的问题，有助于我们超越不断变化的生活方式，达到人类社会变革。[12]意识倾向于使我们寻求知识和意义，尤其是当它能让我们更好地掌握自己、社会和自然世界时。文明允许、鼓励并促使这种追求成为可能。同时，它还缓解我们的焦虑、提供意识结构以支持社会本能的弱化影响。

远古的祖先重视自然环境，发明了新工具，创造真正的艺术。如果听听他们在篝火旁的讨论，毫无疑问，我们会听到他们对世界的运转、更高权力的本质以及社交互动的复杂性进行的哲学思考。在历史上，柏拉图和他的希腊同胞从更包罗万象的哲学探究概念中分离出自然科学哲学。疯狂与否，古希腊的天才很可能已经超过了他们那个时代的思考。意识对社会本能的影响造就了文明和希腊哲学，而文明反过来又帮助缓解由于违背社会本能而引起的个人焦虑和社会动乱。

啤酒时间

如果不愉快的焦虑已经存在了这么长时间，那我们该如何应对呢？酒精很早就出现了，它可能陪伴我们十万年了。人类种植谷物，以之为食，后来发现了储存的谷物可以酿成啤酒，这一直以来都是流行的理论。然而，根据最新发现，我们首次种植谷物是为了酿酒，面包只是后来才想到的。[13] 在一处约 11 500 万年前的人类考古遗址，有证据表明，尽管饮食中几乎没有谷物，但这个社会仍在耕种（而且我们的近亲尼安德特人几乎是食肉动物）。所有辛苦的种植、收获和准备谷物使得凉啤酒比只有面包更有意义，尤其是水果和野味也丰富的时候。

先把关于啤酒的幽默放一边，啤酒为什么值得这么大的努力呢？古代人可能发现了酒精可以平复本能焦虑，因此让人们从社会本能中获得更多自由。通过让人们克服生物焦虑，酒精促进了文明的发展。当我们试着遵循对社会角色进行理性思考时，酒精能让我们抑制痛苦的社会本能。这将使酒精成为第一个广泛使用的心理医学药物。

心理学家很了解酒精可用于治疗焦虑症，尤其是社会焦虑和惊恐症。俗话说，酒精是"社交润滑剂""勇气液体""快乐能量""琼浆玉液"。烈性酒（苏格兰威士忌）或威士忌被叫作"生命之水"，还有一种啤酒叫作"健力士黑啤酒"。多年前的一场鸡尾酒晚会上，一位修道院神父兼心理学家注意到一位年轻人满头是汗。于是，他走过去建议这位社交焦虑的神学院学生"多喝点酒"。放到今天，这位心理学家会建议服用 SSRIs（一类新型的抗抑郁药物），适量饮酒。

酒精也经常被用来治疗抑郁症。并不是说昂贵的葡萄酒或便宜的白酒能治疗抑郁症，而是酒精可以有效地（如果是暂时性的或有问题的）让人们逃避抑郁和沮丧的情绪。甚至还有一个关于酒精的笑话。在鸡尾酒晚上，一位女士看见一个悲伤的、酩酊大醉的男士，手里还拿着一杯酒。因被他的悲伤情绪感染，女士问他："为什么喝这么多酒？""是我自己的问题。"男士回答。"那太糟糕了，"女士说，"你怎么了？""我喝太多了。"男士说。

我们认为酒精能"释放"自我，因为它让我们不再拘泥于社交礼仪，让我们隐藏的想法、愿望，欲望迸发。实际上它有一个实用的社会生物学机制。这种释放感是因为抑制了保护性的社会本能。有证据表明，早在基督教圣餐起源前，酒精就用于宴会、庆祝和宗教仪式中；葡萄酒要追溯到大约公元前 4000 年。[14] 早期的酒会能缓解焦虑、提高烹饪技术、增强浪漫氛围、提供一些化学反应的快乐，最后，还有助于缓和社交关系。用本杰明·富兰克林的话来说："啤酒的存在证明上帝爱我们，并想要我们快乐。"

酒精能增加 5- 羟色胺活性和提高社交安抚，从而发挥其神奇功效。因此，那些天生 5- 羟色胺活动水平低的人会喝得更多，也会更容易酗酒。[15][16] 给实验室白鼠喝酒后，它们的 5- 羟色胺水平上升，尤其是它们因在幼年时期与母亲分离而导致 5- 羟色胺较低时[17]。酒精还能促进多巴胺分泌，增加我们对新奇事物的渴望和对风险的容忍度。别忘了，酒精也会影响伽码氨基丁酸神经递质系统，从而抑制一般的焦虑情绪。这对于那些焦虑不安的人来说，是不小的安慰。

社会焦虑

在这个历史环境下，酒精一直是缓解社会焦虑和放宽社会等级最有用的方法。想象一下远古人围着火堆喝酒的画面——很容易放松下来，也能和"阿尔法男和阿尔法女"相处。在一项研究中，研究人员要求大学生志愿者要么喝酒，要么喝橙汁，然后让他们看令人害怕的或者不令人害怕的面部照片。毫不意外，头脑清楚的志愿者更加关注让人害怕的愤怒面孔，如果他们有社交焦虑，那么他们会更加关注这些面孔。另外，喝醉了的志愿者更少注意这些愤怒的面孔，但是他们社交焦虑的程度对其影响不大。因此，至少在大学生中，酒精可以平衡社会等级。[18] 但是我们大多数人已经了解这点了。

我们也知道，有社交焦虑的人在社交场合依赖酒精的风险更大。[19] 在社交焦虑的所有症状中，仅仅回避社交场合并不是预测酒精依赖的最佳指标。那种敬意来自对审视和尴尬的恐惧——换句话说，就是具体的核心社会等级机制。[20]

由于这些因素，啤酒和其他酒精曾被用来提高团队决策效率。人们喝得越醉，就越能无拘束地提出想法，越能考虑"底层"人的想法。2 500 年前的波斯和 1 900 年前的德国，国家事务就是在酒精的影响下进行审议和决策，然后第二天早上再次核实做出的决定。而其他古代社会则相反。人们在冷静时决策，喝醉了再重新确认做出的决定。[21] 太过谨慎也不好。

现代日本仍然是高度等级社会的典范。社会焦虑也是常态。正如我们所知，日本人在工作中遵循严格的社会礼节，但是下班后每个人（至少男性）都要去喝酒。这是一种平衡社交的方式，也能更好地了解同事内心的真正想法。在美国人们也会喝酒，除此之外还会打高尔夫和看体育比赛。当社会面貌消失，人们内心的性格特质、个人技能和欲望显现，特别是人们喝了酒后，体育现场解说和高尔夫球场怪癖不受社交礼仪的约束。高尔夫球场上的不良行为反映了明显的内在倾向。再挥一杆，谁来？

恐慌

有时，人们非常渴望喝一杯啤酒。这可能是因为他们感觉到炎热、口渴，终于结束了工作或者没什么事就是想喝一杯。有时，也可能是他们突然感到恐慌焦虑（或者持续性的预期焦虑）。由此看来，恐慌似乎是促进酒精消费的第二个最普通的本能。不仅如此，即使恐慌患者不会过度饮酒，很有可能他们的家人会过度饮酒。[22] 在这些恐慌的案例中，这种好处可能来自广泛的焦虑抑制效应。就像苯二氮卓类药物一样，酒精也会对调节焦虑的 γ - 氨基丁酸神经传递质体系起作用。事实上，可以用苯二氮卓类药物治疗戒酒综合征以防止 γ - 氨基丁酸活性水平的突然变化。

关于酒精和文明的其他方面

我们也发现了酒精的其他用处。在经历可怕的遭遇或紧张的一天之后，一杯好的烈性酒可以让人放松，也可用于战斗准备（或者艺术表演）。酒精曾被用作止痛药，用于战后外伤和表演失败后的情感伤害。当然，酒精还被用于消毒杀菌。在中世纪，甚至是后革命时期的美国，供水受到严重污染，不宜饮用。为了安全，大多数成年人和孩子喝的是经过酒精消毒并自我酿造的低度啤酒（"低浓度啤酒"）。或许这帮助我们渡过了某些困难时期。

烂醉如泥

当然，野生动物也喝酒，不过他们喝的主要是自然发酵的水果和浆果果汁。大象、吼猴、黑猩猩、驯鹿和树鼩可能会大量饮酒，有时会因此降低警觉性，身体不稳当。研究人员给实验室的老鼠提供一个24 小时开放酒吧，它们会每天晚饭前喝一杯，睡前喝一杯，每周开两次派对。[21] 尽管它们有饮酒的习惯，但研究人员不知道这些哺乳动物为什么饮酒——动物不会开口告诉你答案——但是或许对任何人来说，只要能缓解哪怕一点焦虑，也会让人心满意足。事实上，老鼠在足部受到电击后会冲向酒瓶（当然，电击不相当于社会焦虑），在服用刺激焦虑的药物（育亨宾）后也会冲向酒瓶。[23]

无酒精社会

大多数哺乳动物只在极少数情况下才喝酒，几乎所有的哺乳动物都遵循多配偶制。古时候的人没有我们今天喝的多，他们通常也都是多配偶（至少社会上层的人是这样）。据说所罗门王有 700 个妻子和 300 个嫔妃，因而，普通人想要娶妻就变得困难了，女性的选择也不多。酒精的出现和大量使用使得男性在求妻方面有了更公平的竞争环境。酒精给予贝塔男[1]勇气寻找伴侣，也给予阿尔法男[2]展现优雅的机会，或者也许它只是让阿尔法男酩酊大醉（他们肯定会先喝点酒）。

但是，还有很多社会不允许喝酒，例如传统的穆斯林和原教旨主义的摩门教。这两个教派都实行多配偶制（宗教和政治上允许某些穆斯林多配偶制，但是耶稣基督后期圣徒教会和犹他州的教会早已禁止多配偶制）。同样地，（葡萄酒经济学家）针对多个大陆传统社会的研究发现，饮酒会导致更多的一夫一妻制。[24] 在没有酒精的情况下，一些文化接受以占支配地位的男性为主的婚姻状况，这些男性拥有众多女性配偶。

至少这些社会没有受到酒精的破坏。虽然，酒精在许多方面有助于文明的发展——减少本能焦虑，促进文明发展，避免病原菌的感染，代替汽车汽油，促成鸡尾酒会，促进现代精酿啤酒发展进入高峰期——但坏消息是酒精打开了潘多拉的盒子，造成酒精的滥用，我们会在第十章继续讨论这个话题。

达尔文的复仇

进化论中也有关于酒精的观点。如果酒精帮助削弱已经进化的社会本能，那么啤酒就是一种反向进化力。进化以（"乙醛脱氢酶"的）基因变异进行反击。对于有这种基因变异的人而言，酒精并没有完全

---

[1] 一般指社会地位比较低的男性。——译者注
[2] 一般指社会地位比较高的男性。——译者注

代谢成化学物质乙醛，乙醛增多，会让他们感到很不舒服。如果激怒大自然母亲，基因也会报仇。人们最终没有别的选择，只能减少或避免使用酒精。[25] 这种机制与用戒酒硫（品牌名称：安塔布司）来戒酒的方式是非常相似的。总的来说，进化的戒酒行为减少了酒精中毒、身体疾病 [26] 以及包括自杀在内的酗酒后疯狂行为的发生，[27] 但它也使人们更难发挥酒精的好处，即减少本能焦虑。基因变异在亚洲人中很常见，尤其是在中国人、日本人和韩国人中，[28] 但是在一些犹太人中也存在。[29]

回应权威

一旦本能因意识、文化和酒精的作用而削弱，社会该如何团结在一起呢？个人利益是其中一种方式，但是还不够。道德和法律规范为社会福祉提供了一种更加自觉的机制，但是人们仍然可以自主选择一些社会角色，缓解焦虑。一方面，各种信仰的宗教领袖指出，宗教实践也是管理焦虑和抑郁的既重要又有用的一种方式。另一方面，有些人会反驳，某些历史宗教实践只鼓励人们服从自己本能的角色。卡尔·马克思（德国哲学家，1818—1883）曾说："宗教是人们的精神鸦片。"他可能是指宗教不仅成了乐趣替代品，也使普通人陷于不愉快的境地。

随着意识的发展，我们开始思考人类和大自然的运作方式和事物的发展规律。我们追求社会归属感，追求在社会中至高无上的领袖地位，追求纯洁与道德引导，追求社会和谐，接受不可避免的死亡，寻求人生的意义。当然，这六个追求反映了我们的六大社会本能。在一个理论中，宗教是我们进化适应的自然结果，宗教本身也是进化了的适应结果。对信徒来说，这意味着我们生来就是信徒，因为这是上帝的旨意。但是对非信徒来说，某些进化的宗教适应证明宗教是一种生理错觉。但是，非信徒不会断言，如果上帝想要我们相信，我们生来就会相信。弗洛伊德在其《幻象之未来》一书中也表达了一种相似的观点，将宗教看作幻觉。让－保罗·萨特（法国存在主义哲学家、剧作家，1905—1980）让宗教陷入窘境："我无法说上帝不存在。我无法忘记我的整个生命都在向上帝呼求。"

传统宗教、哲学传统、科学理解，甚至是坚定的无神论信仰都能满足我们与生俱来的宗教需求。虽然宗教体验各不相同，但都利用社区、牧师指导（贵格会渴望成为无领袖的教派，但最终还是有牧师和会友领袖）、道德法规、仪式、信仰、知识、祷告和冥想等形式。几千年来，宗教已经成为人类社会的一部分，它可能起源于篝火旁的讨论和萨满。教义、实践和教堂都在不断发展。最新的考古研究发现了一个大规模的教堂，可追溯到公元前 11 600 年。[30]

最好是将科学和宗教之间这种大肆吹嘘的冲突看作不同宗教领域之间的紧张关系。正如爱因斯坦所说："没有宗教的科学是残缺的，没有科学的宗教是盲目的。"确实，对宗教人士和非宗教人士的大脑做核磁共振成像研究时会发现，在某种程度上，他们的大脑很相似。科学上可验证的客观事实的"真假"问题会激活记忆检索中心，但是关于宗教信仰的问题会激活控制情绪和自我感知的大脑额叶中心。[31]科学和宗教扎根于我们大脑的不同部分。

有意识的宗教道德效价源于情感社会本能。没有情感的道德准则是残缺的；没有道德准则的情感是盲目的。同样地，研究大五人格模型发现，宗教是由秩序（意识和强迫症或筑巢本能）、移情敏感性（宜人性和非典型抑郁症／社会和谐本能）预测。[32]这种联系一般也适用于强迫症（仪式行为和对非道德性一丝不苟的关注）和狂躁症（为社会和谐做出的努力——"上帝的使命"）的宗教内容。

因此，我们也可以从六大社会本能来看待宗教实践。团体成员组织和参与的如仪式、假期、宴会和庆典等团体活动可以缓解惊恐症。祈祷者可以通过祷告、冥想和分散注意力来缓解惊恐症，也可以通过个人的亲密感来对抗分离焦虑。实际上，一项针对精神病症状的研究关注于宗教安慰效应的三个特定组成部分：亲密和爱、支持和原谅、创造和判断。先说说症状较少的亲密和爱这一部分。[33]同样地，宗教祈祷者激活大脑中社会认知的区域，就如同他们在与人交流一样。[34]
虽然这很有可能是与上帝的亲密感减轻了分离的惊恐症，但是有这种
亲密感的人也可能本身就是症状较轻的人。

宗教可以为那些遭受社交焦虑的人提供一些安慰。西格蒙德·弗
洛伊德在他的《文明及其不满》一书中提道："上帝是人类对父亲需
求的投射"[35]——这是力量和方向的来源。这位造物主名字多样，可
称之为王、耶和华、万能的上帝、天父、统一场理论，当然还可以叫
作"上帝""圣母"，提供其作为一位明智、全能的领导者的安慰。
十诫的前五条就是讲对上帝的认可和服从，包括东方信仰在内的一些
宗教确实也强调对权威、命运和角色的被动接受。扮演顺从的角色不
会为挑战权威而感到焦虑。

宗教也能给强迫症患者提供一些帮助，他们总是需要整洁、整齐、
存储、规矩。许多宗教强调身体清洁，更多强调的是生活作风严谨，
科学（作为一种准宗教）强调的是方法论上的纯粹，而无神论则宣扬
"去除"迷信。精心安排的宗教仪式和具体的祈祷例程都是具有代表
性的。道德准则详细阐述了适当行为和被禁止的行为，这是犹太教与
基督教传统十诫的后五条的观点。与不太虔诚的研究对象相比，虔诚
的新教徒的强迫症症状更多，例如，清洗、核实、对事情的反复确认、
忧虑过重。[36]同样地，虔诚的犹太教徒也比不那么虔诚的人更容易患
强迫症。两千年前，犹太教艾赛尼派过着非常具有仪式感、宗教性和
禁欲的生活。阅读他们留下的《死海石卷》会发现，他们也受到强迫
症本能的强烈驱使。

大多数主流宗教都遵循这一条黄金法则，这一法则体现了共情关
怀：你希望别人怎样对待你，就怎样对待别人。这个精心总结的方法
解决了非典型抑郁症的担忧，促进社会和谐。对十诫中第6到10条
的另一种看法是，这五条诫禁止严重违反黄金法则，促进了有意识的
社会和谐。一项研究观察了研究对象在看到对人或事物造成故意或无
意伤害的图片时，他们大脑的活动情况。年轻的研究对象看到故意伤
害的图片时，他们大脑情感中心的活动增强，感到更加悲伤。年长的（假

设他们更加睿智）研究对象大脑额叶皮层的活动也增强了。年长的研究对象的大脑储备了社会信息，提高了意识集中程度，以补充他们的内在本能反应。[37]

一些宗教法规要求照顾患者和生命垂危的人，有的宗教明令禁止信徒自杀，以应对死亡焦虑的问题。在垂危患者当中，信仰越虔诚就越不容易抑郁。[38]

宗教对意识的看法似乎各不相同。一方面，有的宗教宣扬道德准则，这些准则其实是对我们社会本能的成文反思。[39]同样地，《箴言》3：7似乎将《圣经》的教导提升到理性选择之上："不要自以为有智慧。要敬畏耶和华，远离恶事。"另外，其他的宗教、科学和无神论都强调理性选择，虽说意识本身似乎也是一种社会本能。

我们来自政府，我们到这里来提供帮助

早期的社会和政府、法律、宗教混为一谈，但是独立的政府也承担相似的角色。随着意识和文明的发展，微妙的民主要素在社会交往中逐渐交织。阿尔法领导人开始对所有人负责，或许是因为群体中的大多数人能够影响他们既有感情又有才华的领导人或者大多数的成员在决策中扮演自己的角色。有时，古希腊（如果以前没有的话）、基督教（新教运动）和美国革命中一些疯狂的天才会向人们介绍更加正式的民主概念。托马斯·杰斐逊（美国总统，1743—1826）在《独立宣言》中写道："我们认为这些真理是不言而喻的：人人生而平等，他们都被造物主赋予了某些不可转让的权利。"他试图以理性来推翻本能的、王室的、文化的阶级性。但是，"过度"的民主可能会产生意想不到的结果。例如，一位成功的律师说到小学时提到，老师会依次点名。他本身也有社交焦虑，所以害怕点名，害怕尴尬。虽然到今天，他还是有社交焦虑，但是他已经从自己的经历中学到了许多，并且在会议中和讲话时也有完美的表现。

法律为社会提供道德规则。公元前2300年的《乌鲁卡基法典》

是已知最古老的正式法律体系。乌鲁卡基在腐败的领导人下台后执政，他的法典强调理性和超越现有等级的平等。例如，贵族不能再霸占一个低等居民的财产了。除此之外，乌鲁卡基也清楚地写明啤酒和面包的配给量、价格以及葬礼祭品数量。随后，公元前1700年颁布了《汉谟拉比法典》，反映了领导人的司法决策，它对违法犯罪提出了具体的刑罚。根据该法典，黄金法则只适用于处于同等地位的人。而他的法典在判决时要考虑受害人和犯罪分子的社会地位，这样就加强了社会等级。可能一杯酒就可以使司法公平；葡萄酒只在贸易中才会被提及，但是却根本没提到啤酒。

当然，动物既没有法律规范也没有正式的政府结构。因为个体都遵循本能指导和限制，它们的群体似乎大部分都相处得很好。它们也不是完全不犯错，任何观察到低级猿类偷食的人都会证明这一点，但它们确实在没有法庭和律师的情况下解决了分歧。在贝塔狗卡西迪抢走苹果派吃掉后，他低下头，藏在角落，看上去非常羞愧。它知道自己越位了，毫无疑问，茂密毛发下的那张脸涨得通红。但是，当阿尔法狗邦妮吃了一个草莓馅饼后，它高昂着头，脸上挂着得意的笑容，还在做下一个馅饼时，它就试图往柜台上跳。马克·吐温说："人类是唯一会脸红的动物，或者是唯一需要脸红的动物。"他忽视了会感到愧疚的狗。

阿尔法狗邦尼可能是文明的产物。现代自由文明不断变化的规则可以被看作一种从成文法中去除古代社会本能的努力。在法律的约束下，阶级角色被弱化了（虽然在军队和大公司里还没有什么变化），支持有意识地派生的伦理建构。"进步"意味着克服社会本能限制，甚至是以不断增长的焦虑和不时的社会骚乱为代价。人类试着通过文化和法律调整他们自己和他人的本能社会角色。"人权"通常指的是克服本能的摆布。保守派用这些术语来中伤政客，反对草率对抗本能造成的不良后果。自由主义者和进步主义者对追求更细致和愉快的自由和自由意志的行为大加赞赏，不管由此带来的个人或社会焦虑。[40]我们的社会冒着风险找到了折中的方法，尽管这听起来过于乐观。

传播信息

　　到目前为止，我们谈论了酒精、宗教、政府在文明发展中的作用，它们通过缓和意识唤起社会本能的焦虑效应。大众传媒是发展文明、缓解焦虑的另一种手段。我们的祖先无疑会谈及寻找食物的地点和方式，但是他们口述历史、代代相传，其中不乏道德、社会、家庭和宗教等寓意的故事。由于将这些历史改编成音乐韵律，随着时间的推移，记忆和言语传递效率得到了提高。写作的出现使得口述的传统得以被归入文档，例如《旧约》。约翰·谷登堡（德国发明家、铁匠，1398—1468）发明印刷机后，《圣经》必然是早期出版物的其中一本。随之而来的印刷革命是各种知识和社会进步的奠基石。"传播信息"不再局限于宗教本身，还囊括了各种促进文明进步的知识和真实信息。但是好人难做，谷登堡在《圣经》出版后不久就破产了。

恶行的减少

　　过去几千年来，好事不少。我们能够通过意识和理性来促进文明的发展。在文明的规模扩大后，人们也增强了进行远距离贸易和交流的能力。不同文明相互交汇，我们与来自其他家族、村庄、部落、社会和大陆的人更加志投意合。越来越多的人成为同一个大群体中的成员，服从于同一社会本能。由于宗教、启蒙哲学观、政府、法律和民主的出现，这些本能得以增强。最终，经过漫长的时间，暴力死亡、其他形式的暴力和"惨无人道"的行为已经有了急剧和稳定的减少，虽然最近有一些例外。暴力不会以任何方式消失，智人已经成功地将文明的群体行为扩展到全球文明中。这一过程在史蒂芬·平克（美国心理学家，1954—　）的非凡之作《人性中的善良天使》中有详细的说明。[41]

情绪管道

今天，有各种形式的大众传媒帮助我们处理隐藏的社会本能。至少有三种方式：阻止违背社会本能、提供替代性满足、帮助我们应对痛苦的情绪。大众传媒提供了一种共情的视角、忍受痛苦的方法、幻想的解决办法、实际的解决方法、应对工具、替代性安抚、抚慰和替代性陪伴。歌曲、书籍、报纸、期刊、电影、广播、电视、网络都是为了这个目的服务，电视是最有趣的。

想在社会本能的控制下寻找慰藉吗？那可以在广受欢迎的节目中学习快乐群体获得快乐的方式，例如，《老爸大过天》《考斯比一家》《老友记》《宋飞正传》《海军犯罪现场调查》（即便是犯罪节目也可以使团体成员团结在一起）等电视节目。NCIS 表示海军犯罪调查局，它巨大的受众吸引力反映了我们所谓的无意识社会本能。

如果你想要违背社会本能，那你的替代性满足有哪些呢？幻想遥远的旅行却害怕陷入困境？那就看《迷失》或者其他优秀的旅游节目。想从群体中脱颖而出，但又不想产生尴尬焦虑？那就看看《美国偶像》节目中参赛者的竞技，或者学习西泽·米兰在节目《狗语者》中如何从同类中脱颖而出。想筑巢又不想太麻烦？那就看看《老房子》和其他房屋修理和房地产节目。想要了解文明社会的良好行为？看看《天罗地网》或者《法律与秩序》怎么样？想要学习如何处理社会排斥的情绪吗？看看肥皂剧和浪漫真人秀，例如《钻石王老五》。

这些电视节目都很受欢迎，因为它们与我们的社会本能产生共鸣。电视节目不仅为实际体验提供了一个不那么可怕的替代品，也是现实生活中问题的预演，为解决现实生活中的问题提供了思路。说实话，西泽对狗的研究从来没有让我们思考过如何与人打交道吗？西泽自己也提到，他的工作更多的是与狗的主人打交道，而不是与狗打交道。我们发现有些人很难打交道，这些人只是在回应我们：这是一个我们大多数人都要解决的棘手问题。电视和其他形式的大众传媒都是比现实世界更加安全的情感演习渠道。有了这种演习的帮助，害羞的人会悄悄地去 KTV 唱歌（当然，大多数人都是在酒后去）。人们看电视是为了解决烦人的社会问题，而不仅仅是为了看新闻和天气预报。

在这儿，不在这儿

现代的交流方式让我们扩大社会本能限制，又不会那么焦虑。信件、电话、电子邮件、短信、网络聊天、网络游戏——这些发明给我们提供了越来越多的超然的、匿名的机会，让我们勇敢地联络。正如惊恐症患者在和"恐惧患者同伴"同游时会感到安心，身上带一部手机也会让他们好受点。[42]不仅是为了预防灾难（比如说，机会捕食者），也有回家的救生索。害羞、社交焦虑及对拒绝异常敏感的大学生，在网络上交流比面对面交流感到更加舒适，网络交流既不用见面也不用说话。[43][44]正如我们想的那样，非常依赖远距离网络交流的人是在亲密的社会关系中感到不安的人。[45]

当然，和电视一样，出现了一个问题，虽然这些体验感觉更加安全，但是这与现实世界生活还是不一样。它们可以让我们在网上交到朋友，但是我们还是要跨出那一步，成为真正的朋友，可能就会面临真正的分离、等级和排斥。用过在线约会服务的用户就会知道这一步是很难迈出的。首先，你或许只浏览网页，然后你就开始幻想，再到真正联系对方，你们可能会见面，但是隐藏的焦虑在第一次见面时就会爆发，特别是你要见的人和你想象的有些相似时。即便是在电脑的帮助下进行约会，社会本能还是存在的。

或许我们应该思考一个充满浪漫和繁衍的美好新世界。现在计算机辅助设计已经与计算机辅助制作相连接，提供了一个近乎无缝的数字设计和制造流程。实物产品甚至可以通过改良的喷墨打印机制造出来。喷墨打印机实际上可以打印真正的飞机部件。因此，我们是否正在走向另一种计算机辅助设计、计算机辅助制作相结合的道路，即把计算机辅助约会与计算机辅助配对相结合？随着生产技术的发展，从烦人的本能中彻底逃脱，一点也不勉强。这将很好地延续我们的基因过程（当然，除了我们决定使用克隆和转基因技术以外），但是，这会呈现出一种全新的社会结构供我们思考，而且这一过程已经在进行中了。

帮帮我

文明已经找到了缓解被挫败的社会本能焦虑直接的方法。毫无疑问，非洲热带大草原上、欧洲洞穴里都有一些治疗师——或许是关心群体成员痛苦的萨满巫师，后来都成为正式的治疗师。情感上和实际的支持、建议和指导、祈祷和哲学能在治疗疼痛方面发挥作用。即便如此，几千年来，人们付出的努力大部分还是集中在表面形式，而不是基于证据来展开治疗。对于四种体液或邪恶力量的不良影响，他们无能为力，倒不是说他们没有尝试过。

我们知道焦虑和抑郁症（精神障碍）都是一种现代疾病，由于精神病诊断学、神经科学、精神病理学、心理治疗和社会心理学等学科的发展，这类疾病目前已经能得到比较好的治疗，因为它们为我们指明了本能不希望我们看到的方向。还记得一个人在路灯下找钥匙的故事吗？一个路人想帮他，就问他在哪里掉的钥匙。这个男士指了指一个昏暗的角落说："就在那边，但是这边的光线更好。"精神病学研究的光已经开始指向那些模糊的地方，在那里有新的治疗方法和理论等待着人们发现。随着光芒的增加，一些公益事业组织甚至提高了对抑郁症和其他疾病的关注，更别说对持续不断出现的误导性药物广告的关注了。

听听这里

最初，现代心理治疗处理的是动机、行为选择和不良情绪的问题。不难想象古希腊人会了解这种方法，但是西格蒙德·弗洛伊德和同时代的人在 19 世纪才开始认识到这个过程。心理治疗也开始处理表层情绪、生理情绪、感觉、隐藏期望和恐惧，以及各种复杂关系的相互作用。虽然，从弗洛伊德开始，现代理论和技术已经发生了极大的改变，但是没有任何一种纯粹的心理治疗方法能改变大多数焦虑和抑郁症的生物学基础。尽管如此，心理治疗依然会帮助我们更好地忍受痛苦、应对困难、了解自己、做出选择、取得成功和享受生活。

时间可以治愈一切创伤

在不断老去、不断积累经验和知识的同时，我们也获得了智慧。虽然这不能替代（或阻碍）好的心理治疗，但是随着年龄增长，意识发挥的作用越来越大，而本能发挥的作用越来越小。年长的研究对象以理性来粉饰道德关怀。[37] 然而，当最后罹患阿尔茨海默病时，我们会回到没有意识、没有学习能力的本能状态。

焦虑维生素

最近，精神药理学已经开始治疗情绪困境。实际上，精神病学从未依赖酒精来治疗疾病；酒精味道不错，但是有很多副作用，效果还不那么令人满意。过去几百年里，我们偶然发现或制出有用的药物来治疗五种核心综合征。中途禁用了一些药物（可卡因），但是有的成了主要的治疗药物（选择性 5- 羟色胺再摄取抑制剂）。这是历史上，我们首次使用相对有效、安全的药物处理生物本能的情感核心。这并不意味着心理治疗师没有存在的必要。相反，良好的心理治疗和有效的药物治疗相结合时，会非常奏效。除了缓解焦虑以外，心理治疗和药物治疗还有其他好处。正如我们看到的那样，在文明社会中，本能的明枪暗箭是多样且多变的。

第十章

疾病和本能：
意识后果

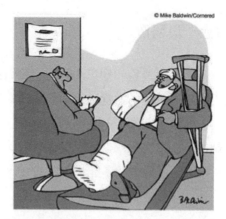

© Mike Baldwin/Cornered

"听取你的建议，我决定面对自己的恐惧。虽然我还是有惊恐发作，但至少现在有正当的理由来解释这种情况。"

人是唯一拒绝做自己的生物。

——阿尔贝·加缪（法国哲学家，1913—1960）

理性的人适应世界。非理性的人希望世界适应自己。因此，所有的进步都依赖不理性的人。

——乔治·伯纳德·萧（爱尔兰剧作家，1856—1950）

理性换不来幸福

正视现实吧，我们焦虑的水平和持续性不是常态。至少其他灵长类动物、哺乳动物或生物一般不会有这种情况。任何稍有自尊的土拨鼠或鹅都不会忍受。它们会以最快的速度本能地奔跑和躲藏。但是人类不会这样做。相反，我们总是沉溺于焦虑之中。当然我们并不喜欢焦虑，但是理性的决定推翻了我们本能的决定，结果通常是美好的，但是情感上却是痛苦的。实际上，文明的特点就是重视理性思考和理性成就。正如我们所见，有时我们能取得成功恰恰是因为我们在与造成痛苦的本能相对抗。正如威廉·福克纳（美国小说家，1897—1962）所说："人不只是会忍受，他还会战胜。"与动物近亲相比，我们进化的社会本能程度甚至可能更高；我们可能已经进化出了人类反本能适应倾向。这不仅表现在语言、智慧、艺术、使用火和工具、直立行走、对生拇指[1]或其他任何事物上，人类能够直立行走，甚至能对抗本能的焦虑才是我们最典型的特征。

人类更有能力，通常也更愿意满足欲望和智力本能，也有足够多的理性来想出更加新颖和更具吸引力的刺激来满足自我。树鼠喝的酒来源于发酵的果子，但不是解百纳葡萄酒或者上好的龙舌兰兑的玛格丽特鸡尾酒。老鹰可能会吃鸭子，但不是法式鲜橙鸭或北京烤鸭。兔子可能既浪漫又活泼，但是即便它们身着皮草，也不会通过锻炼、化妆、豪车或个人魅力让自己更有性吸引力。所有膨胀的欲望带来了理性、文明、生活的美好、笔记本电脑——这些都是焦虑的来源。

欲望、物质、创造力、智慧和地位成就既有趣，又有回报（只是想想一杯玛格丽特鸡尾酒就是开心的），但是这一切确实不会给我们带来内心的幸福感。托马斯·阿·坎贝（荷兰僧侣，1380—1471）曾说过："无论你走到哪里，你都在那里。"即便是在物质和文化上取得成功，本能和焦虑仍然伴随着你。无论多么成功，这些恼人的社会本能依旧存在。理性看待这种处境的话（重申这一点）就是：虽然金钱买不来幸福，但如果无论如何都不开心的话，最好还是做个有钱的成功人士。确实是这样，这种解决方法也被叫作"富裕病"——一种变富了的痛苦，只是掩饰了焦虑黑暗的一面。

---

[1] 指适合抓握物体的拇指。——译者注

天有不测风云

看理性和文明的消极面时，就面带微笑地接受吧。我们都知道微笑是美好的：它能缓和社会交际，仅仅是一个微笑就能立刻让我们感觉好一点。但是，无论公交车司机自己感受如何，也要整天强迫自己微笑，这可能会让他们感到悲伤、想要远离工作（虽然这与他们发自内心的笑容大有不同）。[1]违背情绪（反本能）会造成意想不到的不愉快的后果。同样，有意识地抑制愤怒情绪也会让人不开心。[2]在处理更广泛的行为时，高管教练教导经理们忽视内心的感受和习惯，用更加有效的方法来应对。这样可能会提高管理技巧，但是内心的本能会在意想不到的地方产生有趣的新问题。[3]

这些相对较小的问题产生了更大的问题。医生一直在思考所谓的文明疾病。[4]人类理性的、反本能的行为导致了在其他动物身上大多从未发生的问题："精神疾病"、自杀、吸毒、犯罪、常见的心脏病、家庭关系失衡，以及其他诸如由不能做到清洁、整齐、囤积、举止得当引发的问题。

可诊断的焦虑

这是一本关于精神病学的书籍，我们就从精神病学的问题开始。我们已经了解了对本能社会角色的沮丧会导致人们出现痛苦的焦虑和抑郁的症状，这是可诊断出来的。因此，让我们成为人类的因素也使我们面临精神疾病的风险。虽然有些野生动物也有相似的症状，但是很少有动物会产生像人类那样有强烈或长期的焦虑。我们总是认为自己只是因为逆境受苦，而不是患有其他疾病——更不用说认为自己是有意违背先天社会本能的人了。患有严重焦虑症和抑郁症的人一般会夸大现实中的困难或者低估自己实际的能力。他们一开始不会寻求治疗，因为他们有意识地将问题看作"外部因素造成"的，而不是自己内心的问题。此外，在内心深处，他们可能会无意地将自己的焦虑看作对社会行为的预期反应——这是对他们自以为是的惩罚。

他们都离我而去

由于让－保罗·萨特不能找到一个更有力或者更好的理论来处理社交痛苦，于是他大呼："他人即地狱。"换言之，我们远离他人是因为他们的情感暴力和行为伤害让我们望而却步，尤其是在某种程度上这和我们的痛苦和行为产生了共鸣时。这一过程造成了精神疾病，使人感到耻辱。我们既不喜欢处理别人的焦虑，也不喜欢公开谈论自己的焦虑。在进化理论中，还有更深层次的理解。如果人们有焦虑症或抑郁症，初步判定他们正在违背本能的生物规范。因为我们感觉到了对社会本能中隐藏规范的漠视，所以我们不知不觉地远离了他们。

阿洛·葛士瑞（美国民谣歌手，1947—）在歌曲《爱丽丝的餐厅》里扭转了这种令人感到不光彩的局面。这首歌是一首叙事布鲁斯，描述了法庭对他乱丢垃圾的判决，导致了他在征兵局筛选新兵时，与罪犯坐在一起：

> 一个罪犯问："孩子，你为什么被逮捕？"我回答："乱丢垃圾。"然后他们全都挪开，坐到长凳上的另一边去，眼睛瞪着我，做各种卑鄙下流的小动作，直到我说道："闯了祸。"他们才又坐回来了，同我握手，一起坐在长凳上愉快地聊天，谈论犯罪……

如果焦虑是不当生物行为的证据，那么它也是物以类聚的证据——成为令人讨厌的人会粉饰你独有的焦虑。一份关于坦桑尼亚的现代狩猎者的研究表明，当向小组成员提供蜂蜜棒时，少数"无本获利者"拿的比他们应得的多，的确也能同与他们有同样想法的人成为朋友。[5]但是，顺便一提，一首描述真正令人害怕的犯罪行为的布鲁斯歌曲不会像一首描述乱丢垃圾（或者囤积蜂蜜）的歌曲那样有趣。

即便如此，大多数人还是在为如何最好地回应他人的感情绝望而努力。例如，1997 年，美国平等就业机会委员会发表了一份善意的指导，为有心理疾病的员工"合情合理地安排住宿"。其中，提到应该把情绪低落、注意力不集中的员工安排在一个单独的房间。将抑郁的员工单独监禁似乎不近人情，也无济于事，但奇怪的是，这与非典型抑郁症中对排斥反应的冬眠效应相似。同样令人不安的是，这些指导方针阻碍了正确的诊断和有效的治疗，隐性污名化正在经受疾病折磨的雇员以及否认了他们未来好转的可能性。[6] 在随后与劳动纠纷律师和人力资源主管交谈时发现，有的人最初的想法是不会雇用有任何"缺点"的人。但幸运的是，生活充满了意外的结果，大多数雇主招工还是很明智的。

坏消息多于好消息

虽然精神病学和心理健康在目前已经有了更好的诊断方法、更高效的药物和心理疗法，以及更广泛的接受度，但是世界上并非一切都是美好的。精神治疗活动和研究或许受到的批评比其他任何医学专业都多。诊断是医学治疗的开始。但是，还有许多医学和心理健康从业者认为做诊断"太困难了"、太浪费时间了或认为应该跳过诊断这一环节。之所以认为应该跳过诊断环节，是因为他们认为痛苦不应该被"医疗化"、问题大多是外部环境的影响或者精神病学诊断只是制药公司虚构出来的事物（有时确实是这样）。最终导致诊断的质量一般，诊断的形式通常也是完全虚构的。

这也让我们回到了最初的诊断讨论。精神病诊断学包罗万象，虽然是合情合理的，但是比起仔细研究更具体的子类型，使用更方便。像重度抑郁症、广泛性焦虑障碍和创伤后应激障碍的诊断也都较少关注患者内心的本能世界和真正的社会焦点问题，而是更多地关注乍一看似乎是明显造成痛苦的外在环境因素。因为这些广泛的诊断（和非手术疗法）对许多患者和临床医生而言都更容易接受，所以这个问题并没有引起社会的广泛关注。

　　问题是过度简化的诊断和简单易行的操作在精神病学和其他药物治疗中不起作用。试想一下，如果不治疗潜在的骨折、肌肉拉伤或者癌症，只按照常规的方法治疗腿疼，那么患者将不止一次拜访医生办公室。即便腿疼不是一个正规的诊断（医生皱着眉将具有普通症状的综合征都归为一个类型），我们大多数人都有这种经验，除非做出了正确的诊断，否则常规治疗会让身体状况越来越糟糕。

　　精神治疗出了任何问题都会引发媒体的大肆关注。多年前，社会上出现一个问题：SSRIs 类抗抑郁药（选择性 5- 羟色胺再摄取抑制剂）是否会提高自杀的风险。这真是骇人听闻的大事！媒体追踪，医生也不敢给患者开 SSRIs 类抗抑郁药，患者也害怕服用。一时间，SSRIs 类抗抑郁药的处方都不开了，自杀率上升，死亡人数增多。实际上，2003 年后，美国儿童青少年的自杀率上升了 14%，荷兰儿童青少年的自杀率上升了 49%。[7] 惨不忍睹吗？还不止如此。当一切尘埃落定后，才发现 SSRIs 类抗抑郁药可以降低自杀死亡的风险。[8] 还有一些其他案例，但是我们不再赘述了。这足以说明文明会密切关注任何可能压制或暴露我们隐藏本能的事情。

　　通过比较发现，一直以来人们都怀疑有些常规的背部手术的风险大于收益。对照研究最终被报道出来时，表明了手术确实可以更快地减轻患者的疼痛感，但是两年后，手术患者的疼痛感和身体的不便之处和非手术患者一样。[9][10] 非外科手术患者的并发症发生率更小。对此人们没有多少愤怒。对比研究报道后，对这些外科手术的使用变化不大。

　　对这些批判的评价，总是有好的一面。在大众如此警觉的关注下，精神病学研究已经开创了仔细斟酌后定义的诊断标准和控制良好的治疗实验。多年前，一项针对冠心病患者心理特征的研究中，提出了心理特征的标准评估方法，但是没有一项是通过心脏成像来完成运动压力测试的（"铊压力测试"）。研究人员为这一研究设计出自己的方法。[11] 即便如此，在研究、诊断、治疗精神病学方面还有很大的上升空间，也像其他医学一样，更需要摆脱财政束缚。

自杀是痛苦的

动物界也会自杀。鲸鱼在沙滩上搁浅，忧郁的动物可能会蜷缩起来死掉，有的动物冒着死亡的风险保护自己的亲人不被猎走，大马哈鱼在产卵后就会死亡。所有这些动物都不是有意自杀的。动物不会自杀。旅鼠不会跟着其他老鼠一起跳崖。"自杀与自然倾向相反。"托马斯·阿奎那（意大利神学家，哲学家，1225—1274）在书中写道，他的意思是人的自然倾向是生存和归属自己所在的社会群体。

但是，人类确实会自杀。自杀是理性和文明的另一个缺点。夸张的社会本能的表达是其中一个原因。惊恐症渐渐被看作自杀的主要风险因素。[12] 强烈的分离焦虑会给一些人留下灾难性的恐惧以及无法回到令人感到安慰的群居家园的错误观念。在现代人类社会，很容易与他人分离或在人群中感到孤独。抑郁症毕竟是一种死亡本能，它加速了心理学上的死亡进程。有些人用他们的理性来处理手头的问题，通过蓄意的自我毁灭来加速这种本能的感觉。通过精神病学知识，我们了解到刚从抑郁症中解脱出来时，实际上自杀的风险可能更高。无精打采的状态改变了，但是思想还没有改变。[13] 其他偶然的自杀现象也很常见，尤其是药品和酒精的滥用，正如我们所见，这通常是由焦虑引起的。实验小白鼠可能过度摄入可卡因，但不是因为它想死。

再多也不嫌多

虽然"琼浆玉液"的历史可以追溯到十万年以前，也可能有助于文明的产生，但是，适可而止。痛苦的本能强烈时，对酒精的欲望也很强烈。俗话用派生词来形容那些被其他应对方式控制的人：工作狂、赚钱狂、巧克力狂、恋爱狂、购物狂等。酒精和其他药品会上瘾（如果你突然停止，会产生戒断症状），但真正的问题是这种应对方式的心理依赖性。尤其是如果不治疗潜在的本能的病的话，成功治疗酗酒的戒酒方法常常又会导致酗酒。

毕竟，在停用酒精后，这些症状会更糟糕。甚至当有正确的药物安抚本能时，用酒精治疗之后产生的根深蒂固的反应，还会持续很长一段时间。

酒精对我们也有好处：它可以缓解我们的痛苦，让我们感到开心，更能融入社会（除了那些喝醉了把灯罩放在头上的人），促进轻松的社交互动，缓解过度压抑。但是，虽然适度饮酒与其说是一个问题，不如说是一个解决方法，但如今我们面对的是一个祖先或基因无法想象的酒精世界。我们酿酒的材料非常丰富，包括葡萄、大麦、小麦、水稻、棉花、龙舌兰草、甘蔗、芋头、马铃薯、苹果、李子，以及几乎所有糖分和碳水化合物充足的植物。我们酿造酒，品评以满足消费者的偏好，陈酿使其更醇厚芳香，增加香料，与果汁或其他酒混合，再加点洋葱、橄榄和莱姆角做点缀。在任何场合，每每品尝，味道都极其好，几乎全世界各地都有大量的供应。广告、文化习俗和社会压力都让人沉迷其中。现代酒精是进化为我们准备的超常刺激。这并不足以让我们中的大多数人成为酗酒者，但是对那些需要缓解焦虑的人来说，过度放纵更加诱人。

有些野生动物可能也会因为相同的原因而喝醉，这不假。但是，尽管它们知道去酒吧的路（例如，一颗果实发酵的树），但很少有动物会长时间醉酒，也没有动物种植植物酿酒。实验室里的小白鼠可能会因为过度服用可卡因而死亡，但即便它们大量饮酒，也是有节制的。

布道：所以什么是伤害？

我们从哪儿开始说起呢？就从喝得太多产生的紧迫性问题开始。酒作为社会润滑剂缓解痛苦本能、促进文明发展，但是醉酒使我们理智混乱，不能做出好的判断。这是一种布道，我们看看《箴言》31：4-7

> 利慕伊勒阿，君王喝酒，君王喝酒不相宜；
> 王子说，浓酒在那里也不相宜。

> 恐怕喝了就忘记律例，
> 颠倒一切困苦人的是非。
> 可以把浓酒给将亡的人喝，
> 把清酒给苦心的人喝。
> 让他喝了，就忘记他的贫穷，
> 不再记念他的苦楚。

可以用酒缓解焦虑的人是那些受焦虑折磨的人，不是那些要用理性维持社会本能的人，也不是那些不知道什么时候停止饮酒的人。

我们要讨论的下一个问题是现代社会的驾驶。动物走路离开酒吧；我们开车离开。喝酒后，我们的生物反应时间会延长，它会影响我们理性地审视自己是否适合驾驶。结果是不幸的。喝酒造成的机动车事故是地方性的，而酒驾却是全球性的。进化没能预测到雪佛兰、丰田、福特、宝马和兰博基尼等轿车的出现。

酗酒的医疗并发症几乎无穷无尽，没必要详细讲述细节，因此，不必多说，心脏、大脑、肝脏、胃等器官或许要遭受酒精持续的强烈折磨。进化没有为我们考虑到喝 6 罐啤酒或者 80%VOL 的伏特加的结果。

是什么引导我们进入这种诱惑？

导致酗酒和控制饮酒的社会本能一样。未经核实的临床经验（民间医学的数据是最糟糕的科学数据来源）表明酒精中毒是对社会焦虑最普遍的反应，惊恐症是其次。可喜的是，还是有可支撑这一事实的医学数据。在美国，一项大规模的流行病学研究表明，社会和惊恐症是导致酒精问题（和其他药物问题）的主要风向标。[14] 社会焦虑比其他症状能更好地预测酒精问题[15]，酗酒通常是对先前存在的焦虑的反应[16]。不是所有患社会焦虑的人都会酗酒，但是酗酒的人也有嗑药、赌博、违法违规、成为精神障碍的倾向。[14] 这可能是因为不计后果的欲望家也会贪杯。此外，酗酒还会引发其他的神经兴奋。实际上，多巴胺活性（我们的兴奋神经递质）可能因为酒精而增强。[17]

酒精有助于人们处理一些社会状况，没有酒精的助力，人们可能会选择逃避。[18]人们害怕的不是社会交际本身，而是他人的审视（可能是地位较高的人的蔑视）。[19]对大学生过度饮酒进行简单的干涉能有效地减少他们的酒精消费，但也只是针对那些没有社交焦虑的学生。[20]事实上，人们用这种经过时间考验、可口又危险的药理方法来治疗自己（以平衡察觉到的社会等级）。给他们推荐更安全有效的药物时，有的人宁愿选择酒精，也不要权威的"药物"治疗。

真正的科学也拯救了恐慌和酗酒之间的联系。嗜酒如命的人不仅本身有惊恐症，他们的亲人患惊恐症和酗酒的可能性要大于其他人。[21]酒精以一种大众可接受的方式来缓解恐慌。酒精中抗焦虑和镇静的成分掩盖了巨大的焦虑，而不是通过一些特定的方式缓解社会压力。民间医学认为五种本能综合征中至少有一种是与特定的药物滥用有关。非典型抑郁如果不导致吸食海洛因和鸦片的话，似乎会导致人们酗酒和吸食大麻（另一种可以追溯到古代的自然毒品）。[22]

尽管有健康威胁，但最终我们还是依赖酒精。我们对酒精的历史、文化、幽默、考古等故事着迷。[23]多多关注问题性社会本能、防止药物滥用、了解应对策略和理解自我有助于更好地治疗药物滥用。同时应注意过犹不及，要适可而止。

犯罪不起作用

本能会导致我们酗酒、吸毒，而这一切又会导致文明的另一弊病：犯罪。大多数的犯罪行为都与药物滥用有直接的联系。人们偷盗钱财买毒品，毒品和酒精的影响会导致暴力，影响刑事责任的判定。看看我们的五种社会本能综合征，从中就可以发现特定的本能和犯罪之间更加直接的联系。

惊恐症可以预测反社会人格障碍的发展方向（"反社会"一词指的是违法犯罪分子，而不是离群索居的人）。[24]观察初高中的学生：

社会焦虑会导致早期的反社会倾向。[25] 当你在观察反社会人格障碍的成年人（这种人格是从儿童时期就存在的）或者成年人的反社会行为（这种行为不是从儿童时期就存在的），这两种都与惊恐症、社会焦虑和精神抑郁症（可能是非典型抑郁）的比例不断增加有关。[26] 人们不喜欢这种好像被困在阶级底层的感觉，也不喜欢他们无论去哪都受到排斥，就算是那些一出生就处在社会顶层的人也不喜欢这种感觉。如果这就是生活给他们的感受，那么毫无疑问，一些人肯定会打破规则。

谁人乐队（英国电子布鲁斯乐队）很久以前写过一首歌，歌曲是处理打破规则和遵守规则之间的紧张关系。下面是从他们的《在忧郁的眼神背后》这首歌中选取的部分歌词：

> 没人能够体会
> 我的颓败
> 我的忧伤
> 忧郁的双眼背后。
>
> 没人懂得那滋味
> 被人憎恶
> 被命运宣判
> 满嘴徒有谎言。
>
> 但我的梦
> 并不空虚
> 至少能无愧于心。
>
> 没人会如此猛烈地反咬
> 在他们愤怒的时候
> 我的痛苦与悲哀
> 深埋心底。
>
> 如果我即将跌入罪恶的深渊，

请你亲手结束我的生命。

如果我开始抽搐，请给我盖上一条毯子，

让我感受一点温暖，给我披上你的外套。

四十多年来，我们没有发现这首歌的歌名有双关含义。患有非典型抑郁症的人眼神充满忧郁，想要与本能对抗，可不是一件容易的事。

关于社会犯罪还有另外一点。犯罪者并不关心所有刑事犯罪的受害者。古代人都很关心他们部落的成员，但是却对碰巧路过的其他部落的人持有敌意。同样，十诫中真正告诉我们的是"不可谋杀"，而不是更有人情味、更现代、更为人所知的"不可杀人"。在现代社会，我们与家人、社交网络、社区及国家之外的人联系更加广泛。这可能会导致最初相遇时本能的规则不起作用（毕竟是不同的基因库），欲望或保护性的暴力行为会随之而来。另外，随着时间的推移，跨文化、跨大陆之间的交流日益频繁，从而形成了一个愈加和平的世界，战场死亡人数日益减少。[27]

真实的动物

"犯罪"这个概念只存在于人类中吗？毫无疑问，其他灵长类动物对外来者比对自己的群体成员更加暴力。它们可能经历的结果是战斗伤亡和战争战利品，而不是暴力袭击、谋杀或盗窃。但是在一个群体内部，它们可能会遵循本能、避免越界。研究人员捉弄狒狒，让它们听类似不服从社会等级的声音，狒狒就会很警觉。郊狼玩得太过了会道歉。对它们来说，这些越界行为是犯罪吗？那偷食物的年幼狒狒和拒不道歉的郊狼呢？动物没有成文的刑法，但是攻击性的反应或者被从游戏中驱逐有时会加强它们的社会本能。如果你虐待狗，它可能会咬你。这是它们的罪过，还是它们对你不当行为的自然反应呢？

心被孤寂捕捉

冠心病和其他心脏病（心肌梗死）一直以来都被当作文明病。这两种疾病在传统社会中没那么常见，在其他动物中也很罕见。人类冠心病可能在古文明时代比较普遍。尽管平均死亡年龄只有 40 岁，但是 52 具古埃及木乃伊中就有 44 具患有冠心病的症状，一些木乃伊距今大约 4 000 年。[28] 文明和心脏病都是与社会角色有关，与笔记本电脑、酥脆的薯条、高速驾驶，甚至是战车赛事都没有关系。经过艰苦的斗争，医学科学极大地减少了冠心病的患病率和死亡率，但是它在抑制已经确定的潜在因素上却不那么成功。那么是文明让人们更容易患心脏病吗？

罗伯特·萨波斯基（美国人类学家，1957—）提出，斑马对偶然出现的狮子会产生压力反应，但是人类对每天的交通堵塞和其他事情都会有压力反应，因此会造成身体疾病。[29] 但是，我们最大的压力是由本能调节的，只有小部分人真的会把造成交通（马车）堵塞的人看作像狮子一样坚决的捕猎者。实际上，最近的研究不断表明，焦虑和抑郁症状是心脏病风险的重要指标。患有长期心理疾病的人群患冠心病的概率更大（例如，对冠状动脉中钙含量的计算机辅助测试扫描评估也是这样）。[30] 不管怎样，长期的焦虑对心脏不利。

心之所在即为家

我们再一次按照同样的顺序 [大五人格模型] 回顾社会本能。每一个本能 / 症状 / 性格因素都可能导致冠心病，我们从惊恐症开始讨论。身体健康的退伍老兵，但是患有焦虑症，那以后他们可能会发展成为新的冠心病患者。[31] 仅仅是惊恐症就可能意味着患心脏病的风险更大。[32] 恐慌在很多方面都可能增加风险。虽然这可能是因为他们的吸烟、高血压、高胆固醇血浓度等传统风险因素的比率较高，但是这些也不能解释一切。[32]

　　另一个可能性是有惊恐症的人有大心脏——（实际上是心脏过大）。心脏变大，也就是心脏肥大（通常是左心室肥大）。当左心室肥大（心脏扩大症），心脏肌肉就会出现问题（心肌炎）。造成心肌炎的原因还不知道，但却有生命危险，这也是患者需要做心脏移植手术的原因之一。如果我们采访那些可能要做心脏移植手术的人会发现，83%的晚期心肌病患者有惊恐症，与之相比，只有16%患有其他心脏病的人没有惊恐症。[33]这是在细致的访问[34]中发现的，而不是仅仅使用简单的筛选工具得出的结论。但观察身体健康的焦虑症患者时，发现他们比健康的对照研究对象更可能出现心脏肥大。[35][36]惊恐症在最新的章鱼壶心肌病（来自日本的"章鱼笼"）中也很常见，大多是一种暂时性综合征，出现在老年妇女身上。

　　当心脏变大，心脏肌肉不仅需要更多的血液来供氧，而且它也不能再高效地供血。冠心病再加上肥大的心脏，狭窄的动脉也减少了对心脏本身的血液供应。大心脏和血液供应减少相结合势必会造成心脏病。[37]

　　因此，少数惊恐患者的心脏怎么会变大呢？成年人的分离焦虑怎么会导致心脏病呢？那是因为分离使得心脏跳动更加剧烈。肾上腺素等神经递质大量增长，并在血液中得到释放，尤其是容易因恐慌而愤怒的人[38]和看似焦躁不安、长时间恐慌的人。[39]我们知道当身体本身分泌过多肾上腺素（"肾上腺髓质瘤"）和使用过量安非他命[1]刺激肾上腺系统时，就会出现一种类似的心肌病。还有其他可能性。心脏病真正发作时，有些人尤其惧怕死亡。更多的证据显示，这些人有新的炎症反应和组织损伤，长期来看，结果更加糟糕。可能，真正的恐慌会让心脏病在真正发作时更严重。[40]

---

[1]一种精神类药物，治疗气喘，睡眠失常（嗜睡症）与过动症状，提神并防止疲劳。——译者注

忧伤的心

这里说说社会焦虑。这与萨波斯基的发现非常契合，他发现地位较低（社会焦虑）的狒狒的压力激素皮质醇水平更高——有证据表明，要处于狒狒的等级低位并不容易。有些狒狒甚至还有高血压。[41] 这可能是因为它们处于低等级，或者可能是因为它们想提高等级。人类和狒狒一样，看到了社会等级中的危险。

这个研究有一段很长的复杂历史。调查社会焦虑和心脏疾病之间的关系时，我们注意到 A 型行为（冠状倾向）和 D 型行为（痛苦）的概念。20 世纪 50 年代，心脏病学家罗森曼和福瑞德曼就提出了 A 型行为。具有 A 型行为的人感情热切、发奋图强、好斗。他们在心脑血管科，准备冲进检查室的时候，磨破了候诊室的座椅前端的面料。当他们出现在精神科时，似乎是社交焦虑和非典型抑郁症的反本能版本。事实上，至少有一项研究表明，有些人害羞却外向，还有些人是奋发努力的工作狂。[42]

最近，A 型行为的概念已经发展为 D 型行为概念，仔细研究 D 型行为，它同样分解成两部分：一部分看起来像社会焦虑（社会抑制），另一部分看起来像非典型抑郁（负面情感）。[43] 不管是以前的 A 型行为还是最新的 D 型行为都能很好地预测各种情况下的冠心病风险，都能通过内心的愤怒表现出来，有时也通过外在的愤怒表现出来。尤其是当文明人把愤怒藏在心底，试图表现得文明的时候，愤怒此时就可能是预测冠心病风险的最强指标。[44] 愤怒有时叫"郁怒"，可能会加剧 A 型和 D 型行为的生物后果以及焦虑和抑郁症状。莎士比亚在他的剧本《麦克白》中写道："悲伤若不说出嘴，就会向负荷过重的心窃窃私语而令其破碎。"进化为我们的反本能行为做好了生物学上的准备，但是它并没有让我们的心做好在漫长的一生中与情感背道而驰的准备。

全心投入

这里说说强迫症。筑巢的要求包括在逆境中坚持不懈，并以这种不屈不挠的精神面对其他的焦虑源。强迫症让我们度过困境，对抗我们讨厌的本能，但是它会不断产生生物唤醒，并对我们的心脏产生影响。不仅如此，当对其他被唤起的社会本能的过度忍耐变成敌意和愤怒的生物后果时，强迫症会增加冠心病的风险。[45]

伤心

现在来讨论非典型抑郁。最近几十年，作为导致冠心病的风险因素之一，抑郁症引发了人们浓厚的兴趣，虽说关注焦点一直在广义上的重度抑郁症或者在甚至没有明确定义的抑郁等级量表上。从这些研究中，你可能认为最好的一点是持续的痛苦（可能从我们五种症状中产生的，更别说其他影响）确实能预测心脏疾病，但是，具体情况还不清楚。一项研究观察了重度抑郁症子类型和血清胆固醇浓度之间的关系。到目前为止，即使是在调整了其他因素之后，最清楚的发现还是非典型抑郁（不是全球性的重度抑郁症）与坏胆固醇浓度高有关系。[46]

更明确定义的非典型抑郁症，反本能地表现为 A 型和 D 型行为的硬性驱动成分。虽然，布鲁斯音乐家尤其擅长反映非典型抑郁，但仿佛无忧无虑的布鲁斯音乐家和奋发努力、同样压抑的工作狂不同。把内心的懒散、忧伤、退却和要克服它们的强烈需求相结合，非典型抑郁症患者有时会成为奋发努力的工作狂。对文明人来说，努力阻止非典型抑郁具有生产力的优势。不管发生什么，奋发努力的工作狂都需要一直工作。空闲时间对他们而言是一个麻烦，他们通常做一些额外的工作或者沉溺于个人爱好和其他活动。他们不认为这种活动水平是个问题；他们只是喜欢保持忙碌，而且确实完成了很多事情。从反本能的角度来看，他们追求的生活方式和角色与个人生物本质相矛盾。

即便内在的非典型抑郁想要他退却、打盹，外向的工作狂也会努力保持互动、清醒。新研究发现，这种反本能角色可能有很大的压力。被迫微笑可能是一件危险的事。越强颜微笑，就越焦虑，越不容易放下。

脆弱的心

这里和其他地方一样，抑郁症不是逐步导致其他问题的慢性症状。在冠心病把我们逼得奄奄一息的时候，抑郁症就会突然发挥作用，还可能会导致心脏病突发。当屈服于死亡的冲动出现时，高密度脂蛋白（"有益胆固醇"）水平会随着我们为死亡做准备而下降。[46]幸运的是，进化的死亡本能很容易治疗，我们的身体和大脑也会对现代心脏护理的好处感到惊喜。

心脏与理性

理性和强迫症筑巢帮助我们克服本能，鼓励我们忍受随之而来的焦虑折磨。正如我们所说，这可能意味着忍受更多的生物本能以及负面的生物后果。进化给我们工具决定我们想要什么，但是它还没有为我们的选择做好准备。

与心脏有关的事

因此，我们的六大本能和五种症状全都在心脏病的文明史中起着一定的作用。尤其是，它们使我们受到生理上的压力，某种程度上会造成动脉阻塞、动脉硬化甚至导致临床冠心病。这些本能多么愚蠢。我们冒着与群体更加分离的风险，抵抗社会本能。压抑的工作狂和外向的社交焦虑症患者都不会感觉和他人有联结。主观的社会隔离可能会导致压力大和心脏病。[47]狮子的出现造成斑马的皮质醇浓度上升；在群体中的孤独感也会造成我们的皮质醇浓度上升。

还有许多冠心病的理论。一种简单的说法是，如果我们的动脉收缩太大或太频繁（"血管痉挛"）[48]，会造成动脉内壁受损，愈合时还会发炎[49]，逐渐形成动脉硬化性增厚，最终伤痕累累的动脉逐渐变窄，血管弹性降低。胆固醇在受伤和愈合的过程中发挥作用。有 A 型行为的健康医院学生证实，他们习惯性地收缩冠状动脉，而成熟的有 B 型行为的医学院学生则会放松冠状动脉。[50]

在实验室，自尊心较弱的学生在面对心理压力时，比如做演讲，或者当绿色这个单词被印成蓝色，要说出正确的颜色时，会有更多的炎症反应。[51]在实验室里，如果你让人们感到社会性的排斥时，他们血液里会有更多的炎症标志。[52]非典型抑郁会产生更多的社会排斥感，由于反本能的应对反应，这些排斥感会进一步加强。这对心脏不好。健康的成年人，如果心理压力诱发更高水平的炎症标志，三年后他们的颈动脉会更加僵硬（脖子的颈动脉比心脏动脉更易研究）。[53]

任何对动脉内膜的持续压力最终都会造成其反应度降低，带来更多损伤[54]，而且对抗文明焦虑带来的更为严重的身体压力会加速这一过程。最终，动脉会受到损害、变厚，导致对氧气需求的敏感度降低，血管变窄。这离临床冠心病不远了。一项重要的新研究表明，颈动脉壁的最大厚度比其他危害心脏因素更能预测冠心病[55]。冠状动脉的尺寸很重要。

危险的行业

现代文明并不仅是由反本能行为定义的。超乎寻常的味道和获取食物的便利性也影响了现代人的饮食。古人身体内有大量的胆固醇，但是他们并不像我们一样吃精糖和高碳水的面食，而且他们锻炼得更多，肥胖率也更低。这是造成冠心病的原因吗？不到一个世纪以前，宾夕法尼亚的罗塞托[1]全是意大利移民，他们也将自己的文化带到这里。饮食偏好于面食和高脂肪的食物，很少锻炼，都很胖，也很喜

---

[1]长寿村。——译者注

欢抽烟。尽管如此，他们患冠心病的概率却出奇地低于周边社区。

对罗塞托人下一代的研究解释了这个谜团。在几乎没有任何变化的情况下，传统的意大利社会为更具独立思想的美国社会所取代。现在罗塞托人患冠心病的水平已经接近周边地区了。[56] 早期的罗塞托人不太可能像他们的孩子一样接受美国的反本能习惯。年轻的罗塞托人有更多机会从美国文化的个人主义中获利，但这是要付出代价的。[57]

这并不是说那些文献证明的常规心脏危险因素不算数，但是很长时间以来，我们都假设有数据支撑的预测风险因素一定会造成冠心病。是否为男性，是否有家族心脏病史，血清胆固醇浓度，是否患有高血压、糖尿病，是否吸烟，是否具有 A 型（D 型）行为以及是否缺乏锻炼都可以预示冠心病的不安因素，但实际上我们并不能确定是由这些因素造成了冠心病。我们只知道，它们预示着患冠心病的风险。有些因素对矫正其他各种各样的医学疾病很重要，但是我们不知道这是否可以降低冠心病的发作。我们对耳垂折痕能有效预示冠心病的情况也知之甚少。[58] 幸运的是，还没有人提出摘除耳垂来预防心脏病。

虽然减少饮食中的胆固醇的摄入对避免冠心病和死亡的作用甚微（现代的他汀类抗胆固醇药物确实有效），但或许还应该看看其他的饮食因素。例如，尽可能食用最多巧克力的人，患冠心病的风险会减少 37%。[59] 这就提醒我们，非典型抑郁会导致冠心病，狂吃巧克力可能会提高体内的 5- 羟色胺含量。

最后，再说说啤酒。适量饮酒者患心脏病的风险最低——女性一天喝一杯，男性一天喝两杯。饮酒多于或少于此量的人，患冠心病的风险更大。酒精对心脏有直接的保护作用吗？可能有，但也可能是酒精抑制了社会本能的压力（或许是一种 5- 羟色胺反应），降低了它们对心脏的影响。也有可能是适度饮酒者的本能压力正好就较低，因此，一天喝一杯仅仅是对一个不那么痛苦（或对 5- 羟色胺的需求较小）的人有用，他本身患心脏病的可能性就很小。

丢掉你的强迫症

在意识理性、文明需求和欲望本能的诱惑下，许多人都忽略了基本的筑巢本能。我们以无限的智慧，用经过进化检验的保护家庭、家人和部落方法走捷径。保持清洁、整齐、储存和规范。

凌乱的家

保持家的整齐、整洁和卫生是强迫症本能的基本目标，而有时文明人时常忽视这一本能。历史记载的全是传染病、瘟疫和流行病，这些都是可以避免的，或者通过其他基本的卫生措施就能减少。现代人污染了饮用水，这让其他哺乳动物难以忍受。饮用"低浓度啤酒"只能降低一些感染风险。野猪实际上是一种十分干净的动物，但是家猪却在肮脏的猪圈里生存。家猪的如此遭遇是我们的意识征服本能的后果。

第二次做就对了

我们并不总是按照本能的指引做事。好的木匠一般要测量两次数据，只锯一次，再检查结果，但是制作出的拙劣家具要比鸟筑坏的巢多。部分原因归咎于人类的复杂性能力。没有鸟会试图在计算机写下大量操作细节（即通过计算机程序数字化筑巢），但是人类会设法生产非常有用的产品。另一部分原因是我们有时会以效率、成本、时间、琐碎、不感兴趣甚至是反感情绪为借口。所以，一些产品制作粗糙，需要召回、高价维修。网上银行出现以前，大多数人不会检查账户。有些软件工程师家里甚至也是凌乱不堪的。

债务的起源

囤积已经不再像从前那样了。钱的出现是文明进步的里程碑。它促进了贸易、投资和储蓄，但是随之又出现了金融管理不当的问题。众多诱人的超常刺激刺激我们消费，难怪所有人都在存东西。事实上，尽可能制造有吸引力的产品是产品发展的基本观点。当然，好消息是社会提供上好的食物、房子、电视、汽车和娱乐设施。你花的钱越多，获得的物品就越好，对物品的满意度就越高。

即便如此，只要你有基本的财政安全保障，钱更多和东西更好并不能真正让你感到幸福。[60]更糟糕的是，理性诱导我们好的物品是通向幸福的捷径。虽然我们应该为将来做储蓄，但是我们不总是那样做，这与我们的筑巢本能相反（尽管后院的啮齿动物会为冬天囤积食物）。人们总是在让他们觉得舒适的房子上欠钱，而不是在有价值的房子上欠钱，但是有自尊的花栗鼠很少会在"水下"找洞穴。由人管理的政府和养老金通常也会有同样的缺点。不为困难的日子做准备，等到困难时就只能哀叹没有存款。

因为进化没有为我们准备满足欲望本能的方法，我们被引入一条充满诱惑的道路，导致了没法满足欲望的物质追求。《新约》提醒我们："但那些想发财的人，就陷在迷惑、落在网罗和许多无知有害的私欲里，叫人沉在败坏和灭亡中。贪财是万恶之根。有人贪恋钱财，就被引诱离了真道，用许多愁苦把自己刺透了。"（《提摩太前书》）。过于关注自我的欲望会导致我们远离更具有社会满足感的中间道路。

大家都去哪儿了

我们的行为与类人猿不同，可能与远古祖先也不同。这种改变给我们带来了文明、智力发展、个人自主权、个人满足和啤酒。另外，本能社会结构的不断弱化有其不利的一面。独立于家庭、部落的人，在必要时获得的帮助和支持也较少。同样，社会传统、功能和角色削弱后，我们也会失去一些东西。离婚可以结束痛苦、不满的婚姻，但是，这也降低了父母和孩子的社会稳定感。社会等级扁平化使得社会对普通人而言更加平等，但是这也可能会加剧内部斗争和同辈间的恶性竞争。本能很难让我们在群体内守规矩。

可怜的灵长类动物该怎么办？

因此，我们已经从单细胞细菌进化为集体单细胞黏菌、多细胞有机体、许多个体组成的集体、本能结构的社会有机体，再到现代文明中多种多样的半自主个体。随着意识逐渐超越社会本能，理性最终战胜本能，将来这可能会让我们陷入一个奇怪的境地。我们将成为一群没有本能线索来指导社会行为的个体。最终，我们会摆脱群体的所有束缚，但是却发现自己退化成了诸如有智慧的公共黏菌之类的物体。[61] 具有社会意识的行为只来自理性、法律、宗教和自身利益的复杂性。虽然这一天可能永远不会到来，但是这让我们思考自己的选择。可怜的灵长类动物该怎么办呢？

第十一章

自由选择：
如何平衡理智与本能

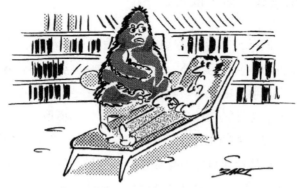

"没什么好羞愧的，我们毕竟是灵长类动物。"

如果不从进化论的角度考虑，生物学的一切毫无意义。

——特奥多修斯·杜布赞斯基（俄罗斯遗传学家，1900—1975）

最终的秘密就是自己。

——奥斯卡·王尔德（英国剧作家，1854—1900）

你是谁

根据进化论原理，人类例外论中不可或缺的一部分，是人类利用理性克服和改变生物进化社会本能的能力增强。虽然其他动物有一些基本工具、语言和社会，但人类的世俗艺术、科学、文明和理性一直处于前沿地位。我们的情感生活是思维活动的总和：童年经历、成年经历、情理和文化，同时也是大脑活动的总和：社会本能、欲望本能和保护本能，也有身体疾病、酒精和药物所产生的短暂作用。现实生活中，理清思维和大脑所有互不关联的影响几乎是不可能的，甚至隐藏在我们内心的界限也是模糊的。生物学上，出自本能的大脑作用会随着经历和谨慎选择的药物而改变，更不用说，我们思维中的所有数据都编码在生物记忆中了。

大脑和思维演算

所以你得扪心自问：今天感觉怎样？什么才是真实的自己？也许是隐藏在原始社会本能背后的大脑。单凭社会本能就能让彼此和睦相处，但却限制了我们的个性、成就和自由意志。或者也许是隐藏在意识推理背后的思维。只有意识和理性才能让我们选择自己的道路、体验自由意志和发展先进的文明，但意识和理性也给自身和社会都带来了一定的风险。大脑和思维问题反映了一个古老的哲学问题，即决定论和自由意志。如果我们相信物理学家的话，不考虑量子随机性，那么未来的一切都是由现在决定的，我们根本没有真正的自由意志。即便如此，至少有一些人在自由意志的幻想中得到了极大的安慰。

痛苦与求助

减轻痛苦是文明的首要目标。我们的祖先为了自己和社会，为了人类世界变得更美好、更安全、更幸福和更富足，努力发展先进的人类社会。托马斯·杰斐逊（美国政治家，1743—1826）在《独立宣言》中写道，"生存权、自由权和追求幸福权"是不可剥夺的权利，也是人类身份认同的核心。作为文明的产物，医学致力于减轻人类痛苦和提升人类福祉。正如医学格言所说，Primum non nocere（拉丁语，意为"首先，不要造成伤害"），但医生也会尽力做一些有益的事。现代医学通过谨慎地诊断开药、改变生活方式和采取其他治疗方法达到减轻痛苦的目的。

精神科治疗方法也是减轻痛苦、让生活更美好的工具。但是，我们需要从大脑和思维，以及决定论和自由意志的角度思考这个问题。从进化的角度看，药物会抑制生物本能吗？会，但在当今社会，这些本能可能是痛苦的，还会适得其反。对这种生理症状施以的人道主义救援，是否会让真实的自我变得不那么真实？小而言之，是的，但是理性思维是自由意志幻觉中更加重要的一部分。此外，治疗通常能减轻焦虑、改善人际关系、提高工作成效。

那么在现代社会，不治疗焦虑和抑郁综合征有什么好处呢？首先是好消息，对社会来说，原始的情感本能仍然推动着人类走向社会和谐。其次，对个人来说，可能好坏参半，但确实有助于形成一个团结、成功和互助的社会。太多的人不受生物本能或道德准则的约束，导致不愉快的冲突和社会功能失调。我们最不希望看到的是一个人人为己的社会。

墨菲是乐观派吗

尽管如今的诊断方法比以往任何时候都更好、更有用，但正如墨菲定律所言："任何可能出错的事情都会出错。"即使是研究人员，也常常无法区分重要的焦虑症亚型和抑郁症亚型。临床上，甚至没有尝试仔细诊断。相反，人们倾向于更简单、更广泛、耗时更少且技术密集程度要求更低的分类诊断。重度抑郁症和广泛性焦虑症（仅列举这两种），对"抑郁"和"压力"的主诉很常见。即使在更广泛的诊断中，一些临床医生也很少关注综合征的实际症状。此外，这种非特异性的治疗方法吸引了一些从业者，他们认为焦虑完全是因生活问题而起的，同时吸引了另外一些人，他们尽可能采用不具体的诊断，以保护签订赔偿保密协议书的人。

随着羞耻感的减少，人们越来越倾向于不恰当地利用诊断方法。一些高收入家庭更有可能利用精神科诊断为自己的孩子谋取特殊的学业支持（指院校为了方便残疾学生完成学业，按法律规定提供特殊的方便）。[1] 这并不是因为高收入家庭的孩子一定更容易受到影响，而是因为特殊的学业支持可以让他们在社会中更具优势。专家们注意到，近年来精神科诊断和治疗水平的提升与精神残疾索赔的激增相矛盾。尽管大多数索赔人确实诊断出患有精神障碍，他们有更大的自由表明残疾人的需求。经评估，很多人没有得到或没有接受有效的治疗，很少有人愿意冒着失去保障金的风险去换取病情改善的可能性。在这一领域，也有临床医生愿意将残疾诊断为工伤致残或雇主虐待的结果。然而，想想看，只有少数人因为遇到真正的坏老板或者确实患有身体疾病，才会不堪重负到焦虑的地步。情况远非如此。

有效的药物已被广泛接受，更好的药物即将问世，谁也不知道未来的基因疗法和其他治疗方法会是什么样子。一些人主张通过医学手段彻底消除我们称之为社会本能的"精神疾病"。然而，如果我们什么"都"治疗，是会打开潘多拉的魔盒（让邪恶的治疗效果肆虐），还是会放出瓶子里的精灵（在不可靠的控制下释放魔法治疗力量）？

例如，最近研发出的治疗男性勃起功能障碍的药物对许多人来说显然是神奇的精灵。对于无性婚姻和不快乐的男人及其伴侣来说都是福音。这些药物甚至对犀牛保护工作有所帮助，因为犀牛角作为传统药物，疗效差，而使用疗效好的现代药物有助于减少对犀牛角的需求。然而，当老年男性与其老年女性伴侣发生更多性行为时，一个新问题出现了，即女性容易出现妇科病。

头戴头盔

还有一种叫作头盔效应的东西。戴上自行车头盔可以保护我们的头部免受伤害，除非路过的骑手看见我们戴了头盔，而故意离我们更近。[2] 不仅如此，戴上头盔还会让人洋洋自得，觉得自己受到了更多的保护，这反而可能会让自己会承担更大的风险。这并不仅限于自行车。在美国职业橄榄球比赛中，球员所戴的头盔减少了颅骨骨折和颈部受伤事件发生的风险，但也催生了更加激进的头部撞击战术，而这会引发脑震荡，还可能会造成脑损伤。同样，滑雪戴的头盔会让人觉得刀枪不入，反而不可避免地与人或树发生碰撞。这不仅限于真正的头盔。在一场大暴风雪中，飞出路面的汽车似乎大多都是大型 SUV。对任何危险或不适的防护意识太强，让我们通过调整自己的安全本能来抵消降低的风险。对社会本能焦虑保护过度可能会产生类似的后果，所以精神科治疗有必要经过深思熟虑。

六种头盔形式

我们可以用精神障碍头盔保护自己免于六种本能和五种诊断引起的焦虑。惊恐焦虑让我们和群体在距离上和行为上都不会离得太远。显然，惊恐治疗有其优势，但也导致人们无所畏惧又漫无目的地特立独行的风险。并非所有离开群体的人都会迷路，但也有人发现自己为了过好日子而脱离群体。既然焦虑（特别是惊恐焦虑）也能激发创造力和革新力，你不禁会想，未经治疗的综合征对个人和社会是否真的大有裨益。[3] 坊间传闻留下的影响表明，创造力是早期习得的，而治疗并不会减缓创造进程。要说治疗有何帮助的话，那就是能帮助富有创造力的人变得更有效率、更自信、更满足。然而，有些人也更愿意保留自己的焦虑，把焦虑作为自己灵感的来源。不过，如果我们有办法从一开始就避免恐慌，富有创造力的人就会更少。同样地，如果从一开始就预防恐慌，从而阻止寻求刺激的行为，那么社会就会失去冒险家和特立独行者的贡献。生活将会有些乏味。

如果在早期就消除了社会焦虑本能呢？每个人都可以成为纯种的阿尔法狗。西萨·米兰认为，如果每只狗都想成为领头狗，这对犬类社会的和谐是不利的。如果每个人都觉得自己是强者，我们可能更会因竞争而失望（当领头羊们作为新生去哈佛大学上学时，许多人不得不勉为其难地降低自己的要求）。个人不会因害羞而忧心忡忡，但对等级结构及和谐的尊重会减少。

如果消除强迫症本能呢？如果强迫症本能以某种方式从我们的基

因中消失，我们就很难让自己的家保持干净整洁、储量充足及友善和睦。一些人已经觉得这些事情够麻烦了。

如果我们完全失去了非典型抑郁症所带来的社会和谐，我们的负罪感就会更少，负罪感所带来的忧郁也会更少。我们除了会失去社会和谐和利他主义，还会发现更多的人会因为我们的过失而生气，这些过失并不会困扰我们自己，这真叫人宽慰。我们还将失去那些工作狂，他们为了摆脱忧郁而长时间努力工作，为每个人做了那么多。

最后，我们已经能够消除忧郁型抑郁症的急性症状，尽管在改进诊断和治疗方面还任重而道远。社会受益于老年人的知识和智慧，对个人来说也没什么负面影响。然而，对社会却有不利的一面，即延长老年人和重症患者生命所耗费的经济成本。很多人能完全康复，但还有一些人需要大量、昂贵且长期的医疗服务。即使不考虑忧郁型抑郁症更好的治疗效果，这个问题也已在政治层面很突出了。

很多人并不想看到意识消失。这是一种本能，与焦虑无关。当意识不足时（如精神障碍），当我们忽略意识时（"非皮层地"），或当我们误用意识时，意识就会造成问题。在任何问题上，以貌似理性的决策为幌子，进行不加批判和无远见的思考，就是风险所在。抛开意识不谈，即使是最理性的精神科诊断和精神药理学，对其他综合征来说，仍存在意外后果带来的理论风险。

一厢情愿和意料之外的后果

通过治疗（甚或酒精）克服社会本能焦虑有很大的好处，也存在潜在风险。罗伯特·金·莫顿（美国社会学家，1910—2003）列出了5个可能导致意外后果的原因[4]：

1. 无知：当社会本能和焦虑丧失时，谁能未卜先知？
2. 误差：谁能知道误诊和使用非特异性药物，或缺乏心理治疗好处的影响？
3. 切身利益：持续焦虑或是回归到更原始的本能角色是否有更

长远的好处？

4. 基本价值观：药物治疗是否会削弱或排除传统方法，诸如理性或持续解决问题等？

5. 弄巧成拙的预言：药物治疗太多、太快或太久，是否限制了我们处世的社会经验和从经验中学习的能力？

公牛和熊

透过意料之外的心理药理学结果看华尔街的金融界，挺有诱惑力的。一位记者发问："为什么华尔街有这么多易紧张焦虑的人？"有回答说："因为易紧张焦虑的人喜欢在那儿工作。"焦虑症似乎在金融界更为普遍，尤其是在高层和某些专业领域。那些通过药物和正规心理治疗寻求适当治疗的人，通常会在工作中遵守规则，保持或改善他们的业绩和个人生活，这让他们感觉好多了。他们不太可能为自己作想，体验症状缓解。

然而，许多在华尔街上班的人每天靠着随意开出的合法药品、从街上买的类似药品、非法可卡因和过量酒精度日。这些东西有时能让人感到快乐，或症状得到暂时缓解。综合征治疗效果佳的少见，结合有效的心理治疗更少见。这对决断有何影响呢？SSRIs 类抗抑郁药物是否鼓励华尔街文化中的违规行为？人们是否觉得自己像个不知廉耻的领头羊，甚至没有丝毫的负罪感？抗焦虑症药物会减少人们应该注意到的普通恐惧吗？可卡因会怂恿人们去做自己不该做的事吗？归根结底，这可能是推动金融业从对商业起社会润滑作用转向更加注重自我回报的原因之一。在华尔街，那些因行善而成功的人是最经久不衰的。

发现自己

山顶上的和尚（和佛祖本人）可能会说，人生的秘诀是找到一条幸福的中庸之道。太多太多的焦虑，而没有社会本能，存在太多的潜在威胁和损失。我们想要在一个无忧无虑的社会中成为一个耀眼且快乐的人吗？太过理性会误入歧途，但没有理性，我们就只是群体中的一员。正规的心理治疗可以帮助我们找到平衡。审慎的药物治疗能减轻典型的焦虑，而不会产生一些虚假的快乐。紧急情况下，支持性（"牵手"）心理治疗和好的建议非常有用。除此之外，治疗应该帮助我们理清自己的情绪、行为、目标和关系。这个基本的描述听起来很简单，但是这个需要洞察力的任务要求临床医生经过各类训练，具备很强的技能，做事细心且有耐心。

进化视角下的社会伦理

关注精神科诊断和治疗的伦理风险并不新鲜。在人际关系和雇佣（或解雇）决策中，诊断可以且常常被滥用。对待强制治疗应慎之又慎，只有在符合患者的利益时才应该这样做，因为患者对自己或他人会构成重大威胁。出于经济、地理和文化原因，对于那些已经处于社会经济顶端地位的人来说，更容易获得最佳治疗。这给那些可能需要更多帮助，甚至可能更加焦虑的人带来了额外的不利条件。例如，社会焦虑在不太富裕的人群中更为常见。

进化观点提出了新问题。鼓励可能减少社会本能的治疗合乎道德吗？对进化更加深入的理解会导致广告公司（实际上，这是他们尽力去做的）或政府更有效地操纵吗？即使通过药物来调整社会生物学，思维定式和习惯也可能远远落后。如果没有好的心理治疗，一些人会发现自己处于不安的非本能角色中。我们不妨打个比方，想想那些欣然获得数百万美元的彩票中奖者，几年后却发现自己财务破产了。

而且，道德进步的机会也更大了。除非有不可预见的后果，否则谁会为减少误解、暴力和焦虑而争辩呢？我们甚至有可能实现宗教、法律和道德与个人和社会目标之间更大的协调作用。当然，这不是什么新想法。

自由选择

同时，焦虑和抑郁的症状可能是我们自己社会需求的有用线索。这些都值得思考。但是，理性要求我们超越本能症状，好的治疗有助于调和焦虑和抑郁。被困的恐慌对于困在电梯和飞机中的情形没有多大帮助。课堂上被点名回答问题的学生，不应该因为社交恐惧而害怕上课，也不应该自愿将自己降到社会等级的底层。所有这一切都给我们留下一个核心问题：如何调和天生的生物本能和焦虑与理性的决定，以及与现代社会的环境和需求之间的关系呢？大多数人都喜欢选择自己的道路（至少感觉我们会这样做）。理解影响选择的本能线索是自己做出选择的第一步。

开端

问自己一个问题：觉得恶心吗？如果你的焦虑是强烈的、持续的、自暴自弃的、不合时宜的，那么你得和你的朋友、亲人、心理医生或者宗教领袖谈谈你的感受和选择。下一步是全面地咨询，了解普通的症状，也看看你的生活和社交关系，最近的生活得失、医疗问题和血液检测。[5] 所有这一切包含着大量的信息，但是已经意识到的问题通常不是问题的全貌。最大的问题通常太过于痛苦，让人害怕，一开始不敢去想。根据这个规则，对这些潜在问题的逐步认知有很大的帮助。

看待咨询的最佳方式，是将其视为对焦虑的来源和可考虑的治疗建议的专业见解。正如我们所谈论的，精神疗法中，无论是考虑药物治疗，还是治疗过程中可能出现的问题，谨慎、具体的诊断非常重要。一个训练有素、专注的临床医生会做出准确的诊断，提出良好的建议，但是你也应该提问，当然也可以不提。你有自由选择的权利。

对于大多数有一般焦虑和抑郁症状的人而言，通常是以一场情感危机开始治疗。按照进化的原则，这种治疗方法加剧了潜在的社会本能与理性的选择或变化的环境之间的紧张关系。除了让精神病学家了解你，评估也提供了开始通过药物和阐释处理危机的机会。如果事情进展顺利，危机处理时间会持续 1~3 个月，生活可能在几个月内回到正轨。到那个时候，你可能开始了解哪个本能（"行为模式"）会出现在你的问题清单上。更好地理解你的本能、你自己、家人、人际关系、根本问题、目标及各因素（"分歧"）之间一切复杂的、潜在的联系所耗费的时间会更长。毕竟，你想弄清的不仅是潜在的本能和恐惧，还有过去几十年来的社会学习和情感妥协。如果你愿意这样做的话，你就在修复社会本能、文明和理性解决方法的影响。更别说，有时治疗方案威胁要找到真正困扰你的东西，会让你感到不安。同时，任何持续时间太长，且收效甚微的治疗都值得讨论，值得再次接受专业的意见。

作用于表面症状和行为的治疗具有吸引力，部分原因是这些疗法不会诱发我们对社交本能规则与生俱来的警惕性，并且认为这些问题很大一部分是环境和我们的处理方式造成的。谨慎对待采用浅显的方法却承诺有即时和长效益处的治疗方法。例如，冥想对有的人来说非常有用，但是这不足以解决真正的焦虑和现实生活中的问题。并没有充分证据表明维生素、顺势疗法、草药疗法、锻炼及其他简单疗法有深刻持久的益处，这些简单疗法忽略本能、症状和应对反应的作用。这些方法与鼓励式的心理疗法相似，提供真正的或象征性的陪伴，可能只有助于应对。同样地，误用和滥用现代精神药物都会引发效能和适用性的问题。彼得·拉玛提出的"心理美容精神药物学"，能在没有痛苦的情况下，提高社交技能。[6]尽管如此，至少在精神科的诊室里，大多数患者都有真实的或强烈的情感痛苦。

总之需要心理治疗

万一错过了心理咨询，心理疗法和正确的药物治疗结合起来效果最好。有时候人们面对生活危机（与本能综合征的恶化无关）需要心理治疗。未诊断出的医疗问题有时会加剧或诱发情感痛苦。当患者表达得越多，医生说得越少时，传统的精神科治疗会发挥最大的效果。持续关注患者的内心世界及其忧虑，让治疗师更清楚地了解所争论的问题。每个人都是不同的，但是也有许多相似之处。

心理治疗主要是关于直接或间接出现在我们理论中的社会关系。如心理学家荣格所说："人的任务是意识到从无意识中涌出的内容。"在一天结束的时候，有助于人们在现有亲密关系中感到更舒适，在成功的事业中感到更轻松。达到这个目标要需要时间、精力、耐心和技巧。治疗绝不能错过任何潜在的问题和本能，也不能错过日常的小事。包括工作和事业在内的其他生活问题，通常都源自核心进化问题。人们经常关注失败带来的恐惧（在意成功的负面产物）。本能可能会引发潜在的恐惧，即成功会迫使我们在被社会抛弃和放弃成功之间作选择，或者在耻辱和再次屈服之间作选择，或者在忍受内疚和忏悔之间做选择。对人际关系的担忧甚至会导致最有才能的人在家庭、恋爱、社会生活和工作中自暴自弃。出于这样的缘由，除了管理自己的情绪（"情商"）之外，深谙管理他人情绪之道的管理者，可能在事业上获得更大的成功。[7]

亲密关系问题不仅出现在心理治疗讨论的话题和事件中，也出现在治疗关系中。如果对他人的看法因其本能、应对方式和冲突而有所不同，那么将不可避免地表现在对治疗师的想法和感受中（我们称之为"移情"）。这给治疗师提供了一个很珍贵的机会，即近距离地了解患者对生活的看法。当然，梦也是有用的。人们往往因生物目的而做梦，梦更有可能储存和修改记忆。这一过程也反映出世界看待我们的方式。梦通常对生命体验感兴趣：身体运动、情感上的亲密关系以及职业发展。人们在治疗上不断取得进步，会体现在新的梦境中，梦里生命体验的阻碍减弱了。人们逐渐抛弃了根深蒂固的行为模式，而在原始时期，这种行为模式缓解了渴望带来的焦虑，因为渴望与本能和社会环境之间存在冲突。

本能以各种奇特的方式出现在我们的梦中。惊恐症加剧了对分离的担忧和对灾难的恐惧（有时勉强地避免了），如地震、拘禁、恐怖分子和迷路。当因为社交焦虑，梦到森严的等级时，往往反映出你在现实世界中感觉自己进步了。梦到在公共场合裸体，反映了你的真实愿望被可耻地暴露出来。梦到从前高考失败，反映了你试图降低焦虑，并把自己降级为不合格。梦中出现非典型抑郁，反映了你不想被社会排斥。例如，梦见伴侣因为距离或科技而被迫分离，这表明他在自我保护以防有被拒绝的可能性。当然，所有的梦都是个人性的，必须在正确的时间和正确的背景下加以研究。如果这些概括性中有一个引起了共鸣，请记住，就其本身而言，认识到这种共鸣的好处是有限的。要真正理解和利用梦境中显示的过程，还有很多工作要做。

斯蒂芬·库塞拉（美国进化遗传学家，1965—）甚至怀疑有效的心理治疗是否会涉及基因与环境的相互作用。[8]心理治疗过程中的情感、语言和理性可能会随着时间的推移引发表观遗传变化，从而减少焦虑本能综合征的基因表达。所有这些都让人怀疑是否一些心理疗法的"矫正情感体验"也有与药物治疗有相似的效果。这还需要思考和探索。

运气好的话，心理疗法（以及真正的药物治疗）可以缓解焦虑，减少自我挫败行为，增强自我意识，改善人际关系，允许工作和生活有更大的目标。在某种程度上，即便是最好的治疗，其价值也比不上患者为疾病投入的时间、金钱和情感。寻求改善，而非完全解决或完全治疗。

近年来，进化为我们做了什么呢？

进化是一个持续的过程。人类不可能永远和现在一样。我们将改变帮助我们的基因生存的方式，塑造基因的力量不再像亘古以前在非洲大草原上那样。即便是有史料记载以来，新的选择因素也已经被引入了。或许酒精的广泛使用让一些本能在几代人的基因中得以加强。童年分离焦虑持续发展成为成年惊恐症，这对于创造力有社会优势，尤其是如果最严重的痛苦可以通过酒精得到缓解的话。文明本身可能已经形成一种气候，在这种氛围下，增强了的意识可能具有个人繁殖的优势，以及通过更深刻地理解我们的社会和物质世界而产生的社会优势。如果要说的话，那就是现代文明已经越来越多地运用非典型抑郁症的黄金法则以有利于社会和谐，甚至是与外部和遥远的部落维持和谐的关系。回到高中，我们都知道学生有不同的小圈子，毫无疑问，小圈子的成员都因为志同道合相互吸引。因此，进化是否已经越来越多地选择了多样化和互补的混合体，包括运动员、书呆子、艺术家和技术迷？

在过去一万年左右的时间里，关于文明对我们身体进化的影响已经有了很多的论述。在社会方面，这种后来的进化可能因环境和文化而有所不同。不知何故，在日本、中国和韩国，5-羟色胺（"社交主管"）的活性较低。尽管这可能使人们面临更大的社会焦虑或非典型抑郁症的风险，但他们也受到更"集体主义"文化的保护。基因进化是因为它们让人们更好地适应了那个特殊的社会吗，文明进化是为了校正因焦虑而增加基因风险？无论是哪一种，文明和生物学无疑是共同进化的。[10][11] 日裔美国人与他们在日本的亲人相比，他们生活在一个个人主义更强、文化更加多元化的社会。所以，就像罗斯托研究的第二代意大利裔美国人一样，毫无意外，日裔美国人与他们在日本的亲戚相比，患冠心病的概率更大。[12]

我们现在该怎么办？

有趣的是，这些生物本能的天性将如何在未来几代人身上进一步进化？尼尔斯·玻尔（丹麦物理学家）指出："预测是非常困难的，尤其是对未来的预测。"即便如此，关于未来进化将以何种方式摧毁我们的基因组，存在着无尽的猜测。我们真的不太清楚，在一个特定的社会里，是什么让一些人有了更多的孩子（尤其是那些存活下来的孩子，有了自己的后代）。在那些生育率低的国家（如意大利和日本），未来的人口将越来越多地反映那些生育率高的国家的特征。人类繁殖选择也有影响。一项通过大五人格因素来研究塞内加尔一夫多妻社会的生育率。不出意料，具有高度外向性的男性（极少社交焦虑的阿尔法狗）会有更多的孩子。在女性中，那些神经质的人（常患有惊恐症，并更多地待在家里）会有更多的孩子。[13] 更别说，在不同的文化中，这些类型可能也不同。在印度等国家，父母通常使用产前检测来流产女婴，导致人口中男性越来越多。

有些人避免要孩子，要么是因为优先考虑自己的事业，要么是因为他们在社会上被孤立，要么是因为他们害怕把自己的焦虑遗传下去。但是，这也可能对降低非典型抑郁症的患病率及其社会协调作用产生不利影响。随着现代科技的发展，一些人可能会把更多的时间花在网上，而没有多少时间寻找伴侣。另一方面，改进的治疗方案可能会降低焦虑、社会孤立感以及生育孩子可能产生的矛盾心理。无论发生怎样的改变，进化也许有一天会把我们拉回相反的方向，朝着某种本能的平衡，有助于理性文明和群体本能的可持续发展。我们还应该想知道，如果制药公司下周或 500 年后突然倒闭，会发生什么。让我们把这些预测留给尼尔斯·玻尔吧。

总结

因此，也许很多常见的精神病理学都等同于对与群体分离的警觉，比如像贝塔狗一样地焦虑服从，强迫性地过度筑巢，意识的局限性，为社会和谐服务而产生痛苦的拒绝敏感性。当我们把家庭、环境和文化纳入考虑的范围，那么对于焦虑，人与人之间有很大的差异。不是所有的理论都是新颖的。这个概述将古代文学、其他理论家、名家名言、音乐和实际生活杂糅在一起。这个理论还有很大的优化的空间。

对科学而言，还有很多的问题要思考。我们该如何更好地理解、挑战、修改、详细阐述，并记录一个进化的概念框架呢？精神病学能吸收新的知识来更好地帮助人们享受生活，获得成功吗？这种理论能从其他研究中获得进一步的细节和支持吗？

在研究的过程中，我们已经接触了一些未解的问题。有效的研究能更好地记录我们六个本能和五个核心的诊断（可能还有其他的）的现状、意义、严重程度、连续性、患病率、熟悉度以及遗传学。通过更多的社会心理学和精神分析理论的检验，社会本能功能（在患者群体和正常对照组中）将会发挥更大的有益作用。对临床精神病学现象、诊断特异性、神经影像、精神药理学效应和生物测试（仅举两例，二氧化碳挑战和色氨酸缺乏研究）的更详细解释的前景是令人向往的。相似的研究能解决已经提出的五个相对应精神障碍亚类型。大五人格模型似乎很好地对应了这种诊断模型，但是要证实其间的相似性，包括对反本能适应的谨慎关注，还需要更加复杂、更加深入的研究。同样地，在其他物种中，更多的研究会支撑我们六个社会本能的原始进化起源和目的。用威廉·福克纳的话来说："过去从未消亡，它甚至从未过去。"[14]在很大程度上超出了我们的想象，我们今天仍然生活在一个基于古老的非洲大草原的情感世界。

附　录

典型五种本能综合征（以及五种相关精神疾病）诊断标准[1]

第二章　惊恐症

惊恐发作

A. 惊恐发作是指一段时间的极度害怕或不舒服，突然产生下列 4 种以上症状，并在 10 分钟内达到顶峰：

1. 心悸、心慌或心率增快

2. 出汗

3. 颤抖

4. 觉得气短，气闷

5. 窒息感

6. 胸痛或者不舒服

7. 恶心或腹部难受

8. 感到头晕、不稳、头重脚轻或晕倒

9. 现实解体（非现实感）或者人格解体（自我分裂）

10. 害怕失控或者即将发疯

11. 害怕死亡

12. 感觉异常（麻木或刺痛感）

13. 发冷或潮热

---

[1] 诊断标准的使用得到了《精神障碍诊断与统计手册》第四版文本修订版的许可。2000 年美国精神病学协会。在获得 Wayne Goodman 许可的情况下使用佛罗里达强迫量表。

第三章　社交焦虑症

社交焦虑症

A. 所谓社交焦虑症是指社交或公共场合下，在不熟悉人们面前或者被他人过度关注时，出现明显持久的恐惧，担心他或她可能做出令人难堪或丢脸的行为。

B. 置身于令人恐惧的社会场合，几乎必然会不可避免地产生焦虑。

C. 患者意识到这种恐惧是过分的，不合情理的。

D. 患者要么设法避免这种社交或公共场合，要么极度焦虑或痛苦地忍受。

E. 这种对令人恐惧的社交或公共场合的逃避，预期性焦虑或痛苦，明显干扰了个人正常日常生活、职业（学业）或社交活动、关系，或对这种恐惧明显感到烦恼。

F. 如果患者小于 18 岁，发病期至少 6 个月。

第四章　强迫症

强迫症

A. 强迫思维或者强迫行为：

强迫思维的定义是下面 4 点：

1. 在病程中某一时间所体验过的思想、冲动意念或想象，会反复或持久地很不合时宜地闯入头脑，以致引起显著的焦虑或痛苦烦恼。

2. 这种思想、冲动意念或想象并不单纯是对现实生活中一些问题的过分担心。

3. 患者企图忽视或压制这些思想、冲动意念或想象，或者用其他思想或行动来中和它们。

4. 患者认识到这些强迫性思想、冲动意念或想象都是他（或她）自己头脑的产生物（并不是被强加的思想插入）。

强迫行为的定义是下面两点：

1. 患者感到被迫对强迫思维作出反应或严格按照规则执行而不得不实施的反复行为（例如，洗手、排序、核对）或精神活动（例如，祈祷、计数、默默地重复说过的话）

2. 这些行为或精神活动目的在于预防减少痛苦或者防止某些可怕事件或情景的发生，然而这些行为或精神活动在现实中缺乏关联，未能起到预期的中和或预防作用或者是明显的过分。

B. 在病程中的某一时，患者自己曾认识到这种强迫思维或强迫行为是过分的或不合理的。[1]

C. 这种强迫思维或强迫行为产生了明显的痛苦，有时是费时的（一天花费 1 小时以上）或明显地干扰了个人的日常生活、职业（学业）或平常的社交活动或关系。

佛罗里达强迫量表是一份针对强迫症症状简明且更具描述性的总结。

佛罗里达强迫量表 A 部分

A. 是否有令你不快的想法或图像反复进入你的脑海，如：

1. 对污染物（灰尘、细菌、化学物质、辐射）忧心忡忡或者害怕感染上艾滋一类的严重疾病？

2. 过度关注于要把物品（衣物、工具等）排列整齐或者放在特定位置上？

3. 死亡或者恐怖事件的画面？

4. 个人无法接受的关于宗教或者性方面的想法？

B. 您是否非常担心发生可怕的事情，例如：

---

[1] 这一点不适用于儿童。

1. 房子遭受了火灾、盗窃或者洪水？

2. 开车时意外撞到行人或者滚下山坡？

3. 传播疾病（例如，将艾滋病传染给别人）？

4. 失去珍贵的东西？

5. 由于你不够细心，导致心爱的人受伤？

C. 你是否担心自己会因为一种不必要的、毫无意义的冲动而采取行动，比如：

伤害心爱的人，把陌生人推上公交车，开车撞向迎面而来的车辆，不恰当的性接触；或者给食客下毒？

D. 你是否强迫自己一遍又一遍地做某些事情，比如：

1. 过度或仪式化的清洗、打扫或打扮？

2. 检查电灯开关、水龙头、炉子、门锁或紧急刹车？

3. 计数、排列；起夜（确保袜子在同一高度）？

4. 收集无用的物品或者在扔掉垃圾之前再检查一遍？

5. 重复一定次数的日常行为（坐下／起身、穿过门道，重复点烟）或重复该动作直到感觉妥当。

6. 需要触摸物品或者人？

7. 不必要地重复阅读或重复书写；寄出信件前将信封再次打开？

8. 检查身体的疾病迹象？

9. 回避与可怕的事件或令人不悦的想法有关的颜色（"红色"意味着血）、数字（"13"在英文中表示不吉利）或名字（与4谐音的表示死亡）？

10. 需要"承认"或者反复询问自己说过的话，做过的事是否正确以获得慰籍？

耶鲁－布朗强迫量表包含了更完整的强迫症症状列表。这两个量表都不能用于强迫症的自我诊断。

第五章　非典型抑郁症

非典型特征

（重度抑郁或心境恶劣的一种形式）

A. 情绪反应（即情绪因实际或潜在的积极事件而有所好转）。

B. 以下至少两项：

1. 体重或食欲显著增加。

2. 嗜睡（睡眠过多）。

3. 灌铅式的麻痹（即四肢有灌了铅一样的感觉）。

4. 长期的人际关系拒绝敏感性（不仅限于心境障碍发作时），
导致显著的社交或职业功能缺损。

C. 在同一次发作中，不符合忧郁性抑郁症或紧张性抑郁症的标准。

第六章　抑郁症

抑郁的特征

（一种重性抑郁症）

A. 符合以下至少一种特征：

1. 对所有或几乎所有活动都丧失兴趣。

2. 通常令人感到愉悦的活动缺乏反应（在发生好事时，心情未
感到好转，即使是暂时的）。

B. 下列 3 项或以上：

1. 具有明显性质的抑郁心境（即体验到的这种抑郁心境与所爱
的人死亡时体验到的截然不同）。

2. 抑郁症通常在早上更严重。

3. 早醒（至少比平时早 2 小时）。

4. 精神活动显著迟缓或焦虑。

5. 明显厌食（食欲下降）或体重下降。

6. 过度或不适当的自责。

第七章　精神分裂症和精神障碍与惊恐症相关的精神障碍

精神分裂症（偏执／迫害亚型）

A. 典型症状

下列 2 项以上，均应在一月内的（如经有效成功的治疗，限期可以较短）显著较长时间里呈现：

1. 妄想。

2. 幻觉。

3. 言语紊乱（如胡言乱语或语无伦次）。

4. 明显的紊乱或紧张症行为。

5. 阴性症状，即情感平淡、言语贫乏或意志减退。

B. 社交／职业功能不良

自发病以来，在显著较长时间内，一个以上重要方面的功能（如工作、人际关系，或自我照料）明显地较发病前差得多。

C. 病程

病情的持续性表现至少持续 6 个月。此 6 个月应包括至少 1 个月符合 A 标准（即急性期症状）的症状（如经有效成功的治疗，病期可较短），可包括前驱期或残留期。

D. 排除心境障碍及分裂感情精神障碍

分裂情感性精神障碍及伴有精神障碍性表现的心境障碍均已排除，因（1）既无重性抑郁、躁狂或混合发作同时出现于急性症状期，（2）而且，如果急性症状期出现情感（心境）发作，其持续时期与急性期或残留期相比均明显较短。

E. 除精神障碍以外的疾病

此病情并非由于某种物质或出精神障碍以外的疾病所致的直接生理效应。

F. 与弥漫性发育障碍的关系

如果患者有自闭症或其他弥漫性发育障碍的病史，除非出现至少1个月的明显妄想或幻觉，否则不作精神分裂症附加诊断。

偏执亚型

A. 沉湎于一种或几种妄想或频繁的幻听。

B. 以下表现均不突出：言语紊乱、行为紊乱、紧张症行为，或情感平淡或不适宜。

与社交焦虑相关的精神障碍

妄想性精神障碍（偏执 / 被害亚型）

A. 并不怪异的妄想（即涉及现实生活中发生的情景，例如，被人跟踪、被投毒、被感染、被暗恋、被配偶或情人欺骗或患有某种疾病）病期至少 1 月。

B. 不符合精神分裂症的 A 标准。注：如果与妄想主题有关，则出现触幻觉和嗅幻觉。

C. 除了幻想或其有关情况外，功能没有明显缺损，行为并不明显古怪或怪异。

D. 如与妄想同时发生情感（心境）发作，其持续时期比妄想的时期短。

E. 此障碍并非由某种物质（例如。某种滥用药物或某种治疗药品），或由于除精神障碍以外的疾病所致的直接生理效应。

被害亚型：妄想自己（或与其关系密切的人）正在受到虐待。

与强迫症相关的精神障碍

分裂强迫症（建议诊断标准[1]）

A. 在精神分裂症过程中的某个时间点出现符合强迫症标准 A 的症状。

B. 如果强迫观念和 / 或强迫行为的内容与妄想和 / 或幻觉（例如，因为命令性幻听而强迫洗手）的内容相关，那么则需要附加的典型强迫症，患者认为该强迫症是不但不合理且过分。

C. 强迫症的症状在精神分裂症的前驱期、活跃期和 / 或残留期的病期中占很大一部分。

D. 强迫思维和强迫行为会造成与精神分裂症有关的功能损害之外，还会耗费病患者大量时间（每天超过 1 小时），引起痛苦或者严重干扰正常生活。

E. 精神分裂症患者的强迫思维和强迫行为并非抗精神病药物，而是由滥用物质（如可卡因）或有机因素（如头部创伤）的直接作用造成。

与非典型抑郁症相关的精神障碍

躁狂发作

A. 持续至少 1 周（或更短时期，只要达到必须住院程度）的一个异常的而且持续的心境高涨，言语活动增多或易怒。

B. 在此心境障碍时期内，持续表现出下列症状 3 项以上（若只是易怒，则为四项），并且有显著程度：

1. 自我评价过高或夸大。

2. 睡眠需要减少（例如，感到只要 3 小时睡眠便休息好了）。

---

[1] Poyurovsky, M., Zohar, J., Glick, I., Koran, L.M., Weizman, R., Tandon, R., Weizman, A. "精神分裂症中的强迫性精神症状：对未来精神病学分类的启示". 《综合精神病学》。

3. 比平时更健谈，或感到一直要讲话的紧迫感。

4. 意念飘忽，或主观上体验到思想在赛跑。

5. 随境转移，容易分心（即注意力很易转移到无关紧要的外界刺激上去）。

6. 有目的的活动增多（无论社交、工作或学习或性活动都是如此），或精神运动性激越。

7. 过分地参与某些有乐趣的活动，而这种活动有潜在或能会乐极生悲地造成痛苦的后果（例如，无节制地狂欢作乐、轻率的性行为，或愚蠢的商业投资）。

C. 这些症状并不符合混合性发作的标准。

D. 此心境障碍已严重到会产生职业和日常社交活动及人际关系的明显缺损，或严重到必须给予住院以防伤人或自残，或者具有精神障碍性表现。

E. 这些症状并非由于某种物质（例如，某种滥用药物、某种治疗药品，或其他治疗方法），或由于一般躯体情况（例如，甲亢）所致之直接生理效应。

与抑郁症相关的精神障碍（一种重性抑郁障碍）

精神病性抑郁症（心境一致亚型）

妄想或幻觉的内容与典型的抑郁主题，如个人的不足处、自责、疾病、死亡、虚无或应得的惩罚均相协调一致。

致　谢

　　所有鞭策、指导、支持、建议以及帮助我的人不胜枚举。我选取了一些对我这本书帮助最大的人，按照字母顺序的排列方式进行致谢。

　　这些年来，我有幸在精神病学研究杰出人士唐纳德·克莱因、瓦格纳·布里杰和爱德华·萨查尔等的指导下学习。我的精神病学思维也受到许多老师的强烈影响，包括罗杰·麦金农、艾伦·麦克林和大卫·佩雷茨。精神病学家：伊莱·艾宾德、理查德·弗朗西斯、理查德·弗里德曼、埃里克·霍兰德、托马斯·卡尔曼、多洛雷斯·马拉斯皮纳、斯特凡诺·帕拉蒂、乔纳森·波兰、迈克尔·波尤罗夫斯基、莫里斯·普雷特、萨利·萨特尔、亚当·萨维茨、玛格丽特·斯皮内利、丹·斯坦s，还有科学家兼内科医生：丹妮尔·恩格尔、格斯·詹姆斯、史蒂文·库塞拉、卡伦·奥索尔、罗伯特·萨波尔斯基、西蒙·施瓦茨、爱德华·肖特提出宝贵的意见，并给予支持和指正，以及代表牛津大学的三名匿名同行专家对初稿计划书进行了评审。其他一些读者包括莎伦·戴维森、罗纳德·费曼、杰里米·马克斯、扎里亚·拉奇、柯蒂斯·罗伯茨、安德鲁·鲁克和索菲·孙都给出了有价值的评价、建议和编辑。

　　我也要感谢威尔－康奈尔医学院及其教职员工、朋友和同事、企业咨询客户，尤其是那些深受焦虑折磨，但是智力超群、病情有望减轻的患者们。没有卡罗尔·曼机构的劳拉·约克和卡罗尔·曼的鼓励与专业指导，这本书就不会取得进展。牛津大学的大卫·阿多纳和克雷格·潘纳给我提供了十分明智且详尽的编辑指导，帮助我克制对音乐歌词、漫画和感叹号的过度热情。没有他们，我的初稿就会逊色许多。

柯蒂斯·罗伯茨帮助我获得歌词的转载许可（如下所列），韦恩·古德曼授予我部分许可转载佛罗里达强迫问卷，卡通斯托克在线漫画数据库平台授权漫画，美国精神病学协会授权我引用《精神障碍诊断与统计手册》第四版。

最后，我特别感谢我的家人和朋友，这本书的出版多亏他们坚定不移地鼓励、支持和编辑指导。这本书同样献给我的妻儿，是他们的爱和智慧赋予了生活意义、目的和喜悦。

《冰冷的心》

词曲：汉克·威廉姆斯

©1951 索尼 /1951 年索尼 / 亚视音乐出版有限责任公司。所有权利由位于田纳西州纳什维尔音乐广场西 8 号的索尼 / 亚视音乐出版有限责任公司管理。版权所有，经许可使用。

《十字街头》（《十字路口》）

词曲：罗伯特·约翰逊

版权所有（1978），1990，1991MPCA 黑桃王（ 美国表演权版权公司）和克劳德·约翰逊（ 美国表演权版权公司）。由 MPCA 音乐有限责任公司管理。版权所有，经哈尔·伦纳德公司许可转载。

《有人出错》

词曲：埃尔默·詹姆斯、莫里斯·利维和克拉伦斯·刘易斯

©1960 年（1988 年续）百代经度音乐。版权所有受国际版权保护。未经哈尔·伦纳德公司许可不得转载。

《又老又碍事》

词曲：杰瑞·加西亚

版权 ©1973Dawg 音乐有限责任公司。版权所有，未经许可不得转载。

《怯场》

词曲：罗比·罗伯逊

版权所有 1970（续）WB 音乐公司和迦南音乐公司。所有权利由 WB 音乐公司管理。版权所有，未经许可不得转载。

《得克萨斯洪水》

词曲：拉里·戴维斯和约瑟夫·斯科特

版权所有 1958 年环球公司和弗洛里音乐公司的歌曲。

《你的布鲁斯》

词曲：约翰·列侬与保罗·麦卡特尼

参考文献

第一章

1. Darwin, C. (2008). *The descent of man, and selection in relation to sex*. London: Folio Society.

2. Darwin, C. (2007). *The expression of the emotions in man and animals*. Minneapolis, MN: Filiquarian Publishing.

3. Kinnally, E., Tarara, E., Mason, W., et al. (2010). Serotonin transporter expression is predicted by early life stress and is associated with disinhibited behavior in infant rhesus macaques. *Genes, Brain, and Behavior*, 9 (1), 45-52.

4. Lyko, F., Foret, S., Kucharski, R., Wolf, S., Falckenhayn, C., & Maleszka, R. (2010). The honey bee epigenomes: Diff erential methylation of brain DNA in queens and workers. *PLoS Biology*, 8 (11), e1000506.

5. Elliott, E., Ezra-Nevo, G., Regev, L., Neufeld-Cohen, A., & Chen, A. (2010). Resilience to social stress coincides with functional DNA methylation of the Crf gene in adult mice. *Nature Neuroscience,* 13 (11) 1351-1353.

6. Freud, S. (1957). On narcissism: An introduction (1914). In *Complete Psychological Works, Standard Ed* (Vol. 14). London: Hogarth Press.

7. Freud, S. (1987). *A phylogenetic fantasy*. Cambridge, MA: The Belknap Press of Harvard University Press.

8. Modrell, M., Bemis, W., Northcutt, R., Davis, M., & Baker, C. (2011). Electrosensory ampullary organs are derived from lateral line placodes in bony fi shes. *Nature Communications*, 2, 496. doi:10. 1038/ncomms1502

9. Freud, S. (2010). *Civilization and its discontents*. Mansfi eld Centre, CT: Martino.

10. Freud, S. (1976). *Instincts and their vicissitudes. In The Standard Edition of the Complete Psychological Works of Sigmund Freud* (Vols. XIV, 1914-1916). New York: W. W. Norton.

11. Jung, C. (1964). *Civilization in transition: The collected works of C. G. Jung* (Vol. 10). London: Routledge & Kegan Paul.

12. Stevens, A. (1993). *The two million-year-old self*. College Station, TX: Texas A&M University Press.

13. Jung, C. G., Baynes, H. G., & Baynes, C. F. (1928). *Contributions to analytical*

psychology. London: Routledge & Kegan Paul.

14. Gilbert, P. (2006). Evolution and depression: Issues and implications. *Psychological Medicine* , 36 (3), 287-297.

15. Allen, N., & Badcock, P. (2006). Darwinian models of depression: A review of evolutionary accounts of mood and mood disorders. *Progress in Neuropsychopharmacology and Biological Psychiatry*, 30 (5), 815-826.

16. Andrews, P., & Th omson, J. J. (2009). The bright side of being blue: Depression as an adaptation for analyzing complex problems. *Psychological Review*, 116 (3), 620-654.

17. Watson, P., & Andrews, P. (2002). Toward a revised evolutionary adaptationist analysis of depression: The social navigation hypothesis. Journal of *Affective Disorders*, 72 (1), 1-14.

18. Nesse, R., & Ellsworth, P. (2009). Evolution, emotions, and emotional disorders. *American Psychologist,* 129-139.

19. Shultz, S., Opie, C., & Atkinson, Q. D. (2011). Stepwise evolution of stable sociality in primates. *Nature*, 479 (7372), 219-222.

20. Mueller, C., & Dweck, C. (1998). Praise for intelligence can undermine children's motivation and performance. *Journal of Personality and Social Psychology*, 75 (1), 33-52.

21. Skipper, Y., & Douglas, K. (2011). Is no praise good praise? Effects of positive feedback on children's and university students'responses to subsequent failures. *Bristish Journal of Educational Psychology*, 82 (2), 327-339.

22. Alicke, M. D., & Sedikides, C. (Eds.). (2011). *Self-enhancement and self-protection in interpersonal, relational, and group contexts*. New York: Guildford Press.

23. American Psychiatric Association. (1994). *Diagnostic and statistical manual of mental disorders*, 4. Washington, DC: American Psychiatric Association.

24. Kahn, J. (2008). Diagnosis and referral of workplace depression. *Journal of Occupational and Environmental Medicine*, 50 (4), 396-400.

25. Davidson, J., Woodbury, M., Zisook, S., & Giller, E. J. (1989). Classifi cation of depression by grade of membership: A confi rmation study. *Psychological Medicine*, 19 (4), 987-998.

26. Hahn, M., Blackford, J., Haman, K., Mazei-Robison, M., English, B., Prasad, H.,

et al. (2008). Multivariate permutation analysis associates multiple polymorphisms with subphenotypes of major depression. *Genes, Brain, and Behavior*, 7 (4), 487-495.

27. Xie, P., Kranzler, H., Poling, J., Stein, M., Anton, R., Brady, K., et al. (2009). Interactive effect of stressful life events and the serotonin transporter5-HTTLPR genotype on posttraumatic stress disorder diagnosis in 2 independent populations. *Archives of General Psychiatry*, 66 (11), 1201-1209.

28. Jensen, C., Keller, T., Peskind, E., McFall, M., Veith, R., Martin, D., et al. (1997). Behavioral and neuroendocrine responses to sodium lactate infusion in subjects with posttraumatic stress disorder. *The American Journal of Psychiatry*, 154 (2), 266-268.

29. Muhtz, C., Yassouridis, A., Daneshi, J., Braun, M., & Kellner, M. (2011). Acute panicogenic, anxiogenic and dissociative Effects of carbon dioxide inhalation in patients with post-traumatic stress disorder (PTSD). *Journal of Psychiatric Research,* 45 (7), 989-993.

30. Hinton, D., Nickerson, A., & Bryant, R. (2011). Worry, worry attacks, and PTSD among Cambodian refugees: A path analysis investigation. *Social Science and Medicine*, 72 (11), 1817-1825.

31. Brown, T., & McNiff, J. (2009). Specifi city of autonomic arousal to DSM-IV panic disorder and posttraumatic stress disorder. *Behavioral Research and Therapy*, 47 (6), 487-493.

32. Kahn, J., Gorelick, D., & Bridger, W. (1974). Mescaline facilities retention of passive avoidance in rats. *Physiological Psychology*, 2 , 120-122.

33. Zheng, X., Liu, F., Wu, X., & Li, B. (2008). Infusion of methylphenidate into the basolateral nucleus of amygdala or anterior cingulate cortex enhances fear memory consolidation in rats. *Science in China, Series C, Life Sciences*, 51 (9), 808-813.

34. Tye, K., Tye, L., Cone, J., Hekkelman, E., Janak, P., & Bonci, A. (2010). Methylphenidate facilitates learning-induced amygdala plasticity. *Nature Neuroscience*, 13 (4), 475-481.

35. Fava, M., Rankin, M., Wright, E., Alpert, J., Nierenberg, A., Pava, J., et al. (2000). Anxiety disorders in major depression. *Comprehensive Psychiatry*, 41 (2), 97-102.

36. Cassano, G., Perugi, G., Musetti, L., & Akiskal, H. (1989). The nature of

depression presenting concomitantly with panic disorder. *Comprehensive Psychiatry*, 30 (6), 473-482.

37. Beesdo, K., Bittner, A., Pine, D., Stein, M., Höfler, M., Lieb, R., et al. (2007). Incidence of social anxiety disorder and the consistent risk for secondary depression in the first three decades of life. *Archives of General Psychiatry*, 64 (8), 903-912.

38. Matza, L., Revicki, D., Davidson, J., & Stewart, J. (2003). Depression with atypical features in the National Comorbidity Survey: Classifi cation, description, and consequences. *Archives of General Psychiatry*, 60 (8), 817-826.

39. Parker, G., Fink, M., Shorter, E., Taylor, M., Akiskal, H., Berrios, G., et al. (2010). Issues for DSM-5: Whither Melancholia? The case for its classifi cation as a distinct mood disorder. *The American Journal of Psychiatry*, 167 (7), 745-747.

40. cGoodwin, R., Lieb, R., Hoefler, M., Pfi ster, H., Bittner, A., Beesdo, K., et al. (2004). Panic attack as a risk factor for severe psychopathology. *The American Journal of Psychiatry*, 161 (12), 2207-2214.

41. Kinley, D., Walker, J., Enns, M., & Sareen, J. (2011). Panic attacks as a risk for later psychopathology: Results from a nationally representative survey. *Depression and Anxiety*, 28 (5), 412-509.

42. Kramer, P. D. (1993). *Listening to Prozac*. New York: Penguin Books.

43. Attenborough, D. (2009, January29). The swarm-maker molecule: How serotonin transforms solitary locusts into social ones. *Discover Magazine*. Retrieved from http://blogs. discovermagazine. com/notrocketscience/2009/01/29/the-swarm-maker-molecule-howserotonin-transforms-solitary-locusts-into-social-ones

44. Miller, P. (2010). *The smart swarm: How understanding fl ocks, schools, and colonies can make us better at communicating, decision making, and getting things done*. New York: Avery.

45. Bilderbeck, A., McCabe, C., Wakeley, J., McGlone, F., Harris, T., Cowen, P., et al. (2011). Serotonergic activity Influences the cognitive appraisal of close intimate relationships in healthy adults. *Biological Psychiatry*, 69 (8), 720-725.

46. Trut, L. N. (1999). Early canid domestication: The farm-fox experiment. *American Scientist* , 87 , 160-169.

47. Trut, L., Oskina, I., & Kharlamova, A. (2009). Animal evolution during domestication: The domesticated fox as a model. *Bioessays,* 31 (3), 349-360.

48. Ratliff , E. (2011, March). Animal Domestication. *National Geographic*.

49. Meyer-Lindenberg, A., Hariri, A., Munoz, K., Mervis, C., Mattay, V., Morris, C., et al. (2005). Neural correlates of genetically abnormal social cognition in Williams syndrome. *Nature Neuroscience*, 8 (8), 991-993.

50. Knutson, B., Wolkowitz, O., Cole, S., Chan, T., Moore, E., Johnson, R., et al. (1998). Selective alteration of personality and social behavior by serotonergic intervention. *The American Journal of Psychiatry*, 155 (3), 373-379.

51. Moore, E. A. (1997). Effects of serotonin-specifi c reuptake inhibitors on intimacy. Dissertation Abstracts International: Section B: The sciences and engineering. *U. S. ProQuest Information & Learning* , California School of Professional Psychology, Alameda.

52. Marazziti, D., Akiskal, H., Rossi, A., & Cassano, G. (1999). Alteration of the platelet serotonin transporter in romantic love. *Psychological Medicine*, 29 (3), 741-745.

53. Crockett, M., Clark, L., Lieberman, M., Tabibnia, G., & Robbins, T. (2010). Impulsive choice and altruistic punishment are correlated and increase in tandem with serotonin depletion. *Emotion*, 10 (6), 855-862.

54. Caspi, A., Hariri, A., Holmes, A., Uher, R., & Moffi tt, T. (2010). Genetic sensitivity to the environment: The case of the serotonin transporter gene and its implications for studying complex diseases and traits. *The American Journal of Psychiatry*, 167 (5), 509-527.

55. Bell, C., Abrams, J., & Nutt, D. (2001). Tryptophan depletion and its implications for psychiatry. *The British Journal of Psychiatry,* 178, 399-405.

56. Spain, W., Schwindt, P., & Crill, W. (1991). Two transient potassium currents in layer V pyramidal neurones from cat sensorimotor cortex. *The Journal of Physiology*, 434, 591-607.

57. Ogliari, A., Spatola, C., Pesenti-Gritti, P., Medda, E., Penna, L., Stazi, M., et al. (2010). The role of genes and environment in shaping co-occurrence of DSM-IV defi ned anxiety dimensions among Italian twins aged8-17. *Journal of Anxiety Disorders*, 24 (4), 433-439.

第二章

1. MacLean, P. (1985). Brain evolution relating to family, play, and the separation call. *Archives of General Psychiatry*, 42 (4), 405-417.

2. Cheney, D. L., & Seyfarth, R. M. (2007). Baboon metaphysics: *The evolution of a social mind*. Chicago: University of Chicago Press.

3. Overall, K. L., Hamilton, S. P., & Chang, M. L. (2006). Understanding the genetic basis of canine anxiety: Phenotyping dogs for behavioral, neurochemical, and genetic assessment. *Journal of Veterinary Behavior*, 1, 124-141.

4. Parthasarathy, V., & Crowell-Davis, S. L. (2006). Relationship between attachment to owners and separation anxiety in pet dogs (Canis lupus familiaris). *Journal of Veterinary Behavior: Clinical Applications and Research*, 1(3), 109-120.

5. Barrett, D. (2010). *Supernormal stimuli: How primal urges overran their evolutionary purpose*. New York: W. W. Norton.

6. Klein, D. (1964). Delineation of two drug-responsive anxiety syndromes. *Psychopharmacologia*, 5, 397-408.

7. Meuret, A., Rosenfield, D., Wilhelm, F., Zhou, E., Conrad, A., Ritz, T. & Roth, W. T. (2011). Do unexpected panic attacks occur spontaneously? *Biological Psychiatry*, 70 (10), 985-991.

8. Kessler, R., Chiu, W., Jin, R., Ruscio, A., Shear, K., & Walters, E. (2006). The epidemiology of panic attacks, panic disorder, and agoraphobia in the National Comorbidity Survey Replication. *Archives of General Psychiatry*, 63 (4), 415-424.

9. Kahn, J. P., & Sodikoff, C. *Unpublished Data*.

10. Pema, G., Dario, A., Caldirola, D., Stefania, B., Cesarani, A., & Bellodi, L. (2001). Panic disorder: The role of the balance system. *Journal of Psychiatric Research*, 35 (5), 279-286.

11. Kahn, J., Stevenson, E., Topol, P., & Klein, D. (1986). Agitated depression, alprazolam, and panic anxiety. *The American Journal of Psychiatry*, 143 (9), 1172-1173.

12. Katerndahl, D. A., & Realini, J. (1997). Quality of life and panic-related work disability in subjects with infrequent panic and panic disorder. *Journal of Clinical Psychiatry*, 58 (4), 153-158.

13. Kinley, D., Walker, J., Enns, M., & Sareen, J. (2011). Panic attacks as a risk for later psychopathology: Results from a nationally representative survey. *Depression and Anxiety*, 28 (5), 412-419.

14. Beitman, B. D., Th omas, A. M., & Kushner, M. G. (1992). Panic disorder in the families of patients with normal coronary arteries and non-fear panic disorder. *Behaviour Research and Therapy*, 30 (4), 403-406.

15. Gros, D., Frueh, B., & Magruder, K. (2011). Prevalence and features of panic disorder and comparison to posttraumatic stress disorder in VA primary care. *General Hospital Psychiatry*, 33 (5), 482-488.

16. Panksepp, J., Normansell, L., Siviy, S., Rossi, J., & Zolovick, A. (1984). Casomorphins reduce separation distress in chicks. *Peptides*, 5 (4), 829-831.

17. Bandelow, B., Sojka, F., Broocks, A., Hajak, G., Bleich, S., & Ruther, E. (2006). Panic disorder during pregnancy and postpartum period. *European Psychiatry*, 21 (7), 495-500.

18. Mauri, M., Oppo, A., Montagnani, M., Borri, C., Banti, S., Camilleri, V., et al. (2010). Beyond "postpartum depressions": Specifi c anxiety diagnoses during pregnancy predict diff erent outcomes: Results from PND-ReScU. *Journal of Affective Disorders*, 127 (1-3), 177-184.

19. Rambelli, C., Montagnani, M., Oppo, A., Banti, S., Cortopassi, C., Ramacciotti, D., et al. (2010). Panic disorder as a risk factor for post-partum depression: Results from the Perinatal Depression-Research & Screening Unit (PND-ReScU) study. *Journal of Affective Disorders*, 122 (1-2), 139-143.

20. Bernstein, I., Rush, A., Yonkers, K., Carmody, T., Woo, A., McConnell, K. & Trivedi, M. H. (2008). Symptom features of postpartum depression: Are they distinct? *Depression and Anxiety*, 25 (1), 20-26.

21. Wickramante, P., Gameroff , M., Pilowsky, D., Hughes, C., Garber, J., Malloy, E., et al. (2011). Children of depressed mothers1 year after remission of maternal depression: Findings from the STAR*D-Child study. *The American Journal of Psychiatry*, 168 (6), 593-602.

22. Yates, W. (2009). Phenomenology and epidemiology of panic disorder. *Annals of Clinical Psychiatry*, 21 (2), 95-102.

23. Toru, I., Aluoja, A., Vohna, U., Raaq, M., Vasar, V., Maron, E., et al. (2010). Associations between personality traits and CCK-4-induced panic attacks in

healthy volunteers. *Psychiatry Research*, 178 (2), 342-347.

24. Kaplan, H. S., & Klein, D. F. (1987). *Sexual aversion, sexual phobias, and panic disorders*. New York: Brunner/Mazel.

25. Eaton, W., Kessler, R., Wittchen, H., & Magee, W. (1994). Panic and panic disorder in the United States. *The American Journal of Psychiatry*, 151 (3), 413-420.

26. Zaider, T., Heimberg, R., & Iida, M. (2010). Anxiety disorders and intimate relationships: A study of daily processes in couples. *Journal of Abnormal Psychology*, 119 (1), 163-173.

27. Kahn, J. P., & Langlieb, A. M. (2003). *Mental health and productivity in the workplace: A handbook for organizations and clinicians*. San Francisco: Jossey-Bass.

28. Erickson, S., Guthrie, S., Vanetten-Lee, M., Himle, J., Hoff man, J., Santos, S., et al. (2009). Severity of anxiety and work-related outcomes of patients with anxiety disorders. *Depression and Anxiety*, 26 (12), 1165-1171.

29. Linden, M., & Muschalla, B. (2007). Anxiety disorders and workplace-related anxieties. *Journal of Anxiety Disorders*, 21 (3), 467-474.

30. Schumacher, J., Kristensen, A., Wendland, J., Nother, M., Mors, O., & McMahon, F. (2011). The genetics of panic disorder. *Journal of Medical Genetics*, 48 (6), 361-368.

31. Ogliari, A., Tambs, K., Harris, J., Scanini, S., Maff ei, C., Reichborn-Kjennerud, T. & Battaglia M. (2010). The relationships between adverse events, early antecedents, and carbon dioxide reactivity as an intermediate phenotype of panic disorder: A general population study. *Psychotherapy and Psychosomatics*, 79 (1), 48-55.

32. Spatola, C., Scaini, S., Pesenti-Gritti, P., Medland, S., Moruzzi, S., Ogliari, A., et al. (2011). Gene-environment interactions in panic disorder and CO(2) sensitivity: Effects of events occurring early in life. *American Journal of Medical Genetics: Part B: Neuropsychiatric Genetics*, 156B (1), 79-88.

33. Battaglia, M., Pesenti-Gritti, P., Medland, S., Ogliari, A., Tambs, K., & Spatola, C. (2009). A genetically informed study of the association between childhood separation anxiety, sensitivity to CO(2), panic disorder, and the effect of childhood parental loss. *Archives of General Psychiatry*, 66 (1), 64-71.

34. Kendler, K., Myers, J., Maes, H., & Keyes, C. (2011). The relationship between the genetic and environmental Influences on common internalizing psychiatric disorders and mental well-being. *Behavioral Genetics*, 41 (5), 641-650.

35. Stein, M., Schork, N., & Gelernter, J. (2008). Gene-by-environment (serotonin

transporter and childhood maltreatment) interaction for anxiety sensitivity, an intermediate phenotype for anxiety disorders. *Neuropsychopharmacology*, 33 (2), 312-319.

36. Preter, M., & Klein, D. (2008). Panic, suff ocation false alarms, separation anxiety and endogenous opioids. *Progress in Neuropsychopharmacology and Biological Psychiatry*, 32 (3), 603-612.

37. Preter, M., Lee, S., Petkova, E., Vanucci, M., Kim, S., & Klein, D. (2011). Controlled cross-over study in normal subjects of naloxone-preceding-lactate infusions, respiratory and subjective responses: Relationship to endogenous opioid system, suff ocation false alarm theory and childhood parental loss. *Psychological Medicine*, 41 (2), 385-393.

38. Klein, D. F. (1993). False suff ocation alarms, spontaneous panics, and related conditions. An integrative hypothesis. *Archives of General Psychiatry*, 50 (4), 306-317.

39. Groopman, J. (1999, May10). Pet Scan. *The New Yorker*, 46.

40. D'Amato, F. R., Zanettini, C., Lampis, V., Coccurello, R., Pascucci, T., Ventura, R., et al. (2011, April). Unstable maternal environment, separation anxiety, and heightened CO2 sensitivity induced by gene-by-environment interplay. *PLoS One*, 4, e18637.

41. Corsci, F., Gooyer, T., Schruers, K., Faravelli, C., & Griez, E. (2005). The Influence of ethanol infusion on the Effects of 35% CO_2 challenge. A study in panic disorder patients and healthy volunteers. *European Psychiatry*, 20 (3), 299-303.

42. Schruers, K., Esquivel, G., van Duinen, M., Wichers, M., Kenis, G., Colasanti, A., Knuts, I., Goossens, L., Jacobs, N., van Rozendaal, J., Smeets, H., van Os, J., & Griez, E., (2011). Genetic moderation of CO_2-induced fear by5-HTTLPR genotype. *Journal of Psychopharmacology*, 25 (1), 37-42.

43. van Megen, H., Westerberg, H., den Boer, J., Slaap, B., & Scheepmakers, A. (1997). Effect of the selective serotonin reuptake inhibitor fl uvoxamine on CCK-4 induced panic attacks. *Psychopharmacology (Berl)*, 129 (4), 357-364.

44. Shlik, J., Aluoja, A., Vasar, V., Vasar, E., Podar, T., & Bradwejn, J. (1997). Effects of citalopram treatment on behavioural, cardiovascular and neuroendocrine response to cholecystokinin tetrapeptide challenge in patients with panic disorder. *Journal of Psychiatry & Neuroscience*, 22 (5), 332-340.

45. Fava, M., Rappe, S., Pava, J., Nierenberg, A., Alpert, J., & Rosenbaum, J. (1995). Relapse in patients on long-term fl uoxetine treatment: Response to increased fl uoxetine dose. *Journal of Clinical Psychiatry*, 56 (2), 52-55.

46. Fyer, A., Liebowitz, M., Gorman, J., Davies, S., & Klein, D. (1985). Lactate vulnerability of remitted panic patients. *Psychiatry Research,* 14 (2), 143-148.

47. Liebowitz, M., Coplan, J., Martinez, J., Fyer, A., Dillon, D., Campeas, R., et al. (1995). Effects of intravenous diazepam pretreatment on lactate-induced panic. *Psychiatry Research*, 58 (2), 127-138.

48. Sanderson, W., Wetzler, S., & Asnis, G. (1994). Alprazolam blockade of CO_2-provoked panic in patients with panic disorder. *The American Journal of Psychiatry*, 151 (8), 1220-1222.

49. Nardi, A. E., Freire, R. C., Mochcovitch, M. D., Amrein, R., Levitan, M. N., King, A. L., et al. (2012). A randomized, naturalistic, parallel-group study for the long-term treatment of panic disorder with clonazepam or paroxetine. *Journal of Clinical Psychopharmacology*, 32 (1), 120-126.

50. Milrod, B., Leon, A., Busch, F., Rudden, M., Schwalberg, M., Clarkin, J., et al. (2007). A randomized controlled clinical trial of psychoanalytic psychotherapy for panic disorder. *The American Journal of Psychiatry*, 164 (2), 265-272.

51. Gorman, J., Martinez, J., Coplan, J., Kent, J., & Kleber, M. (2004). The effect of successful treatment on the emotional and physiological response to carbon dioxide inhalation in patients with panic disorder. *Biological Psychiatry*, 56 (11), 862-867.

第三章

1. Weisman, O., Aderka, I., Marom, S., Hermesh, H., & Gilboa-Schechtman, E. (2011). Social rank and affi liation in social anxiety disorder. *Behaviour Research and Therapy*, 49 (6-7), 399-405.

2. Stein, D., & Vythilingum, B. (2007). Social anxiety disorder: Psychobiological and evolutionary underpinnings. *CNS Spectrums,* 12 (11), 806-809.

3. Cheney, D. L., & Seyfarth, R. M. (2007). *Baboon metaphysics: The evolution of a social mind*. Chicago: University of Chicago Press.

4. Feinberg, M., Willer, R., & Keltner, D. (2012). Flustered and faithful: Embarrassment as a signal of prosociality. *Journal of Personality and Social Psychology*, 102 (1), 81-97.

5. Ruscio, A. M., Brown, T. A., Chiu, W. T., Sareen, J., Stein, M. B., & Kessler, R. C. (2008). Social fears and social phobia in the USA: Results from the National Comorbidity Survey Replication. *Psychological Medicine*, 38 (1), 15-28.

6. Fehm, L., Beesdo, K., Jacobi, F., & Fiedler, A. (2008). Social anxiety disorder above and below the diagnostic threshold: Prevalence, comorbidity and impairment in the general population. *Social Psychiatry and Psychiatric Epidemiology* , 43 (4)257-265.

7. Weeks, J. W., Rodebaugh, T. L., Heimberg, R. G., Norton, P. J., & Jakatdar, T. A. (2008). "To avoid evaluation, withdraw": Fears of evaluation and depressive cognitions lead to social anxiety and submissive withdrawal. *Cognitive Therapy and Research*, 33 , 375-389.

8. Liebowitz, M., Gorman, J., Fyer, A., & Klein, D. (1985). Social phobia. Review of a neglected anxiety disorder. *Archives of General Psychiatry*, 42 (7), 729-736.

9. Stein, M., & Stein, D. (2008). Social anxiety disorder. *Lancet,* 371 (9618), 1115-1125.

10. Burstein, M., Ameli-Grillon, L., & Merikangas, K. (2011). Shyness versus social phobia in US youth. *Pediatrics,* 128 (5), 917-925.

11. Cougle, J., Keough, M., Riccardi, C., & Sachs-Ericsson, N. (2009). Anxiety disorders and suicidality in the National Comorbidity Survey-Replication. *Journal of Psychiatric Research*, 43 (9), 825-829.

12. Sherbourne, C., Sullivan, G., Craske, M., Roy-Byrne, P., Golinelli, D., Rose, R., et al. (2010). Functioning and disability levels in primary care out-patients with one or more anxiety disorders. *Psychological Medicine*, 40 (12), 2058-2068.

13. Filho, A., Hetem, L., Ferrari, M., Trzesniak, C., Mart í n-Santos, R., Borduqui, T., et al. (2010). Social anxiety disorder: What are we losing with the current diagnostic criteria? *ActaPsychiatrica Scandinavica*, 121 (3), 216-226.

14. Schneier, F., Blanco, C., Antia, S., & Liebowitz, M. (2002). The social anxiety spectrum. *The Psychiatric Clinics of North America*, 25 (4), 757-774.

15. Tse, W., & Bond, A. (2002). Serotonergic intervention affects both social dominance and affi liative behaviour. *Psychopharmacology* , 161(3), 324-330.

16. Fang, A., & Hofmann, S. (2010). Relationship between social anxiety disorder and body dysmorphic disorder. *Clinical Psychology Review*, 30 (8), 1040-1048.

17. Kelly, M., Walters, C., & Phillips, K. (2010). Social anxiety and its relationship to functional impairment in body dysmorphic disorder. *Behavior Therapy*, 41 (2), 143-153.

18. Liao, Y., Knoesen, N., Deng, Y., Tang, J., Castle, D., Bookun, R., et al. (2010). Body dysmorphic disorder, social anxiety and depressive symptoms in Chinese medical students. *Social Psychiatry and Psychiatric Epidemiology*, 45 (10), 963-971.

19. Tignol, J., Martin-Guehl, C., Aouizerate, B., Grabot, D., & Auriacombe, M. (2006). Social phobia and premature ejaculation: a case-control study. *Depression and Anxiety*, 23 (3), 153-157.

20. Vythilingum, B., Stein, D., & Soifer, S. (2002). Is "shy bladder syndrome" a subtype of social anxiety disorder? A survey of people with paruresis. *Depression and Anxiety*, 16 (2), 84-87.

21. Gawande, A. (2001, Feburary12). Crimson tide: What is blushing? No one knows for sure, but it can ruin your life. The New Yorker.

22. Schneier, F., Johnson, J., Hornig, C., Liebowitz, M., & Weissman, M. (1992). Social phobia. Comorbidity and morbidity in an epidemiologic sample. *Archives of General Psychiatry*, 49 (4), 282-288.

23. Van Roy, B., Kristensen, H., Groholt, B., & Clench-Aas, J. (2009). Prevalence and characteristics of signifi cant social anxiety in children aged8-13 years: A Norwegian cross-sectional population study. *Social Psychiatry and Psychiatric Epidemiology*, 44 (5), 407-415.

24. Dalrymple, K., & Zimmerman, M. (2011). Age of onset of social anxiety disorder in depressed outpatients. *Journal of Anxiety Disorders*, 25 (1), 131-137.

25. Mather, A., Stein, M., & Sareen, J. (2010, Oct). Social anxiety disorder and social fears in the Canadian military: Prevalence, comorbidity, impairment, and treatment-seeking. *Journal of Psychiatric Research*, 44 (14), 887-893.

26. Kashdan, T. (2007). Social anxiety spectrum and diminished positive experiences: Theoretical synthesis and meta-analysis. *Clinical Psychology Review*, 27 (3), 348-365.

27. Weisman, O., Aderka, I. M., Marom, S., Hermesh, H., & Gilboa-Schechtman, E. (2011, June). Social rank and affi liation in social anxiety disorder. *Behaviour Research and Therapy*, 49 (6-7), 399-405.

28. Kashdan, T., & Collins, R. (2010). Social anxiety and the experience of positive

emotion and anger in everyday life: An ecological momentary assessment approach. *Anxiety, Stress, and Coping*, 23 (3), 259-272.

29. Van Leeuwen, E. J., Zimmermann, E., & Ross, M. D. (2011). Responding to Inequities: Gorillas try to maintain their competitive advantage during play fi ghts. *Biology Letters*, 7 (1), 39-42.

30. Laidlaw, A. H. (2009). Social anxiety in medical students: Implications for communication skills teaching. *Medical Teacher,* 31 (7), 649-654.

31. Acarturk, C., Smit, F., de Graaf, R., van Straten, A., Ten Have, M., & Cuijpers, P. (2009). Economic costs of social phobia: A population-based study. *Journal of Affective Disorders*, 115 (3), 421-429.

32. Stein, M. B., & Kean, Y. M. (2000). Disability and quality of life in social phobia: Epidemiologic fi ndings. *The American Journal of Psychiatry*, 157 (10), 1606-1613.

33. Hunter, L. R., Buckner, J. D., & Schmidt, N. B. (2009). Interpreting facial expressions: The Influence of social anxiety, emotional valence, and race. *Journal of Anxiety Disorders*, 23 (4), 482-488.

34. Garner, M., Clarke, G., Graystone, H., & Baldwin, D. S. (2011). Defensive startle response to emotional social cues in social anxiety. *Psychiatry Research*, 186 (1), 150-152.

35. Moukheiber, A., Rautureau, G., Perez-Diaz, F., Soussignan, R., Dubal, S., Jouvent, R., & Pelissolo, A. (2010). Gaze avoidance in social phobia: Objective measure and correlates. *Behaviour Research and Therapy*, 48 (2), 147-151.

36. Gamer, M., Hecht, H., Seipp, N., & Hiller, W. (2011). Who is looking at me? The cone of gaze widens in social phobia. *Cognition & Emotion*, 25 (4), 756-764.

37. Schneier, F. R., Kent, J. M., Star, A., & Hirsch, J. (2009). Neural circuitry of submissive behavior in social anxiety disorder: A preliminary study of response to direct eye gaze. *Psychiatry Research*, 173 (3), 248-250.

38. Weeks, J. W. (2009). Exploring the role of submissiveness in social anxiety: Testing an evolutionary model of social anxiety disorder. *Dissertation Abstracts International*, 69. Retrieved from PsycINFO. EBSCO.

39. Chiao, J. Y., & Blizinsky, K. D. (2010). Culture-gene coevolution of individualismcollectivism and the serotonin transporter gene. *Proceedings: Biological Sciences: The Royal Society*, 277 (1681), 529-537.

40. Schreier, S. S., Heinrichs, N., Alden, L., Rapee, R. M., Hofmann, S. G., Chen, J.,

et al. (2010). Social anxiety and social norms in individualistic and collectivistic countries. *Depression and Anxiety*, 27 (12), 1128-1134.

41. Wenzel, A., & Emerson, T. (2009). Mate selection in socially anxious and nonanxious individuals. *Journal of Osicla and Clinical Psychology*, 28, 341-363.

42. Wenzel, A., Graff–Dolezal, J., Macho, M., & Brendle, J. R. (2005). Communication and social skills in socially anxious and nonanxious individuals in the context of romantic relationships. *Behaviour Research Therapy*, 43 (4), 505-519.

43. Kashdan, T., Adams, L., Savostyanova, A., Ferssizidis, P., McKnight, P., & Nezlik, J. (2011). Effects of social anxiety and depressive symptoms on the frequency and quality of sexual activity: A daily process approach. *Behaviour Research Therapy*, 49 (5), 352-360.

44. Kashdan, T. (2004). The neglected relationship between social interaction anxiety and hedonic defi cits: Diff erentiation from depressive symptoms. *Journal of Anxiety Disorders*, 18 (5), 719-730.

45. DeVoe, S., & Pfeff er, J. (2011). Time is tight: How higher economic value of time increases feelings of time pressure. *The Journal of Applied Psychology*, 96 (4), 665-676.

46. Weeks, J., Heimberg, R., Rodebaugh, T., & Norton, P. (2007). Exploring the relationship between fear of positive evaluation and social anxiety. *Journal of Anxiety Disorders*, 22 (3), 386-400.

47. Cox, B., Fleet, C., & Stein, M. (2004). Self-criticism and social phobia in the US national comorbidity survey. *Journal of Affective Disorders,* 82 (2), 227-234.

48. Blair, K., Geraci, M., Hollon, N., Otero, M., DeVido, J., Majestic, C., et al. (2010). Social norm processing in adult social phobia: Atypically increased ventromedial frontal cortex responsiveness to unintentional (embarrassing) transgressions. *The American Journal of Psychiatry*, 167 (12), 1526-1532.

49. Mather, A., Stein, M., & Sareen, J. (2010). Social anxiety disorder and social fears in the Canadian military: Prevalence, comorbidity, impairment, and treatment-seeking. *Journal of Psychiatric Research*, 44 (14), 887-893.

50. Dijk, C., Koenig, B., Ketelaar, T., & de Jong, P. (2011). Saved by the blush: Being trusted despite defecting. *Emotion*, 11 (2), 313-319.

51. Prehn-Kristensen, A., Wiesner, C., Bergmann, T., Wolff , S., Jansen, O., Mehdorn, H., et al. (2009). Induction of empathy by the smell of anxiety. *PLoS One*, 4 (6), e5987.

52. Pause, B., Ohrt, A., & Ferstl, R. (2004). Positive emotional priming of facial aff ect perception in females is diminished by chemosensory anxiety signals. *Chemical Senses*, 29 (9), 797-805.

53. Pause, B., Adolph, D., Prehn-Kristensen, A., & Ferstl, R. (2009). Startle response potentiation to chemosensory anxiety signals in socially anxious individuals. *International Journal of Psychophysiology*, 74 (2), 88-92.

54. Onishi, N. (2007, July16). Japan learns dreaded task of jury duty. *The New York Times*.

55. Stevens, S., Rist, F., & Gerlach, A. (2008). Influence of alcohol on the processing of emotional facial expressions in individuals with social phobia. *The British Journal of Clinical Psychology*, 48 (2), 125-140.

56. Lublin, J. (2011, April14). *Introverted execs fi nd ways to shine*. The Wall Street Journal.

57. Van Kleef, G. A., Homan, A. C., Finkenauer, C., G ü ndemir, S., & Stamkou, E. (2011). Breaking the rules to rise to power: How norm violators gain power in the eyes of others. *Social Psychological and Personality Science*, 2 (5), 500-507.

58. Kashdan, T. B., & McKnight, P. E. (2010). The darker side of social anxiety: When aggressive impulsivity prevails over shy inhibition. *Current Directions in Psychological Science*, 19 (1), 47-50.

59. Stein, M., Yang, B., Chavira, D., Hitchcock, C., Sung, S., Shipon-Blum, E., & Gelernter, J. (2011). A common genetic variant in the neurexin superfamily member CNTNAP2 is associated with increased risk for selective mutism and social anxiety-related traits. *Biological Psychiatry*, 69 (9), 825-831.

60. Ogliari, A., Spatola, C., Pesenti-Gritti, P., Medda, E., Penna, L., Stazi, M., et al. (2010). The role of genes and environment in shaping co-occurrence of DSM-IV defi ned anxiety dimensions among Italian twins aged8-17. *Journal of Anxiety Disorders*, 24 (4), 433-439.

61. Mosing, M., Gordon, S., Medland, S., Statham, D., Nelson, E., Heath, A., et al. (2009). Genetic and environmental Influences on the co-morbidity between depression, panic disorder, agoraphobia, and social phobia: A twin study. *Depression and Anxiety*, 26 (11), 1004-1011.

62. Stein, M., Seedat, S., & Gelernter, J. (2006). Serotonin transporter gene promoter polymorphism predicts SSRI response in generalized social anxiety disorder. *Psychopharmacology* , 187 (1), 68-72.

63. University of California– San Francisco. (2011, April15). Neurological basis for embarrassment described. ScienceDaily.

64. Watson, K., Ghosdasra, J., & Platt, M. (2009). Serotonin transporter genotype modulates social reward and punishment in rhesus macaques. *PLoS One*, 4 (1), e4156.

65. Raleigh, M., McGuire, M., Brammer, G., Pollack, D., & Yuwiler, A. (1991). Serotonergic mechanisms promote dominance acquisition in adult male vervet monkeys. *Brain Research*, 559 (2), 181-190.

66. Domschke, K., Stevens, S., Beck, B., Baff a, A., Hohoff , C., Deckert, J., & Gerlach, A. L. (2009). Blushing propensity in social anxiety disorder: Influence of serotonin transporter gene variation. *Journal of Neural Transmission*, 116 (6), 663-666.

67. Lecrubier, Y. (1998). Comorbidity in social anxiety disorder: Impact on disease burden and management. *Journal of Clinical Psychiatry*, 59 (17), 33-38.

68. Melas, P., Rogdaki, M., Lennartsson, A., Bjork, K., Witasp, A., Werme, M., et al. (2012). Antidepressant treatment is associated wiThepigenetic alterations in the promoter of P11 in a genetic model of depression. *International Journal of Neuropsychopharmacology*, 15(5), 169-179.

69. Tse, W., & Bond, A. (2002). Serotonergic intervention affects both social dominance and affi liative behaviour. *Psychopharmacology* , 161 (3), 324-330.

70. Lipsitz, J., Markowitz, J., Cherry, S., & Fyer, A. (1999). Open trial of interpersonal psychotherapy for the treatment of social phobia. *American Journal of Psychiatry*, 156 (11), 1814-1816.

第四章

1. Polimeni, J., Reiss, J. P., & Sareen, J. (2005). Could obsessive-compulsive disorder have originated as a group-selected adaptive trait in traditional societies? *Medical Hypotheses*, 65 (4), 655-664.

2. Alperson-Afi l, N., Sharon, G., Kislev, M., Melamed, Y., Zohar, I., Ashkenazi, S., et al. (2009). Spatial organization of hominin activities at Gesher Benot Ya'aqov, Israel. *Science*, 326 (5960), 1677-1680.

3. Moon-Fanelli, A. A., & Dodman, N. H. (1998). Description and development of compulsive tail chasing in terriers and response to clomipramine treatment. *Journal of the American Veterinary Medical Association*, 212 (8), 1252-1257.

4. Cheney, D. L., & Seyfarth, R. M. (2007). Baboon metaphysics: The evolution of a social mind. Chicago: University of Chicago Press.

5. Hirata, S., Watanabe, K., & Kawai, M. (2008). "Sweet-potato washing" revisited. In T. Matsuzawa (Ed.), *Primate origins of human cognition and behavior* (pp. 487-507). Tokyo, Berlin, Heidelberg & New York: Springer.

6. Overall, K. L., & Dunham, A. E. (2002). Clinical features and outcome in dogs and cats with obsessive-compulsive disorder:126 cases (1989-2000). *Journal of the American Veterinary Medical Association*, 221 (10), 1445-1452.

7. Greene-Schloesser, D. M., Van der Zee, E. A., Sheppard, D. K., Castillo, M. R., Gregg, K. A., Burrow, T., et al. (2011). Predictive validity of a non-induced mouse model of compulsive-like behavior. *Behavioural Brain Research*, 221 (1), 55-62.

8. Greene, M., & Miller, P. (2010). *The smart swarm: How understanding fl ocks, schools, and colonies can make us better at communicating, decision making, and getting things done.* New York: Avery.

9. Gordon, D. (1996). The organization of work in social insect colonies. *Nature*, 380 , 121-124.

10. Storch, E. A., Rasmussen, S. A., Price, L. H., Larson, M. J., Murphy, T. K., & Goodman, W. K. (2010). Development and psychometric evaluation of the Yale-Brown Obsessive-Compulsive Scale—Second Edition. *Psychological Assessment*, 22 (2), 223-232.

11. Ruscio, A. M., Stein, D. J., Chiu, W. T., & Kessler, R. C. (2010). The epidemiology of obsessive-compulsive disorder in the National Comorbidity Survey Replication. *Molecular Psychiatry*, 15 (1), 53-63.

12. Mataix-Cols, D., Rosario-Campos, M. C., & Leckman, J. F. (2005). A multidimensional model of obsessive-compulsive disorder. *The American Journal of Psychiatry*, 162 (2), 228-238.

13. Bloch, M. H., Landeros-Weisenberger, A., Rosario, M. C., Pittenger, C., & Leckman J. F. (2008). Meta-analysis of the symptom structure of obsessive-compulsive disorder. *The American Journal of Psychiatry*, 165 (12), 1532-1542.

14. Matsunaga, H., Hayashida, K., Kiriike, N., Maebayashi, K., & Stein, D. J. (2010).

The clinical utility of symptom dimensions in obsessive-compulsive disorder. *Psychiatry Research*, 180 (1), 25-29.

15. Goodman, W. K., Price, L. H., Rasmussen, S. A., Mazure, C., Fleischmann, R. L., Hill, C. L., et al. (1989). The Yale-Brown Obsessive Compulsive Scale. I. Development, use, and reliability. *Archives of General Psychiatry*, 46 (11), 1006-1011.

16. Barrett, D. (2010). *Supernormal stimuli: How primal urges overran their evolutionary purpose*. New York: W. W. Norton.

17. Liljenquist, K., Zhong, C. B., & Galinsky, A. D. (2010). The smell of virtue: Clean scents promote reciprocity and charity. *Psychological Science*, 21 (3), 381-383.

18. Zhong, C. B., & Liljenquist, K. (2006). Washing away your sins: Th reatened morality and physical cleansing. *Science*, 313 (5792), 1451-1452.

19. Kuhn, T. S. (1996). *The structure of scientifi c revolutions*. Chicago: University of Chicago Press.

20. Diaferia, G., Bianchi, I., Bianchi, M. L., Cavedini, P., Erzegovesi, S., & Bellodi, L. (1997). Relationship between obsessive-compulsive personality disorder and obsessive-compulsive disorder. *Comprehensive Psychiatry*, 38 (1), 38-42.

21. Feusner, J. D., Hembacher, E., & Phillips, K. A. (2009). The mouse who couldn't stop washing: Pathologic grooming in animals and humans. *CNS Spectrums*, 14 (9), 503-513.

22. Calikuşu, C., Yücel, B., Polat, A., & Baykal, C. (2003). The relation of psychogenic excoriation with psychiatric disorders: A comparative study. *Comprehensive Psychiatry*, 44 (3), 256-261.

23. Gupta, M. A., & Gupta, A. K. (1993). Fluoxetine is an eff ective treatment for neurotic excoriations: Case report. *Cutis; Cutaneous Medicine for the Practitioner*, 51 (5), 386-387.

24. Leckman, J. F., Bloch, M. H., & King, R. A. (2009). Symptom dimensions and subtypes of obsessive-compulsive disorder: A developmental perspective. *Dialogues in Clinical Neuroscience*, 11 (1), 21-33.

25. Leonard, H. L., Goldberger, E. L., Rapoport, J. L., Cheslow, D. L., & Swedo, S. E. (1990). Childhood rituals: Normal development or obsessive-compulsive symptoms? *Journal of the American Academy of Child and Adolescent Psychiatry*, 29 (1), 17-23.

26. Wenzel, A., Gorman, L. L., O'Hara, M. W., & Stuart, S. (2001). The occurrence of

panic and obsessive compulsive symptoms in women with postpartum dysphoria: A prospective study. *Archives of Women's Mental Health*, 4 (1), 5-12.

27. Forray, A., Focseneanu, M., Pittman, B., McDougle, C. J., & Epperson, C. N. (2010). Onset and exacerbation of obsessive-compulsive disorder in pregnancy and the postpartum period. *Journal of Clinical Psychiatry*, 71 (8), 1061-1068.

28. Uguz, F., Kaya, V., Gezginc, K., Kayhan, F., & Cicek, E. (2011). Clinical correlates of worsening in obsessive-compulsive symptoms during pregnancy. *General Hospital Psychiatry*, 33 (2), 197-199.

29. Chaudron, L. H., & Nirodi, N. (2010). The obsessive-compulsive spectrum in the perinatal period: A prospective pilot study. *Archives of Women's Mental Health*, 13 (5), 403-410.

30. Feygin, D. L., Swain, J. E., & Leckman, J. F. (2006). The normalcy of neurosis: Evolutionary origins of obsessive-compulsive disorder and related behaviors. *Progress in Neuro-psychopharmacology and Biological Psychiatry*, 30 (5), 854-864.

31. Scheper-Hughes, N. (1985). Culture, scarcity, and maternal thinking: Maternal detachment and infant survival in a Brazilian shantytown. *Ethos*, 13 (4), 291-317. Retrieved from http://www. jstor. org/stable/640147

32. LaPlante, M. D. (2011, November5). Is the tide turning against the killing of 'cursed' infants in Ethiopia? CNN. com.

33. Culot, L., Lledo-Ferrer, Y., Hoelscher, O., Muñoz Lazo, F. J., Huynen, M. C., & Heymann, E. W. (2011). Reproductive failure, possible maternal infanticide, and cannibalism in wild moustached tamarins, Saguinus mystax. *Primates*, 52 (2), 179-186.

34. Leslie, D. L., Kozma, L., Martin, A., Landeros, A., Katsovich, L., King, R. A., & Leckman, J. F. (2008). Neuropsychiatric disorders associated with streptococcal infection: A case-control study among privately insured children. *Journal of the American Academy of Child and Adolescent Psychiatry*, 47 (10), 1166-1172.

35. Gabbay, V., Coff ey, B. J., Guttman L. E., Gottlieb, L., Katz, Y., Babb, J. S., et al. (2009). A cytokine study in children and adolescents with Tourette's disorder. *Progress in Neuro-psychopharmacology and Biological Psychiatry*, 33 (6), 967-971.

36. Miman, O., Mutlu, E. A., Ozcan, O., Atambay, M., Karlidag, R., & Unal, S. (2010).

Is there any role of Toxoplasma gondii in the etiology of obsessive-compulsive disorder? *Psychiatry Research*, 177 (1-2), 263-265.

37. Grabe, H. J., Meyer, C., Hapke, U., Rumpf, H. J., Freyberger, H. J., Dilling, H., & John, U. (2000). Prevalence, quality of life and psychosocial function in obsessive-compulsive disorder and subclinical obsessive-compulsive disorder in northern Germany. *European Archives of Psychiatry and Clinical Neuroscience*, 250 (5), 262-268.

38. Berney, A., Leyton, M., Gravel, P., Sibon, I., Sookman, D., Rosa Neto, P., et al. (2011). Brain regional α –[11C]methyl-L-tryptophan trapping in medication-free patients with obsessive-compulsive disorder. *Archive of General Psychiatry*, 68 (7), 732-741.

39. Marazziti, D., Akiskal, H. S., Rossi, A., & Cassano, G. B. (1999). Alteration of the platelet serotonin transporter in romantic love. *Psychological Medicine*, 29 (3), 741-745.

40. Abbey, R. D., Clopton, J. R., & Humphreys, J. D. (2007). Obsessive-compulsive disorder and romantic functioning. *Journal of Clinical Psychology*, 63 (12), 1181-1192.

41. Ferrari, J. R., & McCown, W. (1994). Procrastination tendencies among obsessive-compulsives and their relatives. *Journal of Clinical Psychology*, 50 (2), 162-167.

42. Tallis, F., Rosen, K., & Shafran, R. (1996). Investigation into the relationship between personality traits and OCD: A replication employing a clinical population. *Behaviour Research and Therapy*, 34 (8), 649-653.

43. Mancebo, M. C., Greenberg, B., Grant, J. E., Pinto, A., Eisen, J. L., Dyck, I., & Rasmussen, S. A. (2008). Correlates of occupational disability in a clinical sample of obsessive-compulsive disorder. *Comprehensive Psychiatry*, 49 (1), 43-50.

44. Huppert, J. D., Simpson, H. B., Nissenson, K. J., Liebowitz, M. R., & Foa, E. B. (2009). Quality of life and functional impairment in obsessive-compulsive disorder: A comparison of patients with and without comorbidity, patients in remission, and healthy controls. *Depression and Anxiety*, 26 (1), 39-45.

45. Powers, T. A., Koestner, R., & Topciu, R. A. (2005). Implementation intentions, perfectionism, and goal progress: Perhaps the road to hell is paved with good intentions. *Personality and Social Psychology Bulletin*, 31 (7), 902-912.

46. Pauls, D. L. (2010). The genetics of obsessive-compulsive disorder: A review.

Dialogues in Clinical Neuroscience, 12 (2), 149-163.

47. Bloch, M. H., Landeros-Weisenberger, A., Sen, S., Dombrowski, P., Kelmendi, B., Coric, V., et al. (2008). Association of the serotonin transporter polymorphism and obsessive-compulsive disorder: *Systematic review. American Journal of Medical Genetics. Part B, Neuropsychiatric Genetics*, 147B (6), 850-858.

48. Landau, D., Iervolino, A. C., Pertusa, A., Santo, S., Singh, S., & Mataix-Cols, D. (2011). Stressful life events and material deprivation in hoarding disorder. *Journal of Anxiety Disorders*, 25 (2), 192-202.

49. Bloch, M. H., McGuire, J., Landeros-Weisenberger, A., Leckman, J. F., & Pittenger, C. (2010). Meta-analysis of the dose-response relationship of SSRI in obsessive-compulsive disorder. *Molecular Psychiatry*, 15 (8), 850-855.

50. Rabinowitz, I., Baruch, Y., & Barak, Y. (2008). High-dose escitalopram for the treatment of obsessive-compulsive disorder. *International Clinical Psychopharmacology*, 23 (1), 49-53.

51. Pampaloni, I., Sivakumaran, T., Hawley, C. J., Al Allaq, A., Farrow, J., Nelson, S., & Fineberg, N. A. (2010). High-dose selective serotonin reuptake inhibitors in OCD: A systematic retrospective case notes survey. *Journal of Psychopharmacology*, 24 (10), 1439-1445.

52. Külz, A. K., Meinzer, S., Kopasz, M., & Voderholzer, U. (2007). Effects of tryptophan depletion on cognitive functioning, obsessive-compulsive symptoms and mood in obsessive-compulsive disorder: Preliminary results. *Neuropsychobiology,* 56 (2-3), 127-131.

53. Zitterl, W., Aigner, M., Stompe, T., Zitterl-Eglseer, K., Gutierrez-Lobos, K., Wenzel, T., et al. (2008). Changes in thalamus-hypothalamus serotonin transporter availability during clomipramine administration in patients with obsessive-compulsive disorder. *Neuropsychopharmacology*, 33 (13), 3126-3134.

54. Stengler-Wenzke, K., M ü ller, U., Barthel, H., Angermeyer, M. C., Sabri, O., & Hesse, S. (2006). Serotonin transporter imaging with [123I]beta-CIT SPECT before and after one year of citalopram treatment of obsessive-compulsive disorder. *Neuropsychobiology*, 53 (1), 40-45.

55. Zohar, J., Kennedy, J. L., Hollander, E., & Koran, L. M. (2004). Serotonin-1D hypothesis of obsessive-compulsive disorder: *An update. Journal of Clinical Psychiatry*, 65 (14), 18-21.

第五章

1. Brosnan, S. F. (2008). How primates (including us!) respond to inequity. *Advances in Health Economics and Health Services Research*, 20 , 99-124.

2. Bekoff , M., & Pierce, J. (2009). *Wild justice: The moral lives of animals*. Chicago: University Of Chicago Press.

3. Hayden B. Y., Pearson, J. M., & Platt, M. L. (2009). Fictive reward signals in the anterior cingulate cortex. *Science*, 324 (5929), 948-950.

4. Pearson, K. A., Watkins, E. R., & Mullan, E. G. (2011). Rejection sensitivity prospectively predicts increased rumination. *Behavior Research and Therapy*, 49 (10), 597-605.

5. Billah, T., Catovic, I., Siddique, R., & Siddique, M. (2011). Carbohydrate cravings associated with sleep. *Journal of Sleep and Sleep Disorders Research*, 34 (Abstract Supplement), A292.

6. Kahn, J. P., & Sodikoff , C. *Unpublished Data.*

7. Blanco, C., Vesqa-Lopez, O., Stewart, J., Liu, S., Grant, B., & Hasin, D. (2012). Epidemiology of major depression with atypical features: Results from the National Epidemiologic Survey on Alcohol and Related Conditions (NESARC). *Journal of Clinical Psychiatry*, 73 (2), 224-232.

8. Davidson, J. R. (2007). A history of the concept of atypical depression. *Journal of Clinical Psychiatry*, 68 (3), 10-5.

9. Klein, D. F., & Davis, J. M. (1969). *Diagnosis and drug treatment of psychiatric disorders*. Baltimore, MD: Williams & Wilkins.

10. Romero-Canyas, R., Downey, G., Reddy, K. S., Rodriquez, S., Cavanaugh, T. J., & Pelayo, R. (2010). Paying to belong: When does rejection trigger ingratiation? *Journal of Personality and Social Psychology*, 99 (5), 802-823.

11. Trull, T. J., Lippman, L. G., Tragesser, S. L., & Barre, K. C. (2008). Borderline personality disorder features and cognitive, emotional, and predicted behavioral reactions to teasing. *Journal of Research in Personality*, 42 (6), 1512-1523.

12. Booker, J. M., & Hellekson, C. J. (1992). Prevalence of seasonal Affective disorder in Alaska. *The American Journal of Psychiatry*, 149 (9), 1176-1182.

13. Rosen, L. N., Tarqum, S. D., Terman, M., Bryant, M. J., Hoff man, H., Kasper, S. F., et al. (1990). Prevalence of seasonal Affective disorder at four latitudes. *Psychiatry Research*, 31 (2), 131-144.

14. Harrison, W. M., Sandberg, D., Gorman, J. M., Fyer, M., Nee, J., Uy, J., & Endicott, J. (1989). Provocation of panic with carbon dioxide inhalation in patients with premenstrual dysphoria. *Psychiatry Research*, 27 (2), 183-192.

15. Alvergne, A., & Lummaa, V. (2010). Does the contraceptive pill alter mate choice in humans? *Trends in Ecology and Evolution,* 25 (3), 171-179.

16. Uphouse, L. (2000). Female gonadal hormones, serotonin, and sexual receptivity. *Brain Research: Brain Research Reviews*, 33 (2-3), 242-257.

17. Lerch-Haner, J., Frierson, D., Crawford, L., Beck, S., & Deneris, E. (2008). Serotonergic transcriptional programming determines maternal behavior and off spring survival. *Nature Neuroscience*, 11 (9), 1001-1003.

18. Kochanska, G., Barry, R., Jiminez, N., Hollatz, A., & Woodard, J. (2009). Guilt and eff ortful control: Two mechanisms that prevent disruptive developmental trajectories. *Journal of Personality and Social Psychology*, 97 (2), 322-333.

19. Campbell-Meiklejohn, D., Bach, D., Roepstorff , A., Dolan, R., & Frith, C. (2010). How the opinion of others affects our valuation of objects. *Current Biology*, 20 (13), 1165-1170.

20. Woodford, R. (2003, September). Lemming suicide myth: Disney fi lm faked bogus behavior. *Alaska Fish & Wildlife News*.

21. Levitan, R. D., Atkinson, L., Pedersen, R., Buis, T., Kennedy, S. H., Chopra, K., et al. (2009). A novel examination of atypical major depressive disorder based on attachment theory. *Journal of Clinical Psychiatry*, 70 (6), 879-887.

22. Harkness, K., Washburn, D., Theriault, J., Lee, L., & Sabbaqh, M. (2011). Maternal history of depression is associated wiThenhanced theory of mind in depressed and nondepressed adult women. *Psychiatry Research*, 189 (1), 91-96.

23. Surowiecki, J. (2005). *The wisdom of crowds*. New York: Anchor.

24. Bastian, B., Jetten, J., & Fasoli, F. (2011). Cleansing the soul by hurting the fl esh: The guilt-reducing effect of pain. *Psychological Science*, 22 (3), 334-335.

25. Gray, H. M., Ishii, K., & Ambady, N. (2011). Misery loves company: When sadness increases the desire for social connectedness. *Personality and Social Psychology Bulletin*, 37 (11), 1438-1448.

26. Tan, H. B., & Forgas, J. P. (2010). When happiness makes us selfi sh, but sadness makes us fair: Affective Influences on interpersonal strategies in the dictator game. *Journal of Experimental Social Psychology,* 46 (3), 571-576.

27. Galliher, R. V., & Bentley, C. G. (2010). Links between rejection sensitivity and adolescent romantic relationship functioning: The mediating role of problem solving behaviors. *Journal of Aggression, Maltreatment, and Trauma*, 19 , 1-21.

28. Harper, M. S., Dickson, J. W., & Welsh, D. P. (2006). Self-silencing and rejection sensitivity in adolescent romantic relationships. *Journal of Youth and Adolescence*, 35 (3), 435-443.

29. Tops, M., Riese, H., Oldehinkel, A., Rijsdijk, F., & Ormel, J. (2008). Rejection sensitivity relates to hypocortisolism and depressed mood state in young women. *Psychoneuroendocrinology*, 33 (5), 551-559.

30. Blackhart, G., Eckel, L., & Tice, D. (2007). Salivary cortisol in response to acute social rejection and acceptance by peers. *Biological Psychology*, 75 (3), 267-276.

31. Downey, G., Freitas, A., Michaelis, B., & Khouri, H. (1998). The self-fulfilling prophecy in close relationships: Rejection sensitivity and rejection by romantic partners. *Journal of Personality and Social Psychology*, 75 (2), 545-560.

32. Park, L. E., Calogero, R. M., Harwin, M. J., & DiRaddo, A. M. (2009). Predicting interest in cosmetic surgery: Interactive Effects of appearance-based rejection sensitivity and negative appearance comments. *Body Image*, 6 (3), 186-193.

33. Calogero, R. M., Park, L. E., Rahemtulla, Z. H., & Williams, K. C. (2010). Predicting excessive body image concerns among British university students: The unique role of appearance-based rejection sensitivity. *Body Image*, 7 (1), 78-81.

34. Rose, N., Koperski, S., & Golomb, B. A. (2010). Mood food: Chocolate and depressive symptoms in a cross-sectional analysis. *Archives of Internal Medicine*, 170 (8), 699-703.

35. Bruinsma, K., & Taren, D. L. (1999). Chocolate: Food or drug? *Journal of the American Dietetic Association*, 99 (10), 1249-1256.

36. Dhir, A., Malik, S., Kessar, S. V., Sinqh, K. N., & Kulkarni, S. K. (2011). Evaluation of antidepressant activity of1-(7-methoxy-2-methyl-1, 2, 3, 4-tetrahydro-isoquinolin4-YL)-cyclohexanol, a β -substituted phenylethylamine in mice. *European Neuropsychopharmacology*, 21 (9), 705-714.

37. Brahmachary, R. L., & Dutta, J. (1979). Phenylethylamine as a biochemical marker of tiger. *Zeitschrift für Naturforschung: Section C: Biosciences*, 34 (7-8), 632-633.

38. Bredy, T., & Barad, M. (2008). Social modulation of associative fear learning by pheromone communication. *Learning & Memory*, 16 (1), 12-18.

39. Frederickson, J. (2010). "I'm sorry, please don't hurt me": Eff ectiveness of apologies on aggression control. *The Journal of Social Psychology*, 150 (6), 579-581.

40. Thase, M. (2007). Recognition and diagnosis of atypical depression. *Journal of Clinical Psychiatry*, 68 (8), 11-16.

41. Hellerstein, D., Aqosti, V., Bosi, M., & Black, S. (2010). Impairment in psychosocial functioning associated with dysthymic disorder in the NESARC study. *Journal of Affective Disorders*, 127 (1-3), 84-88.

42. Twenge, J. M., & Campbell, W. K. (2003). "Isn't it fun to get the respect that we're going to deserve?" Narcissism, social rejection, and aggression. *Personality and Social Psychology Bulletin,* 29 (2), 261-272.

43. Bergstrom, R. D., Vought, T., Dulin, M., & Stimers, M. (2009). The spatial distribution of the seven deadly sins within Nevada. *Association of American Geographers Annual Meeting*. Las Vegas, NV.

44. Janka, Z. (2003). [Serotonin dysfunctions in the background of the seven deadly sins]. *Ideggyógyászati Szemle*, 56 (11-12), 376-385.

45. DeBaise, C. (2011, June2). Can you handle rejection? *The Wall Street Journal*. http://blogs. wsj. com/in-charge/2011/06/02/can-you-handle-rejection/

46. Virtanen, M., Stansfeld, S. A., Fuhrer, R., Ferrie, J. E., & Kivimäki, M. (2012). Overtime work as a predictor of major depressive episode: A5-year follow-up of the Whitehall II Study. *PLoS ONE,* 7 (1), e30719.

47. Bibancos, T., Jardim, D., Aneas, I., & Chiavegatto, S. (2007). Social isolation and expression of serotonergic neurotransmission-related genes in several brain areas of male mice. *Genes, Brain, and Behavior*, 6 (6), 529-539.

48. Kross, E., Berman, M., Mischel, W., Smith, E., & Wager, T. (2011). Social rejection shares somatosensory representations with physical pain. *Proceedings of the Nationall Academy of Sciences of the United States of America*, 108 (15), 6270-6275.

49. Dewall, C. N., Macdonald, G., Webster, G. D., Masten, C. L., Baumeister, R. F., Powell, C., et al. (2010). Acetaminophen reduces social pain: Behavioral and neural evidence. *Psychological Science,* 21 (7), 931-937.

50. Terracciano, A., Tanaka, T., Sutin, A. R., Sanna, S., Deiana, B., Lai, S., et al. (2010). Genome-wide association scan of trait depression. *Biological Psychiatry*, 68 (9), 811-817.

51. Murakami, N., Kono, R., Nakahara, K., Ida, T., & Kuroda, H. (2000). Induction of unseasonable hibernation and involvement of serotonin in entrance into and maintenance of its hibernation of chipmunks T. asiaticus. *The Journal of Veterinary Medical Science*, 62 (7), 763-766.

52. Bruder, G., Stewart, J., McGrath, G., Wexler, B., & Quitkin, F. (2002). Atypical depression: Enhanced right hemispheric dominance for perceiving emotional chimeric faces. *Journal of Abnormal Psychology*, 111 (3), 446-454.

53. Burklund, L., Eisenberger, N., & Lieberman, M. (2007). The face of rejection: Rejection sensitivity moderates dorsal anterior cingulate activity to disapproving facial expressions. *Social Neuroscience*, 2 (3-4), 238-253.

54. Masten, C. L., Eisenberger, N. I., Borofsky, L. A., Pfeifer, J. H., McNealy, K., Mazziotta, J. C., & Dapretto, M. (2009). Neural correlates of social exclusion during adolescence: Understanding the distress of peer rejection. *Social Cognitive and Affective Neuroscience*, 4 (2), 143-57.

55. Farrow, T. F., Zheng, Y., Wilkinson, I. D., Spence, S. A., Deakin, J. F., Tarrier, N., et al. (2001). Investigating the functional anatomy of empathy and forgiveness. *Neuroreport*, 12 (11), 2433-2438.

56. Masten, C., Eisenberger, N., Pfeifer, J., & Dapretto, M. (2010). Witnessing peer rejection during early adolescence: Neural correlates of empathy for experiences of social exclusion. *Social Neuroscience*, 5 (5-6), 496-507.

57. Masten, C., Morelli, S., & Eisenberger, N. (2011). An fMRI investigation of empathy for 'social pain' and subsequent prosocial behavior. *NeuroImage*, 55 (1), 381-388.

58. Willeit, M., Praschak-Rieder, N., Neumeister, A., Zill, P., Leisch, F., Stastny, J., et al. (2003). A polymorphism (5-HTTLPR) in the serotonin transporter promoter gene is associated with DSM-IV depression subtypes in seasonal Affective disorder. *Molecular Psychiatry*, 8 (11), 942-946.

第六章

1. Boyle, P. A., Barnes, L. L., Buchman, A. S., & Bennett, D. A. (2009). Purpose in life is associated with mortality among community-dwelling older persons. *Psychosomatic Medicine,* 71 (5), 574-579.

2. Gruenewald, T. L., Karlanamqla, A. S., Greendale, G. A., Singer, B. H., & Seeman, T. E. (2007). Feelings of usefulness to others, disability, and mortality in older adults: The MacArthur study of successful aging. *The Journals of Gerontology: Series B: Psychological Sciences and Social Sciences*, 62 (1), P28-37.

3. Taylor, M. A., & Fink, M. (2006). *Melancholia: The diagnosis, pathophysiology, and treatment of depressive illness*. New York: Cambridge Univerity Press.

4. Fink, M., & Taylor, M. (2007). Resurrecting melancholia. *Acta Psychiatrica Scandinavica: Supplementum*, 433, 14-20.

5. Parker, G., Fink, M., Shorter, E., Taylor, M. A., Akiskal, H., Berrios, G., et al. (2010). Issues for DSM-5: Whither melancholia? The case for its classifi cation as a distinct mood disorder. *American Journal of Psychiatry*, 167 (7), 745-747.

6. Chessick, R. (1992). The death instinct revisited. *The Journal of the American Academy of Psychoanalysis*, 20 (1), 3-28.

7. Tully, P., Winefi eld, H., Baker, R., Turnbull, D., & de Jonge, P. (2011). Confi rmatory factor analysis of the Beck Depression Inventory-II and the association with cardiac morbidity and mortality after coronary revascularization. *Journal of Health Psychology*, 16 (4), 584-595.

8. von Ammon Cavanaugh, S., Furlanetto, L., Creech, S., & Powell, L. (2001). Medical illness, past depression, and present depression: A predictive triad for in-hospital mortality. *The American Journal of Psychiatry*, 158 (1), 43-48.

9. Covinsky, K. E., Kahana, E., Chin, M. H., Palmer, R. M., Fortinsky, R. H., & Landefeld, C. S. (1999). Depressive symptoms and3-year mortality in older hospitalized medical patients. *Annals of Internal Medicine*, 130 (7), 563-569.

10. Takeida, K., Nishi, M., & Miyake, H. (1997). Mental depression and death in elderly persons. *Journal of Epidemiology*, 7 (4), 210-213.

11. Vythilingam, M., Chen, J., Bremner, J. D., Mazure, C. M., Maciejewski, P. K., & Nelson, J. C. (2003). Psychotic depression and mortality. *The American Journal of Psychiatry*, 160 (3), 574-576..

12. Satin, J. R., Linden, W., & Phillips, M. J. (2009). Depression as a predictor of disease progression and mortality in cancer patients: A meta-analysis. *Cancer*, 115 (22), 5349-5361.

13. Pinequart, M., & Duberstein, P. R. (2010). Depression and cancer mortality: A meta-analysis. *Psychological Medicine*, 40 (11), 1797-1810.

14. Oldach, D. W., Richards, R. E., Borza, E. N., & Benitez, R. M. (1998). A mysterious death. *The New England Journal of Medicine*, 338 (24), 1764-1769.

15. Greenberg, D. B. (2004). Barriers to the treatment of depression in cancer patients. *Journal of the Nationall Cancer Institute: Monographs,* 32, 127-135.

16. Mitchell, A. J., Vahabzadeh, A., & Magruder, K. (2011). Screening for distress and depression in cancer settings:10 lessons from 40 years of primary-care research. *Psychooncology*, 20 (6), 572-584.

17. Gutierrez, B. P. (1998). Variability in the serotonin transporter gene and increased risk for major depression with melancholia. *Human Genetics*, 103 (3), 319-322.

18. Baune, B. T., Hohoff , C., Mortensen, L. S., Deckert, J., Arolt, V., & Domschke, K. (2008). Serotonin transporter polymorphism (5-HTTLPR) association with melancholic depression: a female specifi c eff ect? *Depression and Anxiety*, 25 (11), 920-925.

19. Quinn, Q. R., Dobson-Stone, C., Outhred, T., Harris, A., & Kemp, A. H. (2012). The contribution of BDNF and 5-HTT polymorphisms and early life stress to the heterogeneity of major depressive disorder: A preliminary study. *Australia and New Zealand Journal of Psychiatry*, 46 (1), 55-63.

20. McDonald, I. R., Lee, A. K., Th an, K. A., & Martin, R. W. (1986). Failure of glucocorticoid feedback in males of a population of small marsupials (Antechinus swainsonii) during the period of mating. *The Journal of Endocrinology*, 108 (1), 63-68.

21. Sapolsky, R. M. (2004). *Why zebras don't get ulcers*. New York: Holt.

22. Skulachev, V. P. (2002). Programmed death phenomena: From organelle to organism. *Annals of the New York Academy of Sciences*, 959, 214-237.

23. Pereira, A. M., Tiemensma, J., & Romijn, J. A. (2010). Neuropsychiatric disorders in Cushing's syndrome. *Neuroendocrinology*, 92 (1), 65-70.

24. Fareau, G. G., & Vassilopoulou-Sellin, R. (2007). Hypercortisolemia and infection. *Infectious Disease Clinics of North America*, 21 (3), 639-657.

25. Dantzer, R., O'Connor, J. C., Freund, G. G., Johnson, R. W., & Kelley, K. W. (2008). From infl ammation to sickness and depression: When the immune system subjugates the brain. *Nature Reviews: Neuroscience*, 9 (1), 46-56.

26. Harrison, N. A., Brydon, L., Walker, C., Gray, M. A., Steptoe, A., Dolan, R. J., & Critchley, H. D. (2009). Neural origins of human sickness in interoceptive responses to infl ammation. *Biological Psychiatry*, 66 (5), 415-422.

27. Harrison, N. A., Brydon, L., Walker, C., Gray, M. A., Steptoe, A., & Critchley, H. D. (2009). Infl ammation causes mood changes through alterations in subgenual cingulate activity and mesolimbic connectivity. *Biological Psychiatry*, 66 (5), 407-414.

28. Slavich, G. M., O'Donovan, A., Epel, E. S., & Kemeny, M. E. (2010). Black sheep get the blues: A psychobiological model of social rejection and depression. *Neuroscience and Biobehavioral Revews*, 35 (1), 39-45.

29. Shorter, E., & Fink, M. (2010). *Endocrine psychiatry: Solving the riddle of melancholia.* New York: Oxford University Press.

30. Brown, R. P., Stoll, P. M., Stokes, P. E., Frances, A., Sweeney, J., Kocsis, J. H., & Mann, J. J. (1988). Adrenocortical hyperactivity in depression: Effects of agitation, delusions, melancholia, and other illness variables. *Psychiatry Research*, 23 (2), 167-178.

31. Yerevanian, B. I., Feusner, J. D., Koek, R. J., & Mintz, J. (2004). The dexamethasone suppression test as a predictor of suicidal behavior in unipolar depression. *Journal of Affective Disorders*, 83 (2-3), 103-108.

32. Meyers, B. S., Alpert, S., Gabriele, M., Kakuma, T., Kalayam, B., & Alexopoulos, G. S. (1993). State specifi city of DST abnormalities in geriatric depression. *Biological Psychiatry*, 34 (1-2), 108-114.

33. Jokinen, J., Nordstrom, A. L., & Nordstrom, P. (2008). ROC analysis of dexamethasone suppression test threshold in suicide prediction after attempted suicide. *Journal of Affective Disorders*, 106 (1-2), 145-152.

34. Dwivedi, Y., Rizavi, H. S., & Pandey, G. N. (2006). Antidepressants reverse corticos–terone-mediated decrease in brain-derived neurotrophic factor expression: Diff erential regulation of specifi c exons by antidepressants and corticosterone. *Neuroscience*, 139 (3), 1017-1029.

35. Pariante, C. M. (2009). Risk factors for development of depression and psychosis: Glucocorticoid receptors and pituitary implications for treatment with antidepressant and glucocorticoids. *Annals of the New York Academy of Sciences*, 1179, 144-152.

36. Wolkowitz, O. M., Reus, V. I., Manfredi, F., Ingbar, J., Brizendine, L., & Weingartner, H. (1993). Ketoconazole administration in hypercortisolemic depression. *The American Journal of Psychiatry*, 150 (5), 810-812.

第七章

1. Wrangham, R. (2009). *Catching fi re: How cooking made us human*. New York: Basic Books.

2. Mercier, H., & Sperber, D. (2010). Why do humans reason? Arguments for an argumentative theory. *Behavioral and Brain Sciences*, 34 (2), 57-74.

3. Anderson, E., Siegel, E. H., Bliss-Moreau, E., & Barrett, L. F. (2011). The visual impact of gossip. *Science*, 332 (6036), 1446-1448.

4. Cortina, M., & Liotti, G. (2010). The intersubjective and cooperative origins of consciousness: An evolutionary-developmental approach. *Journal of the American Academy of Psychoanalytic and Dynamic Psychiatry*, 38 (2), 291-314.

5. Schlegel, R. J., Hicks, J. A., King, L. A., & Arndt, J. (2011). Feeling like you know who you are: Perceived true self-knowledge and meaning in life. *Personality & Social Psychology Bulletin*, 37 (6), 745-756.

6. Moskowitz, A., & Heim, G. (2011). Eugen Bleuler's dementia praecox or the group of schizophrenias (1911): A centenary appreciation and reconsideration. *Schizophrenia Bulletin*, 37 (3), 471-479.

7. Burns, J. K. (2004). An evolutionary theory of schizophrenia: Cortical connectivity, metarepresentation, and the social brain. *The Behavioral and Brain Sciences*, 27 (6), 831-855, 855-885.

8. Nesse, R. Quoted in Burns, J. K. (2004). An evolutionary theory of schizophrenia: Cortical connectivity, metarepresentation, and the social brain. *The Behavioral and Brain Sciences*, 27 (6), 831-855, 855-885.

9. Gale, C. K., Wells, J. E., McGee, M. A., & Browne, M. A. (2011). A latent class

analysis of psychosis-like experiences in the New Zealand Mental Health Survey. *Acta Psychiatrica Scandinavica*, 124 (3), 205-213.

10. Seeman, P., Schwarz, J., Chen, J. F., Szechtman, H., Perreault, M., McKnight, G. S., et al. (2006). Psychosis pathways converge via D2high dopamine receptors. *Synapse*, 60 (4), 319-346.

11. Wise, R. A. (2008). Dopamine and reward: The anhedonia hypothesis 30 years on. *Neurotoxicity Research*, 14 (2-3), 169-183.

12. Bressan, R. A., & Crippa, J. A. (2005). The role of dopamine in reward and pleasure behaviour: Review of data from preclinical research. *Acta Psychiatrica Scandinavica. Supplementum*, 427, 14-21.

13. Pani, L., & Gessa, G. L. (1997). Evolution of the dopaminergic system and its relationships with the psychopathology of pleasure. *International Journal of Clinical Pharmacology Research*, 17 (2-3), 55-58.

14. Pani, L. (2000). Is there an evolutionary mismatch between the normal physiology of the human dopaminergic system and current environmental conditions in industrialized countries? *Molecular Psychiatry*, 5 (5), 467-475.

15. Salimpoor, V. N., Benovoy, M., Larcher, K., Dagher, A., & Zatorre, R. J. (2011). Anatomically distinct dopamine release during anticipation and experience of peak emotion to music. *Nature Neuroscience*, 14 (2), 257-262.

16. Menza, M. A., Golbe, L. I., Cody, R. A., & Forman, N. E. (1993). Dopamine-related personality traits in Parkinson's disease. *Neurology*, 43 (3 Pt1), 505-508.

17. Sharot, T., Shiner, T., Brown, A. C., Fan, J., & Dolan, R. J. (2009). Dopamine enhances expectation of pleasure in humans. *Current Biology*, 19 (24), 2077-2080.

18. Bostwick, J. M., Hecksel, K. A., Stevens, S. R., Bower, J. H., & Ahlskog, J. E. (2009). Frequency of new-onset pathologic compulsive gambling or hypersexuality after drug treatment of idiopathic Parkinson disease. *Mayo Clinic Proceedings*, 84 (4), 310-316.

19. Holman, A. J. (2009). Impulse control disorder behaviors associated with pramipexole used to treat fi bromyalgia. *Journal of Gambling Studies*, 25 (3), 425-431.

20. Voon, V., Fernagut, P. O., Wickens, J., Baunez, C., Rodriguez, M., Pavon, N., et al. (2009). Chronic dopaminergic stimulation in Parkinson's disease: From dyskinesias to impulse control disorders. *Lancet Neurology*, 8 (12), 1140-1149.

21. Tomei, G., Capozzella A., Ciarrocca, M., Fiore, P., Rosati, M. V., Fiaschetti, M., et

al. (2007). Plasma dopamine in workers exposed to urban stressor. *Toxicology and Industrial Health*, 23 (7), 421-427.

22. Pezze, M. A., & Feldon, J. (2004). Mesolimbic dopaminergic pathways in fear conditioning. *Progress in Neurobiology*, 74 (5), 301-303.

23. Schmidt, R., Morris, G., Hagen, E. H., Sullivan, R. J., Hammerstein, P., & Kempter, R. (2009). The dopamine puzzle. *Proceedings of the National Academy of Sciences of the United States of America*, 106 (27), E75.

24. Huertas, E., Ponce, G., Koeneke, M. A., Poch, C., España-Serrano, L., Palomo, T., et al. (2010). The D2 dopamine receptor gene variant C957T affects human fear conditioning and aversive priming. *Genes, Brain, and Behavior*, 9 (1), 103-109.

25. Lawrence, A. D., Goerendt, I. K., & Brooks, D. J. (2007). Impaired recognition of facial expressions of anger in Parkinson's disease patients acutely withdrawn from dopamine replacement therapy. *Neuropsychologia*, 45 (1), 65-74.

26. Yoshimura, N., Kawamura, M., Masaoka, Y., & Homma, I. (2005). The amygdala of patients with Parkinson's disease is silent in response to fearful facial expressions. *Neuroscience*, 131 (2), 523-534.

27. Overall, K. (2011). Personal Communication.

28. Doody, G. A., Götz, M., Johnstone, E. C., Frith, C. D., & Owens, D. G. (1998). Theory of mind and psychoses. *Psychological Medicine*, 28 (2), 397-405.

29. Corcoran, R., Mercer, G. &, Frith, C. D. (1995). Schizophrenia, symptomatology and social inference: Investigating "theory of mind" in people with schizophrenia. *Schizophrenia Research*, 17 (1), 5-13.

30. Frith, C. D., & Corcoran, R. (1996). Exploring 'theory of mind' in people with schizophrenia. *Psychological Medicine*, 26 (3), 521-530.

31. Bora, E., Eryavuz, A., Kayahan, B., Sungu, G., & Veznedaroglu, B. (2006). Social functioning, theory of mind and neurocognition in outpatients with schizophrenia: Mental state decoding may be a better predictor of social functioning than mental state reasoning. *Psychiatry Research*, 145 (2-3), 95-103.

32. Paulik, G., Badcock, J. C., & Maybery, M. T. (2007). Poor intentional inhibition in individuals predisposed to hallucinations. *Cognitive Neuropsychiatry*, 12 (5), 457-470.

33. Simonsen, C., Sundet, K., Vaskinn, A., Birkenaes, A. B., Engh, J. A., Faerden,

A., et al. (2011). Neurocognitive dysfunction in bipolar and schizophrenia spectrum disorders depends on history of psychosis rather than diagnostic group. *Schizophrenia Bulletin*, 37 (1), 73-83.

34. Lera, G., Herrero, N., Gonz á lez, J., Aguilar, E., Sanju á n, J., & Leal, C. (2011). Insight among psychotic patients with auditory hallucinations. *Journal of Clinical Psychology*, 67 (7), 701-708.

35. van der Meer, L., Groenewold, N., Nolen, W., & Aleman Andr é . (2010). The neural basis of inhibiting one's own perspective in psychosis proneness: An fMRI study. *Early Psychoses: A Lifetime Perspective. Early Intervention in Psychiatry*, 4 (1), 39.

36. Hooker, C. I., Aleman, A., van der Meer, L., & Modinos, G. (2010). Neural mechanisms of social and emotional processing in psychosis-prone populations. *Early Psychoses: A Lifetime Perspective. Early Intervention in Psychiatry*, 4 (1), 39.

37. Paruch, J., Nikolaides, A., Klosterkötter, J., & Ruhrmann, S. (2010). Visual scan paths to Affective facial expressions and relations to social functioning in individuals at risk. *Early Psychoses: A Lifetime Perspective. Early Intervention in Psychiatry*, 4 (1), 41.

38. Stain, H. J., Hodne, S., Joa, I., ten Velden Hegelstad, W., Douglas, K. M., Langveld, J., et al. (2010). Story production and social functioning in first episode psychosis: Relationship to verbal learning and fl uency. *Early Psychoses: A Lifetime Perspective. Early Intervention in Psychiatry*, 4 (1), 77.

39. Nikolaides, A., Paruch, J., Klosterkötter, J., & Ruhrmann, S. (2010). Association of psychopathological measures and visual scanning behaviour of socially relevant material in individuals at high risk. *Early Psychoses: A Lifetime Perspective. Early Intervention in Psychiatry*, 4 (1), 42.

40. Modinos, G., Renken, R., Shamay-Tsoory, S. G., Ormel, J., & Aleman, A. (2010). Neurobiological correlates of theory of mind in psychosis proneness. *Early Psychoses: A Lifetime Perspective. Early Intervention in Psychiatry*, 4 (1), 38.

41. Lincoln, S. H. (2010). The process of simulation in individuals at clinical risk for psychosis. *Early Psychoses: A Lifetime Perspective. Early Intervention in Psychiatry*, 4 (1), 40.

42. Havas, D. A., Glenberg, A. M., Gutowski, K. A., Lucarelli, M. J., & Davidson,

R. J. (2010). Cosmetic use of botulinum toxin-a affects processing of emotional language. *Psychological Science*, 21 (7), 895-900.

43. Davis, J. I., Senghas, A., Brandt, F., & Ochsner, K. N. (2010). The Effects of BOTOX injections on emotional experience. *Emotion*, 10 (3), 433-440.

44. Neal, D. T., & Chartrand, T. L. (2011). Embodied emotion perception: Amplifying and dampening facial feedback modulates emotion perception accuracy. *Social Psychological and Personality Science* , 2 (6), 673-678.

45. Weinberger, D. R., & Berman, K. F. (1988). Speculation on the meaning of cerebral metabolic hypofrontality in schizophrenia. *Schizophrenia Bulletin*, 14 (2), 157-168.

46. Rimol, L. M., Hartberg, C. B., Nesvåg, R., Fennema-Notestine, C., Hagler, D. J. Jr., Pung, C. J., et al. (2010). Cortical thickness and subcortical volumes in schizophrenia and bipolar disorder. *Biological Psychiatry*, 68 (1), 41-50.

47. Cullen, A. E., De Brito, S., Gregory, S., Williams, S. C. R., Murray, R. M., Hodgins, S., & Laurens, K. R. (2010). Grey matter abnormalities in children aged 9-13 years presenting antecedents of schizophrenia: a voxel-based morphometry study. *Early Psychoses: A Lifetime Perspective. Early Intervention in Psychiatry*, 4 (1), 45.

48. Schulz, C. C., Koch, K., Wagner, G., Roebel, M., Schachtzabel, C., Gaser, C., et al. (2010). Reduced cortical thickness in first episode schizophrenia. *Schizophrenia Research,* 116 (2-3), 204-209.

49. Buchy, L. A.–D. (2011). Cortical thickness is associated with poor insight in first-episode psychosis. *Journal of Psychiatric Research*, 45 (6), 781-787.

50. Crespo-Facorro, B., Roiz-Santiáñez, R., Pérez-Iglesias, R., Rodriguez-Sanchez, J. M., Mata, I., Tordesillas-Gutierrez, D., et al. (2011). Global and regional cortical thinning in first-episode psychosis patients: Relationships with clinical and cognitive features. *Psychological Medicine*, 41 (7), 1449-1460.

51. Nesse, R. M. (2009). Evolution at150: Time for truly biological psychiatry. *The British Journal of Psychiatry: The Journal of Mental Science*, 195 (6), 471-472.

52. Betcheva, E. T., Mushiroda, T., Takahashi, A., Kubo, M., Karanchanak, S. K., Zaharieva, I. T., et al. (2009). Case-control association study of59 candidate genes reveals the DRD2 SNP rs6277 (C957T) as the only susceptibility factor for schizophrenia in the Bulgarian population. *Journal of Human Genetics*, 54 (2), 98-107.

53. Hoenicka, J., Aragüés, M., Rodgríguez-Jim é nez, R., Ponce, G., Martínez, I., Rubio, G. et al, Psychosis and Addictions Research Group (PARG). (2006). C957T DRD2 polymorphism is associated with schizophrenia in Spanish patients. *Acta Psychiatrica Scandinavica*, 114 (6), 435-438.

54. Lawford, B. R., Young, R. M., Swagell, C. D., Barnes, M., Burton, S. C., Ward, W. K., et al. (2005). The C/C genotype of the C957T polymorphism of the dopamine D2 receptor is associated with schizophrenia. *Schizophrenia Research*, 73 (1), 31-37.

55. Colzato, L. S., van den Wildenberg, W. P., Van der Does, A. J., & Hommel, B. (2010). Genetic markers of striatal dopamine predict individual diff erences in dysfunctional, but not functional impulsivity. *Neuroscience*, 170 (3), 782-788.

56. Xu, H., Kellendonk, C. B., Simpson, E. H., Keilp, J. G., Bruder, G. E., Polan, H. J., et al. (2007). DRD2 C957T polymorphism interacts with the COMT Val158Met polymorphism in human working memory ability. *Schizophrenia Research*, 90 (1-3), 104-107.

57. White, M. J., Lawford, B. R., Morris, C. P., & Young, R. M. (2009). Interaction between DRD2 C957T polymorphism and an acute psychosocial stressor on reward-related behavioral impulsivity. *Behavior Genetics*, 39 (3), 285-295.

58. Colzato, L. S., Slagter, H. A., de Rover, M., & Hommel, B. (2011). Dopamine and the management of attentional resources: genetic markers of striatal d2 dopamine predict individual diff erences in the attentional blink. *Journal of Cognitive Neuroscience*, 23 (11), 3576-3585.

59. Buonanno, A. (2010). The neuregulin signaling pathway and schizophrenia: From genes to synapses and neural circuits. *Brain Research Bulletin*, 83 (3-4), 122-131.

60. Kéri, S. (2009). Genes for psychosis and creativity: A promoter polymorphism of the neuregulin1 gene is related to creativity in people with high intellectual achievement. *Psychological Science*, 20 (9), 1070-1073.

61. Esslinger, C., Walter, H., Kirsch, P., Erk, S., Schnell, K., Arnold, C., et al. (2009). Neural mechanisms of a genome-wide supported psychosis variant. *Science*, 324 (5927), 605.

62. Mechelli, A., Viding, E., Pettersson-Yeo, W., Tognin, S., & McGuire, P. K. (2009). Genetic variation in neuregulin1 is associated with diff erences in prefrontal engagement in children. *Human Brain Mapping*, 30 (12), 3934-3943.

63. Alaerts, M., Ceulemans, S., Forero, D., Moens, L. N., De Zutter, S., Heyrman, L., et al. (2009). Support for NRG1 as a susceptibility factor for schizophrenia in a northern Swedish isolated population. *Archives of General Psychiatry*, 66 (8), 828-837.

64. Mill, J., Tang, T., Kaminsky, Z., Khare, T., Yazdanpanah, S., Bouchard, L., et al. (2008). Epigenomic profi ling reveals DNA-methylation changes associated with major psychosis. *American Journal of Human Genetics*, 82 (3), 696-711.

65. Rutten, B. P., & Mill, J. (2009). Epigenetic mediation of environmental Influences in major psychotic disorders. *Schizophrenia Bulletin*, 35 (6), 1045-1056.

66. Del Giudice, M. (2010). Reduced fertility in patients' families is consistent with the sexual selection model of schizophrenia and schizotypy. *PLoS One*, 5 (12), e16040.

67. Kramer, P. F., Christensen C. H., Hazelwood, L. A., Dobi, A., Bock, R., Sibley, D. R., et al. (2011). Dopamine D2 receptor overexpression alters behavior and physiology in Drd2-EGFP mice. *The Journal of Neuroscience: The Offi cial Journal of the Society for Neuroscience,* 31 (1), 126-132.

68. DeMichele-Sweet, M. A., & Sweet, R. A. (2010). Genetics of psychosis in Alzheimer's disease: A review. *Journal of Alzheimer's Disease*, 19 (3), 761-780.

69. Middle, F., Pritchard, A. L., Handoko, H., Hague, S., Holder, R., Bentham, P., & Lendon, C. L. (2010). No association between neuregulin1 and psychotic symptoms in Alzheimer's disease patients. *Journal of Alzheimer's Disease*, 20 (2), 561-567.

70. Fern á ndez, M., Gobartt, A. L., Balaña, M., & COOPERA Study Group. (2010). Behavioural symptoms in patients with Alzheimer's disease and their association with cognitive impairment. *BMC Neurology*, 10, 87.

71. Ropacki, S. A., & Jeste, D. V. (2005). Epidemiology of and risk factors for psychosis of Alzheimer's disease: A review of55 studies published from1990 to 2003. *The American Journal of Psychiatry*, 162 (11), 2022-2030.

72. Helsen, G. (2011). General paresis of the insane: A case with MR imaging. *Acta Neurologica Belgica*, 111 (1), 69-71.

73. Lewis-Hanna, L. L., Hunter, M. D., Farrow, T. F., Wilkinson, I. D., & Woodruff , P. W. (2011). Enhanced cortical Effects of auditory stimulation and auditory attention in healthy individuals prone to auditory hallucinations during partial wakefulness. *NeuroImage*, 57 (3), 1154-1161.

74. Schmidt, R. E., & Gendolla, G. H. (2008). Dreaming of white bears: The return of the suppressed at sleep onset. *Consciousness and Cognition*, 17 (3), 714-724.

75. Limosani, I., D'Agostino, A., Manzone, M. L., & Scarone, S. (2011). The dreaming brain/mind, consciousness and psychosis. *Consciousness and Cognition*, 20 (4), 987-992.

76. Devillières, P., Opitz, M., Clervoy, P., & Stephany, J. (1996). Delusion and sleep deprivation. *L'Encéphale*, 22 (3), 229-231.

77. Kahn-Greene, E. T., Killgore, D. B., Kamimori, G. H., Balkin, T. J., & Killgore, W. D. (2007). The Effects of sleep deprivation on symptoms of psychopathology in healthy adults. *Sleep Medicine*, 8 (3), 215-221.

78. Woodward, N. D., Cowan, R. L., Park, S., Ansari, M. S., Baldwin, R. M., Li, R., et al. (2011). Correlation of individual diff erences in schizotypal personality traits with amphetamine-induced dopamine release in striatal and extrastriatal brain regions. *The American Journal of Psychiatry*, 168 (4), 418-426.

79. Domínguez, T., Vilagrà, R., Blanqué, J. M., Vainer, E., Berni, R., Montoro, M., et al. (2010). The association between relatives' expressed emotion with clinical and functional features of early-psychosis patients. *Early Psychoses: A Lifetime Perspective. Early Intervention in Psychiatry*, 4 (1), 55.

80. Kéri, S., Kiss, I., Seres, I., & Kelemen, O. (2009). A polymorphism of the neuregulin 1 gene (SNP8NRG243177/rs6994992) affects reactivity to expressed emotion in schizophrenia. American Journal of Medical Genetics. *Part B, Neuropsychiatric genetics*, 150B (3), 418-420.

81. Monden, M. A. (2010). Development of first psychosis during travel. *Early Psychoses: A Lifetime Perspective. Early Intervention in Psychiatry*, 4 (1), 69.

82. Kinoshita, Y., Kingdon, D., Kinoshita, K., Sarafudheen, S. Umadi, D., Dayson, D., et al. (2012). A semi-structured clinical interview for psychosis sub-groups (SCIPS): Develop ment and psychometric properties. *Social Psychiatry and Psychiatric Epidemiology*, 47 (4), 563-580.

83. Sim, M., Kim, J. H., Yim, S. J., Cho, S. J., & Kim, S. J. (2012). Increase in harm avoidance by genetic loading of schizophrenia. *Comprehensive Psychiatry*, 53 (4), 372-378.

84. Buckley, P. F., Miller, B. J., Lehrer, D. S., & Castle, D. J. (2009). Psychiatric comorbidities and schizophrenia. *Schizophrenia Bulletin*, 35 (2), 383-402.

85. Varghese, D., Scott, J., Welham, J., Bor, W., Naiman, J., O'Callaghan, M., et al. (2011). Psychotic-like experiences in major depression and anxiety disorders: A population-based survey in young adults. *Schizophrenia Bulletin*, 37 (2), 389-393.

86. Ciapparelli, A., Paggini, R., Marazziti, D., Carmassi, C., Bianchi, M., Taponecco, C., et al. (2007). Comorbidity with axis I anxiety disorders in remitted psychotic patients1 year after hospitalization. *CNS Spectrums*, 12 (12), 913-919.

87. Baylé, F. J., Blanc, O., De Chazeron, I., Lesturgeon, J., Lancon, C., Caci, H., et al. (2011). Pharmacological management of anxiety in patients suff ering from schizophrenia. *L'Encéphale,* 37 (1), S83-89.

88. Savitz, A. J., Kahn, T. A., McGovern, K. E., & Kahn, J. P. (2011). Carbon dioxide induction of panic anxiety in schizophrenia with auditory hallucinations. *Psychiatry Research*, 189 (1), 38-42.

89. Cassano, G. B., Pini, S., Saettoni, M., Rucci, P., & Dell'Osso, L. (1998). Occurrence and clinical correlates of psychiatric comorbidity in patients with psychotic disorders. *The Journal of Clinical Psychiatry*, 59 (2), 60-68.

90. Roy, M.–A. (2010). Improving the detection of anxiety disorders in early psychosis. *Early Intervention in Psychiatry*, 4 (1), 51..

91. Kahn, J. P., & Meyers, J. R. (2000). Treatment of comorbid panic disorder and schizophrenia: Evidence for a panic psychosis. *Psychiatric Annals*, 30 (1), 29-33.

92. Kahn, J. P., Puertollano, M. A., Schane, M. D., & Klein, D. F. (1988). Adjunctive alprazolam for schizophrenia with panic anxiety: Clinical observation and pathogenetic implications. *The American Journal of Psychiatry*, 145 (6), 742-744.

93. Pfleiderer, B., Zinkirciran, S., Michael, N., Hohoff , C., Kersting, A., Arolt, V., et al. (2010). Altered auditory processing in patients with panic disorder: A pilot study. *The World Journal of Biological Psychiatry*, 11 (8), 945-955.

94. Lysaker, P. H., & Salyers, M. P. (2007). Anxiety symptoms in schizophrenia spectrum disorders: associations with social function, positive and negative symptoms, hope and trauma history. *Acta Psychiatrica Scandinavica*, 116 (4), 290-298.

95. Smith, D. B. (2007). *Muses, madmen, and prophets*. New York: Penguin.

96. Bermanzohn, P. C., Porto, L., Arlow, P. B., Pollack, S., Stronger, R., & Siris, S. G. (2000). Hierarchical diagnosis in chronic schizophrenia: A clinical study of co-

occurring syndromes. *Schizophrenia Bulletin*, 26 (3), 517-525.

97. Kimhy, D., Goetz, R., Yale, S., Corcoran, C. & Malaspina, D. (2005). Delusions in individuals with schizophrenia: Factor structure, clinical correlates, and putative neurobiology. *Psychopathology*, 38 (6), 338-344.

98. Nishimura, Y., Tanii, H., Hara, N., Inoue, K., Kaiya, H., Nishida, A., et al. (2009). Relationship between the prefrontal function during a cognitive task and the severity of the symptoms in patients with panic disorder: A multi-channel NIRS study. *Psychiatry Research*, 172 (2), 168-172.

99. Maron, E., Nutt, D. J., Kuikka, J., & Tiihonen, J. (2010). Dopamine transporter binding in females with panic disorder may vary with clinical status. *Journal of Psychiatric Research*, 44 (1), 56-59.

100. Kahn, J. P., Puertollano, M., Schane, M. D., & Klein, D. F. (1987). Schizophrenia, panic anxiety, and alprazolam. *The American Journal of Psychiatry*, 144 (4), 527-528.

101. Guidotti, A., Auta, J., Davis, J. M., Dong, E., Grayson, D. R., Veldic, M., et al. (2005). GABAergic dysfunction in schizophrenia: New treatment strategies on the horizon. *Psychopharmacology*, 180 (2), 191-205.

102. Mazeh, D., Bodner, E., Weizman, R., Delayahu, Y., Cholostov, A., Martin, T., & Barak, Y. (2009). Co-morbid social phobia in schizophrenia. *The International Journal of Social Psychiatry,* 55 (3), 198-202.

103. Pallanti, S., Quercioli, L., & Hollander, E. (2004). Social anxiety in outpatients with schizophrenia: A relevant cause of disability. *The American Journal of Psychiatry*, 161 (1), 53-58.

104. Pallanti, S., Quercioli, L., & Pazzagli A. (2000). Social anxiety and premorbid personality disorders in paranoid schizophrenic patients treated with clozapine. *CNS Spectrums*, 5 (9), 29-43.

105. Tone, E. B., Goulding, S. M., & Compton, M. T. (2011). Associations among perceptual anomalies, social anxiety, and paranoia in a college student sample. *Psychiatry Research,* 188 (2), 258-263.

106. Veras, A. B., do-Nascimento, J. S., Rodruigues, R. L., Guimarães, A. C., & Nardi, A. E. (2011). Psychotic symptoms in social anxiety disorder patients: Report of three cases. *International Archives of Medicine*, 4 (1), 12.

107. Langdon, R., McGuire, J., Stevenson, R., & Catts, S. V. (2011). Clinical correlates of olfactory hallucinations in schizophrenia. *The British Journal of*

Clinical Psychology, 50 (2), 145-163.

108. Romm, K. L., Rossberg, J. I., Berg, A. O., Hansen, C. F. Andreassen, O. A., & Melle, I. (2011). Assessment of social anxiety in first episode psychosis using the Liebowitz Social Anxiety scale as a self-report measure. *European Psychiatry*, 26 (2), 115-121.

109. Lysaker, P. H., Yanos, P. T., Outcalt, J., & Roe, D. (2010). Association of stigma, self-esteem, and symptoms with concurrent and prospective assessment of social anxiety in schizophrenia. *Clinical Schizophrenia & Related Psychoses*, 4 (1), 41-48.

110. Lysaker, P. H., Davis, L. W., & Tsai, J. (2009). Suspiciousness and low self-esteem as predictors of misattributions of anger in schizophrenia spectrum disorders. *Psychiatry Research*, 166 (2-3), 125-131.

111. Warman, D. M., Lysaker, P. H., Luedtke, B., & Martin, J. M. (2010). Self-esteem and delusion proneness. *The Journal of Nervous and Mental Disease*, 198 (6), 455-457.

112. Kinoshita, Y., Kingdon, D., Kinoshita, K., Kinoshita, Y., Saka, K., Arisue, Y., et al. (2011). Fear of negative evaluation is associated with delusional ideation in non-clinical population and patients with schizophrenia. *Social Psychiatry and Psychiatric Epidemiology*, 46 (8), 703-710.

113. Lysaker, P. H., Salvatore, G., Grant, M. L., Procacci, M., Olesek, K. L., Buck, K. D., et al. (2010). Defi cits in theory of mind and social anxiety as independent paths to paranoid features in schizophrenia. *Schizophrenia Research*, 124 (1-3), 81-85.

114. Kummer, A. Cardoso, F., & Texeira, A. L. (2008). Frequency of social phobia and psychometric properties of the Liebowitz social anxiety scale in Parkinson's disease. *Movement Disorders*, 23 (12), 1739-1743.

115. Stefanis, N., Bozi, M., Christodoulou, C., Douzenis, A., Gasparinatos, G., Stamboulis, E., et al. (2010). Isolated delusional syndrome in Parkinson's Disease. *Parkinsonism & Related Disorders*, 16 (8), 550-552.

116. Ecker, D., Unrath, A., Kassubek, J., & Sabolek, M. (2009). Dopamine agonists and their risk to induce psychotic episodes in Parkinson's disease: A case-control study. *BMC Neurology*, 9, 23.

117. Lysaker, P. H., & Whitney, K. A. (2009). Obsessive-compulsive symptoms in schizophrenia: Prevalence, correlates and treatment. *Expert Review of*

Neurotherapeutics, 9 (1), 99-107.

118. Owashi, T., Ota, A., Otsubo, T., Susa, Y., & Kamijima, K. (2010). Obsessive-compulsive disorder and obsessive-compulsive symptoms in Japanese inpatients with chronic schizophrenia: A possible schizophrenic subtype. *Psychiatry Research*, 179 (3), 241-246.

119. Faragian, S., Pashinian, A., Fuchs, C., & Poyurovsky, M. (2009). Obsessive-compulsive symptom dimensions in schizophrenia patients with comorbid obsessive-compulsive disorder. *Progress in Neuro-Psychopharmacology & Biological Psychiatry*, 33 (6), 1009-1012.

120. Van Dael, F., van Os, J., de Graaf, R., ten Have, M., & Myin-Germeys, I. (2010). Can obsessions drive you mad? Longitudinal evidence that obsessive-compulsive symptoms worsen the outcome of early psychotic experiences. *Early Psychoses: A Lifetime Perspective. Early Intervention in Psychiatry*, 4 (1), 52.

121. Fontanelle, L., Lin, A., Pantelis, C., Wood, S., Nelson, B., & Yung, A. (2011). A longitudinal study of obsessive-compulsive disorder in individuals at ultra-high risk for psychosis. *Journal of Psychiatric Research*, 45 (9), 1140-1145.

122. Bottas, A., Cooke, R. G., & Richter, M. A. (2005). Comorbidity and pathophysiology of obsessive-compulsive disorder in schizophrenia: Is there evidence for a schizo-obsessive subtype of schizophrenia? *Journal of Psychiatry & Neuroscience*, 30 (3), 187-193.

123. Klemperer, F. (1996). Compulsions developing into command hallucinations. *Psychopathology*, 29 (4), 249-251.

124. Fontanelle, L. F., Lopes, A. P., Borges, M. C., Pacheco, P. G., Nascimento, A. L., & Versiani, M. (2008). Auditory, visual, tactile, olfactory, and bodily hallucinations in patients with obsessive-compulsive disorder. *CNS Spectrums*, 13 (2), 125-130.

125. Hermesh, H., Konas, S., Shiloh, R., Dar, R., Marom, S., Weizman, A., & Gross-Isseroff, R. (2004). Musical hallucinations: Prevalence in psychotic and nonpsychotic outpatients. *The Journal of Clinical Psychiatry*, 65 (2), 191-197.

126. Sanchez, T. G., Rocha, S. C., Knobel, K. A., Kii, M. A., dos Santos, R. M., & Pereira, C. B. (2011). Musical hallucination associated with hearing loss. *Arquivos de Neuro-Psiquiatria*, 69 (2B), 395-400.

127. Merabet, L. B., Maguire, D., Warde, A., Alterescu, K., Stickgold, R., & Pascual-

Leone, A. (2004). Visual hallucinations during prolonged blindfolding in sighted subjects. *Journal of Neuro-Opthamology*, 24 (2), 109-113.

128. Hylwa, S. A., Bury, J. E., Davis, M. D., Pittelkow M., & Bostwick, J. M. (2011). Delusional infestation, including delusions of parasitosis: Results of histologic examination of skin biopsy and patient-provided skin specimens. *Archives of Dermatology*, 147 (9), 1041-1045.

129. Calikuşu, C., Yücel, B., Polat, A., & Baykal, C. (2003). The relation of psychogenic excoriation with psychiatric disorders: A comparative study. *Comprehensive Psychiatry*, 44 (3), 256-261.

130. Engler, D. E. (2011). Personal Communication.

131. Pearson, M. L., Selby, J. V., Katz, K. A., Cantrell, V., Braden, C. R., Parise, M. E., et al. (2012). Clinical, epidemiologic, histopathologic and molecular features of an unexplained dermopathy. *PLoS ONE*, 7 (1), e29908.

132. Simonsen, H., Shand, A. J., Scott, N. W., & Eagles, J. M. (2011). Seasonal symptoms in bipolar and primary care patients. *Journal of Affective Disorders*, 132 (1-2), 200-208.

133. Rybakowski, J. K., Suwalska, A., Loiko, D., Rymanaszewska, J., & Kiejna, A. (2007). Types of depression more frequent in bipolar than in unipolar Affective illness: Results of the Polish DEP-BI study. *Psychopathology*, 40 (3), 153-158.

134. Blanco, C., Vesga-López, O., Stewart, J. W., Liu, S. M., Grant, B. F., & Hasin, D. S. (2012). Epidemiology of major depression with atypical features: Results from the National Epidemiologic Survey on Alcohol and Related Conditions (NESARC). *The Journal of Clinical Psychiatry*, 73 (2), 224-32.

135. Salvadore, G., Quiroz, J. A., Machado-Vieira, R., Henter, I. D., Manji, H. K., & Zarate C. A., Jr. (2010). The neurobiology of the switch process in bipolar disorder: A review. *The Journal of Clinical Psychiatry*, 71 (11), 1488-1501.

136. Proudfoot, J., Doran, J., Manicavasagar, V., & Parker, G. (2011). The precipitants of manic/hypomanic episodes in the context of bipolar disorder: A review. *Journal of Affective Disorders*, 133 (3), 381-387.

137. Hamilton, J. W. (2006). The critical effect of object loss in the development of episodic manic illness. *The Journal of the American Academy of Psychoanalysis and Dynamic Psychiatry*, 34 (2), 333-348.

138. Pinsonneault, J. K., Han, D. D., Burdick, K. E., Kataki, M., Bertolino,

A., Malhotra, A. K., et al. (2011). Dopamine transporter gene variant aff ecting expression in human brain is associated with bipolar disorder. *Neuropsychopharmacology*, 36 (8), 1644-1655.

139. Adida, M., Clark, L., Pomietto, P., Kaladjian, A., Besnier, N., Azorin, J. M., et al. (2008). Lack of insight may predict impaired decision making in manic patients. *Bipolar Disorders*, 10 (7), 829-837.

140. Adida, M., Jollant, F., Clark, L., Besnier, N., Guillaume, S., Kaladjian, A., et al. (2011). Trait-related decision-making impairment in the three phases of bipolar disorder. *Biological Psychiatry,* 70 (4), 357-365..

141. Georgieva, L., Dimitrova, A., Ivanov, D., Nikolov, I., Williams, N. M., Grozeva, D., et al. (2008). Support for neuregulin1 as a susceptibility gene for bipolar disorder and schizophrenia. *Biological Psychiatry*, 64 (5), 419-427.

142. Kupferschmidt, D. A., & Zakzanis, K. K. (2011). Toward a functional neuroanatomical signature of bipolar disorder: Quantitative evidence from the neuroimaging literature. *Psychiatry Research*, 193 (2), 71-79.

143. Foland-Ross, L. C., Th ompson, P. M., Sugar, C. A., Madsen, S. K., Shen, J. K., Penfold, C., et al. (2011). Investigation of cortical thickness abnormalities in lithium-free adults with bipolar I disorder using cortical pattern matching. *The American Journal of Psychiatry*, 168 (5), 530-539.

144. Ekman, C. J., Lind, J., Ryd é n, E., Ingvar, M., & Land é n, M. (2010). Manic episodes are associated with grey matter volume reduction: A voxel-based morphometry brain analysis. *Acta Psychiatrica Scandinavica,* 122 (6), 507-515. doi:10. 1111/ j. 1600-0447. 2010. 01586. x

145. Malhi, G. S., Lagopoulos, J., Das, P., Moss, K., Berk, M., & Coulston, C. M. (2008). A functional MRI study of theory of mind in euthymic bipolar disorder patients. *Bipolar Disorders*, 10 (8), 943-956.

146. Foland, L. C., Altshuler, L. L., Bookheimer, S. Y., Eisenberger, N., Townsend, J., & Th ompson, P. M. (2008). Evidence for defi cient modulation of amygdala response by prefrontal cortex in bipolar mania. *Psychiatry Research*, 162 (1), 27-37.

147. Green, M. J., Lino, B. J., Hwang, E. J., Sparks, A., James, C., & Mitchell, P. B. (2011). Cognitive regulation of emotion in bipolar I disorder and unaff ected biological relatives. *Acta Psychiatrica Scandinavica,* 124 (4), 307-316. doi:10.

1111/ j. 1600-0447. 2011. 01718. x.

148. Carrard, A., Salzmann, A., Malafosse, A., & Karege, F. (2011). Increased DNA methylation status of the serotonin receptor5HTR1A gene promoter in schizophrenia and bipolar disorder. *Journal of Affective Disorders*, 132 (3), 450-453.

149. Sobczak, S., Riedel, W. J., Booij, I., Aan Het Rot, M., Deutz, N. E., & Honig, A. (2002). Cognition following acute tryptophan depletion: Diff erence between first-degree relatives of bipolar disorder patients and matched healthy control volunteers. *Psychological Medicine*, 32 (3), 503-515.

150. Daray, F. M., Thommi, S. B., & Ghaemi, S. N. (2010). The pharmacogenetics of antidepressant-induced mania: A systematic review and meta-analysis. *Bipolar Disorders*, 12 (7), 702-706.

151. John, A. P., & Koloth, R. (2007). Severe serotonin toxicity and manic switch induced by combined use of tramadol and paroxetine. *The Australian and New Zealand Journal of Psychiatry*, 41 (2), 192-193.

152. Yatham, L. N., Liddle, P. F., Erez, J., Kauer-Sant'Anna, M., Lam, R. W., Imperial, M., et al. (2010). Brain serotonin-2 receptors in acute mania. *The British Journal of Psychiatry*, 196 (1), 47-51.

153. Griesinger, W. (1882). *Mental pathology and therapeutics*. (C. L. Robertson, Trans.) New York: William Wood. Retrieved from http://www. archive. org/details/mentalpathology00robegoog

154. Kim, D. R., Czarkowski, K. A., & Epperson, C. N. (2011). The relationship between bipolar disorder, seasonality, and premenstrual symptoms. *Current Psychiatry Reports*, 13 (6), 500-503.

155. Conci Magris, D. M. (2009). Seasonal pattern in hospital admissions due to bipolar disorder in Santa María, Córdoba, Argentina. *Vertex*, 20 (83), 10-15.

156. Ciarleglio, C. M., Resuehr, H. E., & McMahon, D. G. (2011). Interactions of the serotonin and circadian systems: Nature and nurture in rhythms and blues. *Neuroscience*, 197 , 8-16.

157. Popova, N. K., & Voitenko, N. N. (1981). Brain serotonin metabolism in hibernation. *Pharmacology, Biochemistry, and Behavior*, 14 (6), 773-777.

158. Naumenko, V. S., Tkachev, S. E., Kulikov, A. V., Semenova, T. P., Amerhanov, Z. G., Smirnova, N. P., & Popova, N. K. (2008). The brain5-HT1A receptor gene

expression in hibernation. *Genes, Brain, and Behavior*, 7 (3), 300-305.

159. Moore, G. J., Cortese, B. M., Glitz, D. A., Zajac-Benitez, C., Quiroz, J. A., Uhde, T. W., et al. (2009). A longitudinal study of the Effects of lithium treatment on prefrontal and subgenual prefrontal gray matter volume in treatment-responsive bipolar disorder patients. *The Journal of Clinical Psychiatry*, 70 (5), 699-705.

160. Harrison-Read, P. E. (2009). Antimanic potency of typical neuroleptic drugs and affi nity for dopamine D2 and serotonin5-HT2A receptors– a new analysis of data from the archives and implications for improved antimanic treatments. *Journal of Psychopharmacology*, 23 (8), 899-907.

161. Applebaum, J., Bersudsky, Y., & Klein, E. (2007). Rapid tryptophan depletion as a treatment for acute mania: A double-blind, pilot-controlled study. *Bipolar Disorders*, 9 (8), 884-887.

162. Milici, P. S. (1950). The involutional death reaction. *The Psychiatric Quarterly*, 24 (4), 775-781.

163. Flint, A. J., Peasley-Miklus, C., Papademetriou, E., Meyers, B. S., Mulsant, B. H., Rothschild, A. J., Whyte, E. M., & STOP-PD Study Group. (2010). Effect of age on the frequency of anxiety disorders in major depression with psychotic features. *The American Journal of Geriatric Psychiatry*, 18 (5), 404-412.

164. Carroll, B. J., Cassidy, F., Naft olowitz, D., Tatham, N. E., Wilson, W. H., Iranmanesh, A., et al. (2007). Pathophysiology of hypercortisolism in depression. *Acta Psychiatrica Scandinavica. Supplementum*, 433 , 90-103.

165. Nelson, J. C., & Davis, J. M. (1997). DST studies in psychotic depression: A meta-analysis. *The American Journal of Psychiatry*, 154 (11), 1497-1503.

166. Owasahi, T., Otsubo, T., Oshima, A., Nakagome, K., Higuchi, T., & Kamijima, K. (2008). Longitudinal neuroendocrine changes assessed by dexamethasone/CRH and growth hormone releasing hormone tests in psychotic depression. *Psychoneuroendocrinology*, 33 (2), 152-161.

167. Blasey, C. M., Debattista, C., Roe, R., Block, T., & Belanoff , J. K. (2009). A multisite trial of mifepristone for the treatment of psychotic depression: A site-by-treatment interaction. *Contemporary Clinical Trials*, 30 (4), 284-288.

168. Blasey, C. M., Block, T. S., Belanoff , J. K., & Roe, R. L. (2011). Effi cacy and safety of mifepristone for the treatment of psychotic depression. *Journal of Clinical Psychopharmacology*, 31 (4), 436-440.

169. Personal communication.

170. O'Tuathaigh, C. M., O'Connor, A. M., O'Sullivan, G. J., Lai, D., Harvey, R., Croke, D. T., & Waddington, J. L. (2008). Disruption to social dyadic interactions but not emotional/anxiety-related behaviour in mice with heterozygous 'knockout' of the schizophrenia risk gene neuregulin-1. *Progress in Neuropsychopharmacology & Biological Psychiatry*, 32 (2), 462-466.

第八章

1. Ridley, M. (1996). *The origins of virtue: Human instincts and the evolution of cooperation*. New York: Penguin Books.

2. Lyko, F., Foret, S., Kucharski, R., Wolf, S., Falckenhayn, C., & Maleszka, R. (2010). The honey bee epigenomes: Diff erential methylation of brain DNA in queens and workers. *PLoS Biology*, 8 (11), e1000506.

3. Seeley, T. D. (2010). *Honeybee democracy*. Princeton, NJ: Princeton Univeristy Press.

4. Miller, P. (2010). *The smart swarm: How understanding fl ocks, schools, and colonies can make us better at communicating, decision making, and getting things done*. New York: Avery.

5. Carrera, M., Herr á n, A., Ram í rez, M. L., Ayestar á ran, A., Sierra-Biddle, D., Hoyuela, F., et al. (2006). Personality traits in early phases of panic disorder: Implications on the presence of agoraphobia, clinical severity and short-term outcome. *Acta Psychiatrica Scandinavica*, 114 (6), 417-425.

6. Rosellini, A. J., & Brown, T. A. (2011). The NEO Five-Factor Inventory: Latent structure and relationships with dimensions of anxiety and depressive disorders in a large clinical sample. *Assessment*, 18 (1), 27-38.

7. Stein, M. B., Schork, N. J., & Gelernter, J. (2004). A polymorphism of the beta1-adrenergic receptor is associated with low extraversion. *Biological Psychiatry*, 56 (4), 217-224.

8. Goodwin, R. D., & Gotlib, I. H. (2004). Gender diff erences in depression: The role of personality factors. *Psychiatry Research*, 126 (2), 135-142.

9. Kahn, J. P., & Sodikoff , C. (n. d.). Unpublished Data.

10. Berglas, S. (2002). The very real dangers of executive coaching. *Harvard*

Business Review, 80 (6), 86-92, 153.

11. McCrae, R. R., Scally, M., Terracciano, A., Abecasis, G. R., & Costa, P. T. Jr. (2010). An alternative to the search for single polymorphisms: Toward molecular personality scales for the five-factor model. *Journal of Personality and Social Psychology*, 99 (6), 1014-1024.

12. Mahoney, C. J., Rohrer, J. D., Omar, R., Rossor, M. N., & Warren, J. D. (2011). Neuroanatomical profi les of personality change in frontotemporal lobar degeneration. *The British Journal of Psychiatry*, 198 (5), 365-372.

13. DeYoung, C. G., Hirsh, J. B., Shane, M. S., Papdemetris, X., Rajeevan, N., & Gray, J. R. (2010). Testing predictions from personality neuroscience: Brain structure and the big fi ve. *Psychological Science*, 21 (6), 820-828.

14. Bastiaansen, L., Rossi, G., Schotte, C., & De Fruyt, F. (2011). The structure of personality disorders: Comparing the DSM-IV-TR Axis II classifi cation with the fi ve-factor model framework using structural equation modeling. *Journal of Personality Disorders*, 25 (3), 378-396.

15. Weiss, A., King, J. E., & Hopkins, W. D. (2007). A cross-setting study of chimpanzee (Pan troglodytes) personality structure and development: Zoological parks and Yerkes National Primate Research Center. *American Journal of Primatology*, 69 (11), 1264-1277.

16. Fulghum, R. (1993). *All I really need to know I learned in kindergarten: Uncommon thoughts on common things*. New York: Ballantine.

17. Diamond, J. (2005). *Guns, germs and steel: A short history of everybody for the last13, 000 years*. London: Vintage.

18. Darwin, C. (1995). *On the origin of species*. New York: Gramercy.

19. Gosling, S. D., Sandy, C. J., & Potter, J. (2010). Personalities of self-identifi ed "dog people" and "cat people." *Anthrozoos: A Multidisciplinary Journal of The Interactions of People & Animals*, 23 (3), 213-222.

20. Graham, J., Nosek, B. A., Haidt, J., Iyer, R., Koleva, S., & Ditto, P. H. (2011). Mapping the moral domain. *Journal of Personality and Social Psychology*, 101 (2), 366-385.

21. Lewis, G. J., & Bates, T. C. (2011). From left to right: How the personality system allows basic traits to Influence politics via characteristic moral adaptations. *British Journal of Psychology*, 102 (3), 546-558.

22. Wright, J. C., & Baril, G. (2011). The role of cognitive resources in determining our moral intuitions: Are we all liberals at heart? *Journal of Experimental Social Psychology*, 47 (5), 1007-1012.

23. *Follow my leader: A group's "intelligence" depends in part on its members' ignorance*. (2011, February24). The Economist. Retrieved from: http://www. economist. com/node/18226831

24. Kahn, J. P., & Langlieb, A. M. (2003). *Mental health and productivity in the workplace: A handbook for organizations and clinicians*. New York: Jossey-Bass.

第九章

1. Pryor, K. W., Haag, R., & O'Reilly, J. (1969). The creative porpoise: Training for novel behavior. *Journal of the Experimental Analysis of Behavior*, 12 (4), 653-661.

2. Schwartz, B. (1982). Failure to produce response variability with reinforcement. *Journal of the Experimental Analysis of Behavior*, 37 (2), 171-181.

3. Mellars, P., & French, J. C. (2011). Tenfold population increase in Western Europe at the Neandertal-to-modern human transition. *Science*, 333 (6042), 623-627.

4. Schwartz, C. E., Kunwar, P. S., Greve, D. N., Moran, L. R., Viner, J. C., Covino, J. M., et al. (2010). Structural diff erences in adult orbital and ventromedial prefrontal cortex predicted by infant temperament at4 months of age. *Archives of General Psychiatry*, 67 (1), 78-84.

5. Ghaemi, N. (2011). *A first-rate madness: Uncovering the links between leadership and mental illness*. New York: Penguin.

6. Moalic, J. M., Le Strat, Y., Lepagnol-Bestel, A. M., Ramoz, N., Loe-Mie, Y., Maussion, G., et al. (2010). Primate-accelerated evolutionary genes: Novel routes to drug discovery in psychiatric disorders. *Current Medicinal Chemistry*, 17 (13), 1300-1316.

7. Kéri, S. (2009). Genes for psychosis and creativity: A promoter polymorphism of the neuregulin1 gene is related to creativity in people with high intellectual achievement. *Psychological Science*, 20 (9), 1070-1073.

8. Ludwig, A. M. (1994). Mental illness and creative activity in female writers. *The American Journal of Psychiatry*, 151 (11), 1650-1656.

9. Cheney, D. L., & Seyfarth, R. M. (2007). *Baboon metaphysics: The evolution of a*

social mind. Chicago: University of Chicago Press.

10. de Manzano, O., Cervenka, S., Karabanov, A., Farde, L., & Ullén, F. (2010). Thinking outside a less intact box: Th alamic dopamine D2 receptor densities are negatively related to psychometric creativity in healthy individuals. *PLoS One*, 5 (5), e10670.

11. Takeuchi, H., Taki, Y., Sassa, Y., Hashizume, H., Sekiguchi, A., Fukushima, A., & Kawashima, R. (2010). Regional gray matter volume of dopaminergic system associate with creativity: Evidence from voxel-based morphometry. *NeuroImage*, 51 (2), 578-585.

12. Kuhn, T. S. (1996). *The structure of scientifi c revolutions*. Chicago: University of Chicago Press.

13. Choi, C. Q. (2010, November5). *Beer Lubricated the Rise of Civilization, Study Suggests. LiveScience*. Retrieved from http://www. livescience. com/10221-beer-lubricated-rise-civilization-study-suggests. html

14. Barnard, H., Dooley, A. N., Areshian, G., Gasparayan, B., & Faull, K. F. (2011). Chemical evidence for wine production around 4000 BCE in the Late Chalcolithic Near Eastern highlands. *Journal of Archaeological Science*, 38 (5), 977-984.

15. Ait-Daoud, N., Roache, J. D., Dawes, M. A., Liu, L., Wang, X. Q., Javors, M. A., et al. (2009). Can serotonin transporter genotype predict craving in alcoholism? *Alcoholism, Clinical and Experimental Research*, 33 (8), 1329-1335.

16. Johnson, B. A., Javors, M. A., Roache, J. D., Seneviratne, C., Bergeson, S. E., Ait-Daoud, N., et al. (2008). Can serotonin transporter genotype predict serotonergic function, chronicity, and severity of drinking? *Progress in Neuro-psychopharmacology & Biological Psychiatry*, 32 (1), 209-216.

17. Oreland, S., Raudkivi, K., Oreland, L., Harro, J., Arborelius, L., & Nylander, I. (2011). Ethanol-induced Effects on the dopamine and serotonin systems in adult Wistar rats are dependent on early-life experiences. *Brain Research*, 1405, 57-68.

18. Stevens, S., Rist, F., & Gerlach, A. L. (2009). Influence of alcohol on the processing of emotional facial expressions in individuals with social phobia. *The British Journal of Clinical Psychology*, 48 (2), 125-140.

19. Buckner, J. D., Timpano, K. R., Zvolensky, M. J., Sachs-Ericsson, N., & Schmidt, N. B. (2008). Implications of comorbid alcohol dependence among individuals with social anxiety disorder. *Depression and Anxiety*, 25 (12), 1028-1037.

20. Buckner, J. D., & Schmidt, N. B. (2009). Understanding social anxiety as a risk for alcohol use disorders: Fear of scrutiny, not social interaction fears, prospectively predicts alcohol use disorders. *Journal of Psychiatric Research*, 43 (4), 477-483.

21. McGovern, P. E. (2009). *Uncorking the past: The quest for wine, beer, and other alcoholic beverages*. Berkeley, CA: University of California Press.

22. Goodwin, R. D. Lipsitz, J. D. Keyes, K. Galea, S., & Fyer, A. J. (2011). Family history of alcohol use disorders among adults with panic disorder in the community. *Journal of Psychiatric Research*, 45 (8), 1123-1127.

23. Lê, A. D., Funk, D., Juzytsch, W., Coen, K., Navarre, B. M., Cifani, C., & Shaham, Y. (2011). Effect of prazosin and guanfacine on stress-induced reinstatement of alcohol and food seeking in rats. *Psychopharmacology*, 218 (1), 89-99.

24. Squicciarini, M., & Swinnen, J. (2010). *AAWE Working Paper No. 75: Economics: Women or Wine? Monogamy and Alcohol*. Retrieved from http://wine-economics. org/workingpapers/AAWE_WP75. pdf

25. Kim, S. K., Lee, S. I., Shin, C. J., Son, J. W., & Ju, G. (2010). The genetic factors aff ecting drinking behaviors of Korean young adults with variant aldehyde dehydrogenase2 genotype. *Psychiatry Investigation*, 7 (4), 270-277.

26. Li, D., Zhao, H., & Gelernter, J. (2011). Strong association of the alcohol dehydrogenase1B gene (ADH1B) with alcohol dependence and alcohol-induced medical diseases. *Biological Psychiatry*, 70 (6), 504-512.

27. Hishimoto, A., Fukutake, M., Mouri, K., Nagasaki, Y., Asano, M., Ueno, Y., et al. (2010). Alcohol and aldehyde dehydrogenase polymorphisms and risk for suicide: A preliminary observation in the Japanese male population. *Genes, Brain and Behavior,* 9 (5), 498-502.

28. Eng, M. Y., Luczak, S. E., & Wall, T. L. (2007). ALDH2, ADH1B, and ADH1C genotypes in Asians: A literature review. *Alcohol Research & Health*, 30 (1), 22-27.

29. Hasin, D., Aharonovich, E., Liu, X., Mamman, Z., Matseoane, K., Carr, L. G., & Li, T. K. (2002). Alcohol dependence symptoms and alcohol dehydrogenase2 polymorphism: Israeli Ashkenazis, Sephardics, and recent Russian immigrants. *Alcoholism, Clinical and Experimental Research*, 26 (9), 1315-1321.

30. Mann, C. C. (2011, June). The birth of religion. *National Geographic*. Retrieved from http://ngm. nationalgeographic. com/2011/06/gobekli-tepe/mann-text

31. Harris, S., Kaplan, J. T., Curiel, A., Bookheimer, S. Y., Iacoboni, M., & Cohen, M. S. (2009). The neural correlates of religious and nonreligious belief. *PLoS One*, 4 (10), e0007272.

32. Saroglou, V. (2010). Religiousness as a cultural adaptation of basic traits: A fi ve-factor model perspective. *Personality and Social Psychology Review*, 14 (1), 108-125.

33. Flannelly, K. J., Galek, K., Ellison, C. G., & Koenig, H. G. (2010). Beliefs about God, psychiatric symptoms, and evolutionary psychiatry. *Journal of Religion and Health*, 49 (2), 246-261.

34. Schjoedt, U., Stødkilde-Jørgensen, H., Geertz, A. W., & Roepstorff , A. (2009). Highly religious participants recruit areas of social cognition in personal prayer. *Social Cognitive and Affective Neuroscience,* 4 (2), 199-207.

35. Freud, S. (2010). *Civilization and its discontents.* Mansfi eld Centre, CT: Martino.

36. Abramowitz, J. S., Deacon, B. J., Woods, C. M., & Tolin, D. F. (2004). Association between Protestant religiosity and obsessive-compulsive symptoms and cognitions. *Depression and Anxiety*, 20 (2), 70-76.

37. Decety, J., Michalska, K. J., & Kinzler, K. D. (2012). The contribution of emotion and cognition to moral sensitivity: A neurodevelopmental study. *Cererebral Cortex*, 22 (1), 209-220.

38. Fenix, J. B., Cherlin, E. J., Prigerson, H. G., Johnson-Hurzeler, R., Kasl, S. V., & Bradley, E. H. (2006). Religiousness and major depression among bereaved family caregivers: A 13-month follow-up study. *Journal of Palliative Care*, 22 (4), 286-292.

39. Kahn, T. A. (2010). *Cultural and social psychological analysis of the Torah.* Thesis, Wesleyan University.

40. Graham, J., Haidt, J., & Nosek, B. A. (2009). Liberals and conservatives rely on different sets of moral foundations. *Journal of Personality and Social Psychology*, 96 (5), 1029-1046.

41. Pinker, S. (2011). *The better angels of our nature: Why violence has declined.* New York: Viking.

42. King, A. L., Valença, A. M., & Nardi, A. E. (2010). Nomophobia: The mobile phone in panic disorder with agoraphobia: Reducing phobias or worsening of dependence? *Cognitive and Behavioral Neurology*, 23 (1), 52-54.

43. Stritzke, W. G. K., Nguyen, A., & Durkin, K. (2004). Shyness and computer-mediated communication: A self-presentational theory perspective. *Media Psychology*, 6 (1), 1-22.

44. Lee, B. W., & Stapinski, L. A. (2012). Seeking safety on the internet: Relationship between social anxiety and problematic internet use. *Journal of Anxiety Disorders*, 26 (1), 197-205.

45. Hernandez, D. (2011, August6). *Too much Facebook time may be unhealthy for kids*. Los Angeles Times. Retrieved from http://articles. latimes. com/2011/aug/06/news/la-heb-facebook-teens-20110806

第十章

1. Barnes, B. A., & Scott, C. M. (2011). A multilevel fi eld investigation of emotional labor, aff ect, work withdrawal, and gender. *The Academy of Management Journal (AMJ)*, 54 (1), 116-136.

2. Koh, K. B., Kim, D. K., Kim, S. Y., Park, J. K., & Han, M. (2008). The relation between anger management style, mood and somatic symptoms in anxiety disorders and somatoform disorders. *Psychiatry Research,* 160 (3), 372-379.

3. Berglas, S. (2002). The very real dangers of executive coaching. *Harvard Business Review*, 80 (6), 86-92, 153.

4. Varki, N. M., Strobert, E., Dick, E. J., Jr., Benirschke, K., & Varki, A. (2011). Biomedical diff erences between human and nonhuman hominids: Potential roles for uniquely human aspects of sialic acid biology. *Annual Review of Pathology*, 6, 365-393.

5. Apicella, C. L., Marlowe, F. W., Fowler, J. H., & Christakis, N. A. (2012). Social networks and cooperation in hunter-gatherers. *Nature*, 481, 497-501.

6. Kahn, J., & Ad Hoc Committee of The Academy of Organizational and Occupational Psychiatry. (1997). Response to EEOC guidelines on reasonable accommodation for mental illness.

7. Gibbons, R. D., Brown, C. H., Hur, K., Marcus, S. M., Bhaumik, D. K., Erkens, J. A., et al. (2007). Early evidence on the Effects of regulators' suicidality warnings on SSRI prescriptions and suicide in children and adolescents. *American Journal of Psychiatry*, 164 (9), 1356-1363.

8. Gibbons, R. D., Brown, C. H., Hur, K., Marcus, S. M., Bhaumik, D. K., & Mann, J. J. (2007). Relationship between antidepressants and suicide attempts: An analysis of the Veterans Health Administration data sets. *The American Journal of Psychiatry*, 164 (7), 1044-1049.

9. Mirza, S. K., & Deyo, R. A. (2007). Systematic review of randomized trials comparing lumbar fusion surgery to nonoperative care for treatment of chronic back pain. *Spine,* 32 (7), 816-823.

10. Brox, J. I., Nygaard, Ø. P., Holm, I., Keller, A., Ingebrigtsen, T., & Reikerås, O. (2010). Four-year follow-up of surgical versus non-surgical therapy for chronic low back pain. *Annals of the Rheumatic Diseases*, 69 (9), 1643-1648.

11. Kahn, J. P., Kornfeld, D. S., Blood, D. K., Lynn, R. B., Heller, S. S., & Frank, K. A. (1982). Type A behavior and the thallium stress test. *Psychosomatic Medicine*, 44 (5), 431-436.

12. Katz, C., Yaseen, Z. S., Mojtabai, R., Cohen, L. J., & Galynker, I. I. (2011). Panic as an independent risk factor for suicide attempt in depressive illness: Findings from the National Epidemiological Survey on Alcohol and Related Conditions (NESARC). *The Journal of Clinical Psychiatry*, 72 (12), 1628-1635.

13. Mittal, V., Brown, W. A., & Shorter, E. (2009). Are patients with depression at heightened risk of suicide as they begin to recover? *Psychiatric Services*, 60 (3), 384-386.

14. Robinson, J., Sareen, J., Cox, B. J., & Bolton, J. M. (2011). Role of self-medication in the development of comorbid anxiety and substance use disorders: A longitudinal investigation. *Archives of General Psychiatry*, 68 (8), 800-807.

15. Buckner, J. D., Timpano, K. R., Zvolensky, M. J., Sachs-Ericsson, N., & Schmidt, N. B. (2008). Implications of comorbid alcohol dependence among individuals with social anxiety disorder. *Depression and Anxiety*, 25 (12), 1028-1037.

16. Schneier, F. R., Foose, T. E., Hasin, D. S., Heimberg, R. G., Liu, S. M., Grant, B. F., & Blanco, C. (2010). Social anxiety disorder and alcohol use disorder co-morbidity in the National Epidemiologic Survey on Alcohol and Related Conditions. *Psychological Medicine*, 40 (6), 977-988.

17. Yoshimoto, K., McBride, W. J., Lumeng, L., & Li, T. K. (1992). Ethanol enhances the release of dopamine and serotonin in the nucleus accumbens of HAD and LAD lines of rats. *Alcoholism, Clinical and Experimental Research*, 16 (4), 781-785.

18. Buckner, J. D., & Heimberg, R. G. (2010). Drinking behaviors in social situations account for alcohol-related problems among socially anxious individuals. *Psychology of Addictive Behaviors*, 24 (4), 640-648.

19. Buckner, J. D., & Schmidt, N. B. (2009). Understanding social anxiety as a risk for alcohol use disorders: Fear of scrutiny, not social interaction fears, prospectively predicts alcohol use disorders. *Journal of Psychiatric Research*, 43 (4), 477-483.

20. Terlecki, M. A., Buckner, J. D., Larimer, M. E., & Copeland, A. L. (2011). The role of social anxiety in a brief alcohol intervention for heavy-drinking college students. *Journal of Cognitive Psychotherapy*, 25 (1), 7-21.

21. Goodwin, R. D., Lipsitz, J. D., Keyes, K., Galea, S., & Fyer, A. J. (2011). Family history of alcohol use disorders among adults with panic disorder in the community. *Journal of Psychiatric Research*, 45 (8), 1123-1127.

22. Terracciano A., Löckenhoff , C. E., Crum, R. M., Bienvenu, O. J., & Costa, P. T., Jr. (2008). Five-factor model personality profi les of drug users. *BMC Psychiatry*, 8, 22.

23. McGovern, P. E. (2009). *Uncorking the past: The quest for wine, beer, and other alcoholic beverages*. Berkeley, CA: University of California Press.

24. Goodwin, R. D., & Hamilton, S. P. (2002). The early-onset fearful panic attack as a predictor of severe psychopathology. *Psychiatry Research*, 109 (1), 71-79.

25. Tillfors, M., El-Khouri, B., Stein, M. B., & Trost, K. (2009). Relationships between social anxiety, depressive symptoms, and antisocial behaviors: Evidence from a prospective study of adolescent boys. *Journal of Anxiety Disorders*, 23 (5), 718-724.

26. Marmorstein, N. R. (2006). Adult antisocial behaviour without conduct disorder: Demographic characteristics and risk for co-occurring psychopathology. *Canadian Journal of Psychiatry*, 51 (4), 226-233.

27. Lacina, B., & Gleditsch, N. P. (2005). Monitoring trends in global combat: A new dataset of battle deaths. *European Journal of Population*, 21, 145-166.

28. Allam, A. H., Th ompson, R. C., Wann, L. S., Miyamoto, M. I., Nur El-Din, Ael-H., et al. (2011). Atherosclerosis in ancient Egyptian mummies: The Horus study. *JACC Cardiovascular Imaging*, 4 (4), 315-327.

29. Sapolsky, R. M. (2004). *Why zebras don't get ulcers*. New York: Holt.

30. Seldenrijk, A., Hamer, M., Lahiri, A., Penninx, B. W., & Steptoe, A. (2012). Psychological distress, cortisol stress response and subclinical coronary calcifi

cation. *Psychoneuroendocrinology*, 37 (1), 48-55.

31. Scherrer, J. F., Chrusciel, T., Zeringue, A., Garfi eld, L. D., Hauptman, P. J., Lustman, P. J., et al. (2010). Anxiety disorders increase risk for incident myocardial infarction in depressed and nondepressed Veterans Administration patients. *American Heart Journal*, 159 (5), 772-779.

32. Sardinha, A., Ara ú jo, C. G., Soares-Filho, G. L., & Nardi, A. E. (2011). Anxiety, panic disorder and coronary artery disease: Issues concerning physical exercise and cognitive behavioral therapy. *Expert Review of Cardioivascular Therapy*, 9 (2), 165-175.

33. Kahn, J. P., Drusin, R. E., & Klein, D. F. (1987). Idiopathic cardiomyopathy and panic disorder: Clinical association in cardiac transplant candidates. *The American Journal of Psychiatry*, 144 (10), 1327-1330.

34. Pinderhughes, C. A., & Pearlman, C. A. (1969). Psychiatric aspects of idiopathic cardiomyopathy. *Psychosomatic Medicine*, 31 (1), 57-67.

35. Kahn J. P., Gorman, J. M., King, D. L., Fyer, A. J., Liebowitz, M. R., & Klein, D. F. (1990). Cardiac left ventricular hypertrophy and chamber dilatation in panic disorder patients: Implications for idiopathic dilated cardiomyopathy. *Psychiatry Research*, 32 (1), 55-61.

36. Yeragani, V. K., Balon, R., Pohl, R., Weinberg, P., & Th omas, S. (1992). Left ward shift of R-axis on electrocardiogram in patients with panic disorder and Depression. *Neuropsychobiology*, 25 (2), 91-93.

37. Chen, Y. H., Tsai, S. Y., Lee, H. C., & Lin, H. C. (2009). Increased risk of acute myocardial infarction for patients with panic disorder: A nationwide population-based study. *Psychosomatic Medicine*, 71 (7), 798-804.

38. George, D. T., Hibbeln, J. R., Ragan, P. W., Umhau, J. C., Phillips, M. J., Doty, L., et al. (2000). Lactate-induced rage and panic in a select group of subjects who perpetrate acts of domestic violence. *Biological Psychiatry*, 47 (9), 804-812.

39. Kahn, J. P., Stevenson, E., Topol, P., & Klein, D. F. (1986). Agitated depression, alprazolam, and panic anxiety. *The American Journal of Psychiatry*, 143 (9), 1172-1173.

40. Steptoe, A., Molloy, G. J., Messerli-B ü rgy, N., Wikman, A., Randall, G., Perkins-Porras, L., & Kaski, J. C. (2011). Fear of dying and infl ammation following acute coronary syndrome. *European Heart Journal*, 32 (19), 2405-2411.

41. Bekoff , M., & Pierce, J. (2009). *Wild justice: The moral lives of animals.* Chicago: University of Chicago Press.

42. Yarnold, P. R., & Bryant, F. B. (1994). A measurement model for the Type A self-rating inventory. *Journal of Personality Assessment,* 62 (1), 102-115.

43. Hausteiner, C., Klupsch, D., Emeny, R., Baumert, J., Ladwig, K. H., & KORA Investigators. (2010). Clustering of negative aff ectivity and social inhibition in the community: Prevalence of type D personality as a cardiovascular risk marker. *Psychosomatic Medicine,* 72 (2), 163-171.

44. Bonaguidi, F. (2011). Anger predicts long-term mortality in patients with myocardial infarction. *European Society of Cardiology.* Retrieved from http:// www. escardio. org/about/press/press-releases/esc11-paris/Pages/anger-predicts-mortality-mi. aspx

45. Chida, Y., & Steptoe, A. (2009). The association of anger and hostility with future coronary heart disease: A meta-analytic review of prospective evidence. *Journal of the American College of Cardiology,* 53 (11), 936-946.

46. van Reedt Dortland, A. K., Giltay, E. J., van Veen, T., van Pelt, J., Zitman, F. G., & Penninx, B. W. (2010). Associations between serum lipids and major depressive disorder: Results from the Netherlands Study of Depression and Anxiety (NESDA). *The Journal of Clinical Psychiatry,* 71 (6), 729-736.

47. Grant, N., Hamer, M., & Steptoe, A. (2009). Social isolation and stress-related cardiovascular, lipid, and cortisol responses. *Annals of Behavioral Medicine,* 37 (1), 29-37.

48. Maseri, A., Beltrame, J. F., & Shimokawa, H. (2009). Role of coronary vasoconstriction in ischemic heart disease and search for novel therapeutic targets. *Circulation Journal,* 73 (3), 394-403.

49. Mach, F. (2005). Infl ammation is a crucial feature of atherosclerosis and a potential target to reduce cardiovascular events. *Handbook of Experimental Pharmacology,* 170, 697-722.

50. Kahn J. P., Perumal, A. S., Gully, R. J., Smith, T. M., Cooper, T. B., & Klein, D. F. (1987). Correlation of type A behaviour with adrenergic receptor density: Implications for coronary artery disease pathogenesis. *Lancet,* 2 (8565), 937-939.

51. O'Donnell, K., Brydon, L., Wright, C. E., & Steptoe, A. (2008). Self-esteem levels and cardiovascular and infl ammatory responses to acute stress. *Brain, Behavior,*

and Immunity, 22 (8), 1241-1247.

52. Slavich G. M., Way, B. M., Eisenberger, N. I., & Taylor, S. E. (2010). Neural sensitivity to social rejection is associated with infl ammatory responses to social stress. *Proceedings of the National Academy of Sciences of the United States of America*, 107 (33), 14817-14822.

53. Ellins, E., Halcox, J., Donald, A., Field, B., Brydon, L., Deanfi eld, J., & Steptoe, A. (2008). Arterial stiff ness and infl ammatory response to psychophysiological stress. *Brain, Behavior, and Immunity*, 22 (6), 941-948.

54. Thorin, E., & Th orin-Trescases, N. (2009). Vascular endothelial ageing, heartbeat after heartbeat. *Cardiovascular Research*, 84 (1), 24-32.

55. Polak, J. F., Pencina, M. J., Pencina, K. M., O'Donnell, C. J., Wolf, P. A., & D'Agostino, R. B., Sr. (2011). Carotid-wall intima-media thickness and cardiovascular events. *The New England Journal of Medicine*, 365 (3), 213-221.

56. Egolf, B., Lasker, J., Wolf, S., & Potvin, L. (1992). The Roseto eff ect: A50-year comparison of mortality rates. *The American Journal of Public Health*, 82 (8), 1089-1092.

57. Wolf, S. (1992). Predictors of myocardial infarction over a span of 30 years in Roseto, Pennsylvania. *Integrative Physiological and Behavioral Science*, 27 (3), 246-257.

58. Edston, E. (2006). The earlobe crease, coronary artery disease, and sudden cardiac death: An autopsy study of 520 individuals. *The American Journal of Forensic Medicine and Pathology*, 27 (2), 129-133.

59. Buitrago-Lopez, A., Sanderson, J., Johnson, L., Warnakula, S., Wood, A., Di Angelantonio, E., & Franco, O. H. (2011). Chocolate consumption and cardiometabolic disorders: Systematic review and meta-analysis. *BMJ*, 343. doi:10. 1136/bmj. d4488

60. Kahneman, D., & Deaton, A. (2010). High income improves evaluation of life but not emotional well-being. *Proceedings of the National Academy of Sciences of the United States of America*, 107 (38), 16489-16493.

61. Myhrvold, N. (2011, August18). Descended from apes, acting like slime molds. *Bloomberg*. Retrieved from http://www. bloomberg. com/news/2011-08-18/ descendedfrom-apes-acting-as-slime-molds-commentary-by-nathan-myhrvold. html

第十一章

1. Moore, A. S. (2010, November7). Accomodation Angst. *The New York Times* , p. ED2.

2. Walker, I. (2007). Drivers overtaking bicyclists: Objective data on the Effects of riding position, helmet use, vehicle type and apparent gender. *Accident Analysis and Prevention*, 39(2) , 417-425.

3. Flaherty, A. (2011). Brain illness and creativity: Mechanisms and treatment risks. *Canadian Journal of Psychiatry*, 56(3) , 129-131.

4. Merton, R. K. (1936). The unanticipated consequences of purposive social action. *American Sociological Review*, 1 (6), 894-904.

5. Kahn, J. P., & Le Schack, P. (1995). Stress, distress and anxiety: Real causes and real solutions. *Newsweek (Health Supplement)* , A14-A17.

6. Kramer, P. D. (1993). *Listening to Prozac*. New York: Penguin.

7. Goleman, D., & Boyatis, R. (2008). Social intelligence and the biology of leadership. *Harvard Business Review*, 86(9) , 74-81, 136.

8. Kucera, S. (2012, Feb). Personal Communication.

9. Cochran, G., & Harpending, H. (2010). *The10, 000 year explosion: How civilization accelerated human evolution*. New York: Basic.

10. Chiao, J. Y., & Blizinsky, K. D. (2010). Culture-gene coevolution of individualismcollectivism and the serotonin transporter gene. *Proceedings. Biological Sciences/The Royal Society*, 277 (1681), 529-537.

11. Way, B. M., & Lieberman, M. D. (2010). Is there a genetic contribution to cultural differences? Collectivism, individualism and genetic markers of social sensitivity. *Social Cognitive and Affective Neuroscience*, 5 (2-3), 203-211.

12. Egusa, G., & Yamane, K. (2004). Lifestyle, serum lipids and coronary artery disease: Comparison of Japan with the United States. *Journal of Atherosclerosis and Th rombosis*, 1(6) , 304-312.

13. Alvergne A. J. M. (2010). Personality and reproductive success in a high-fertility human population. *Proceedings of the National Academy of Science U S A*, 107 (26), 11745-11750.

14. Faulkner, W. (1975). *Requiem for a nun*. New York: Vintage.

参考书目

以下书目是本书主要论点的关键依据，以及相关学科的知识。

Adriaens, P. R., & De Block, A. (Eds.). (2011). *Maladapting minds: Philosophy, psychiatry, and evolutionary theory*. Oxford, England: Oxford University Press.

American Psychiatric Association. (2000). *Diagnostic and statistical manual of mental disorders DSM-IV-TR* (4Thed., Text Revision). Washington, DC: American Psychiatric Association.

Barrett, D. (2010). *Supernormal stimuli: How primal urges overran their evolutionary purpose*. New York: W. W. Norton.

Bekoff , M., & Pierce, J. (2009). *Wild justice: The moral lives of animals*. Chicago: University of Chicago Press.

Bowlby, J. (1973). *Separation: Anxiety and anger*. New York: Basic.

Brooks, D. (2011). *The social animal: The hidden soures of love, character, and achievement*. New York: Random House.

Brune, M. (2008). *Textbook of evolutionary psychiatry*. Oxford, England: Oxford University Press.

Burns, J. (2007). *The descent of madness: Evolutionary origins of psychosis and the social brain*. New York: Routledge.

Buss, D. M. (2008). *Evolutionary psychiatry: The new science of the mind*. Boston: Pearson/Allyn & Bacon.

Cheney, D. L., & Seyfarth, R. M. (2007). *Baboon metaphysics: The evolution of a social mind*. Chicago: University of Chicago Press.

Cochran, G., & Harpending, H. (2009). *The10, 000 year explosion: How civilization accelerated human evolution*. New York: Basic.

Darwin, C. (1995). *On the origin of species*. New York: Gramercy.

Darwin, C. (2007). *The expression of the emotions in man and animals*. Minneapolis, MN: Filiquarian.

Darwin, C. (2008). *The descent of man, and selection in relation to sex*. London: Folio Society.

Freud, S. (1987). *A phylogenetic fantasy*. Cambridge, MA: Belknap Press of Harvard

University Press.

Freud, S. (2010). *Civilization and its discontents*. Mansfi eld Centre, CT: Martino.

Gilbert, P., & Bailey, K. G. (2000). *Genes on the couch: Explorations in evolutionary psychotherapy*. Philadelphia: Brunner-Routledge.

Horowitz, A. (2009). *Inside of a dog: What dogs see, smell, and know*. New York: Scribner.

Kahn, J. P., & Langlieb, A. M. (2003). *Mental health and productivity in the workplace: A handbook for organizations and clinicians*. New York: Jossey-Bass.

Kramer, P. D. (1997). *Listening to Prozac*. New York: Penguin.

Kuhn, T. S. (1996). *The structure of scientifi c revolutions*. Chicago: University of Chicago Press.

Kuijsten, M. (Ed.). (2006). *Reflections on the dawn of consciousness*. Henderson, NV: Julian Jaynes Society.

McGovern, P. E. (2009). *Uncorking the past: The quest for wine, beer, and other alcoholic beverages*. Berkeley, CA: University of California Press.

McGuire, M., & Troisi, A. (1998). *Darwinian psychiatry*. New York: Oxford University Press.

Miller, P. (2010). T*he smart swarm: How understanding fl ocks, schools, and colonies can make us better at communicating, decision making, and getting things done*. New York: Avery.

Moalem, S. (2007). *Survival of the sickest: The surprising connections between disease and longevity*. New York: Harper Perennial.

Nesse, R. M., & Williams, G. C. (1994). *Why we get sick: The new science of Darwinian medicine*. New York: Vintage.

Pinker, S. (2011). *The better angels of our nature: Why violence has declined*. New York: Viking.

Ridley, M. (1996). *The origins of virtue: Human instincts and the evolution of cooperation*. New York: Penguin.

Sapolsky, R. M. (2004). *Why zebras don't get ulcers*. New York: Holt.

Seeley, T. D. (2010). *Honeybee democracy*. Princeton, NJ: Princeton Univeristy Press.

Shorter, E., & Fink, M. (2010). *Endocrine psychiatry: Solving the riddle of melancholia.* New York: Oxford University Press.

Smith, D. B. (2007). *Muses, madmen, and prophets.* New York: Penguin Group.

Standage, T. (2005). *A history of the world in 6 glasses.* New York: Walker.

Stevens, A. (1993). *The two million-year-old self.* College Station, TX: Texas A&M Press.

Stevens, A., & Price, J. (2000). *Evolutionary psychiatry: A new beginning.* New York: Routledge.

Taylor, M. A., & Fink, M. (2006). *Melancholia: The diagnosis, pathophysiology, and treatment of depressive illness.* New York: Cambridge Univerity Press.

Wilson, E. O. (1978). *On human nature.* Cambridge, MA: Harvard University Press.

Wilson, E. O. (2000). *Sociobiology: The new synthesis.* Cambridge, MA: Belknap Press of Harvard University Press.

Wrangham, R. (2009). *Catching fi re: How cooking made us human.* New York: Basic.

医疗、法律和利益冲突免责声明

　　此书为广大读者以及临床专业人员提供了一些关于精神健康、医疗诊断、治疗以及预后的基本信息，我们已尽一切努力确保准确性。然而，该领域还在不断发展，新信息也随之涌现，作者及出版社不对余下的错误负责。该书不适用于作为外行人的心理健康或医疗保健手册，任何患者的精确诊断以及有效治疗都需要该领域受过全面、适当培训的专业人员认真对待，并且对具体病例了如指掌。

　　此书中的虚构案例均用楷体表示，引用该案例是基于临床和非临床经验、学术发现、假设和一些文学创作。文本中一些简短的、一两句逸闻趣事是根据临床和非临床经验虚构的，有些信息没有经过验证。在任何情况下，书中的人物与现实人物如有雷同，纯属巧合。卡西迪和邦尼的身份也没有刻意掩饰。

　　书中提到的药物仅仅是特定类别药物的例子，它们都是非专利药物，另外一些常见药物尚未得到临床试验认可。除了出版社，制药或保健公司、美国精神病学协会、康奈尔大学或出版社以外的任何来源均未以任何方式为本项目提供资金资助。作者本人与制药或医疗保健公司没有资金联系，未参与《精神障碍诊断与统计手册》第五版的编纂，也没有利益冲突需要公示。

图书在版编目（CIP）数据

焦虑和抑郁的起源 /（美）杰弗瑞·P. 卡恩
（Jeffrey P. Kahn）著；马驭骅，王雯秋译. --重庆：
重庆大学出版社，2023.1
（鹿鸣心理. 心理自助系列）
书名原文：Angst: Origins of Anxiety and
Depression
ISBN 978-7-5689-3670-5

Ⅰ.①焦… Ⅱ.①杰… ②马… ③王… Ⅲ.①焦虑—
精神疗法 ②抑郁症—精神疗法 Ⅳ.①R749.7
②R749.405

中国版本图书馆CIP数据核字（2022）第243720号

焦虑和抑郁的起源

JIAOLÜ HE YIYU DE QIYUAN

[美] 杰弗瑞·P.卡恩（Jeffrey P.Kahn）　著
马驭骅　王雯秋　译
责任编辑：赵艳君　　版式设计：赵艳君
责任校对：关德强　　责任印制：赵　晟

*

重庆大学出版社出版发行
出版人：饶帮华
社址：重庆市沙坪坝区大学城西路21号
邮编：401331
电话：（023）88617190　88617185（中小学）
传真：（023）88617186　88617166
网址：http://www.cqup.com.cn
邮箱：fxk@cqup.com.cn（营销中心）
全国新华书店经销
重庆市正前方彩色印刷有限公司印刷

*

开本：720mm×1020mm　1/16　印张：22.5　字数：326千
2023年1月第1版　　2023年1月第1次印刷
ISBN 978-7-5689-3670-5　　定价：88.00元